张奉春

痛风 饮食+运动

张奉春 编著

北京协和医院内科学系主任、风湿免疫科主任
中华医学会风湿病学分会主任委员

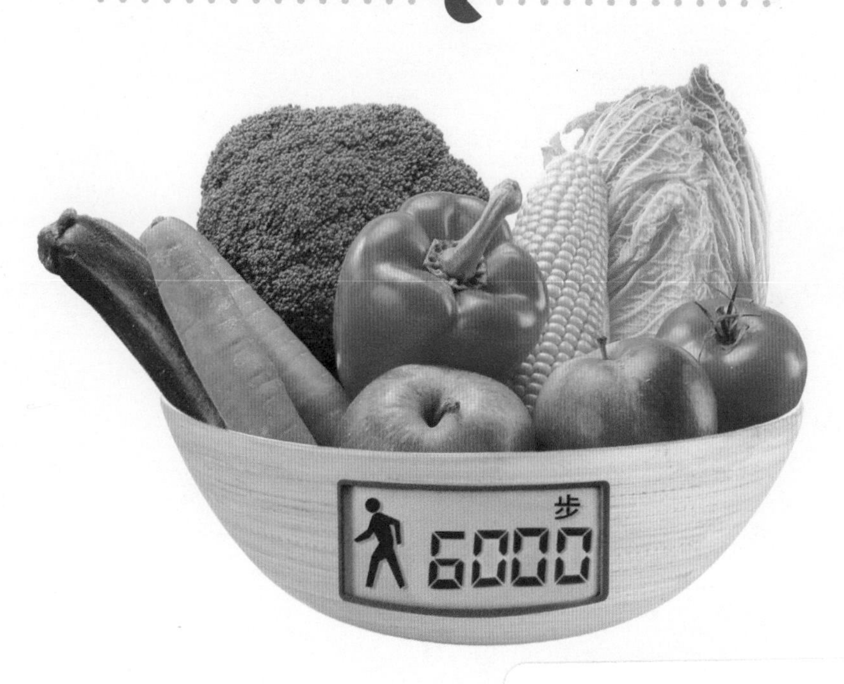

中国轻工业出版社

图书在版编目（CIP）数据

张奉春：痛风饮食+运动/张奉春编著. 一北京：
中国轻工业出版社，2023.6
ISBN 978-7-5184-1438-3

Ⅰ.①张… Ⅱ.①张… Ⅲ.①痛风—食物疗法②痛风
—防治 Ⅳ.①R247.1②R589.7

中国版本图书馆CIP数据核字（2017）第132315号

责任编辑：翟　燕　　策划编辑：翟　燕　　责任终审：张乃柬
整体设计：悦然文化　　责任校对：燕　杰　　责任监印：张京华

出版发行：中国轻工业出版社（北京东长安街6号，邮编：100740）
印　　刷：北京博海升彩色印刷有限公司
经　　销：各地新华书店
版　　次：2023年6月第1版第5次印刷
开　　本：720×1000　1/16　印张：14
字　　数：200千字
书　　号：ISBN 978-7-5184-1438-3　定价：39.80元
邮购电话：010-65241695
发行电话：010-85119835　传真：85113293
网　　址：http://www.chlip.com.cn
Email：club@chlip.com.cn
如发现图书残缺请与我社邮购联系调换
230740S2C105ZBQ

前言 PREFACE

痛风以前被叫作“帝王病”，主要是因为本病以前常见于那些生活条件好，天天吃山珍海味的富贵人家，如罗马皇帝查理五世和西班牙国王菲利普二世都因痛风而致残。然而，随着人们生活水平的不断提高，大鱼大肉充斥餐桌，生猛海鲜已成为一些人的家常便饭，所以，痛风这种以前的富贵病已经开始进入寻常百姓家了，并且发病率日趋升高，发病年龄也逐渐提前。

痛风疼痛来势迅猛，如一阵风，发作之前没有什么征兆，但一痛起来却让人撕心裂肺，可以说是关节炎症中最痛的一种。很多人半夜痛醒，感觉就像刀在身上割一样难以忍受，稍微活动一下关节，就痛得立刻大喊大叫。再看痛的地方，关节明显肿胀、充血，皮肤变红，还发烫。有的人关节周围还会长满大小不一的痛风石。痛风反复发作，会破坏关节导致关节畸形、行动困难，很遭罪。

痛风目前尚不能根治，所以除药物治疗外，自我保健同样非常重要。除避免劳累、紧张、受冷、关节受伤等诱发因素外，饮食控制、适量运动是预防和治疗痛风，防止其反复发作的有效方法。

这就要求痛风患者弄清楚：适合自己吃的食物有哪些；如何健康地吃；如何挑选饮品；哪些食物要少吃或不吃；怎样既能控制嘌呤的摄入，又能均衡营养；有痛风并发症的患者、痛风急性期的患者如何通过饮食合理控制病情。另外，痛风患者应该选择什么样的运动；如何长期坚持几项适合自己的运动，帮助减肥，提高肌力，减轻胰岛素的抵抗性，这些对于预防痛风发作都尤为重要。

我相信，只要痛风患者建立起科学合理的饮食习惯和正确有效的运动方式，就能大大减少痛风的发作概率。

目 录

CONTENTS

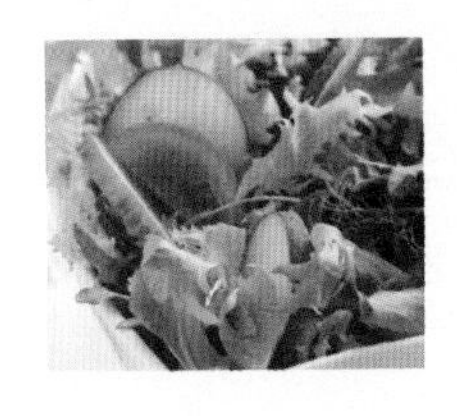

吃动结合，痛风何惧

上篇 吃对喝对，痛风不痛

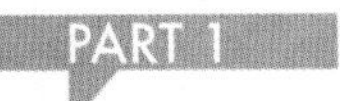

饮食需谨慎，小心痛风从口入

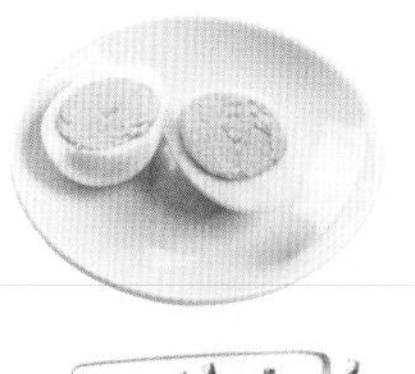

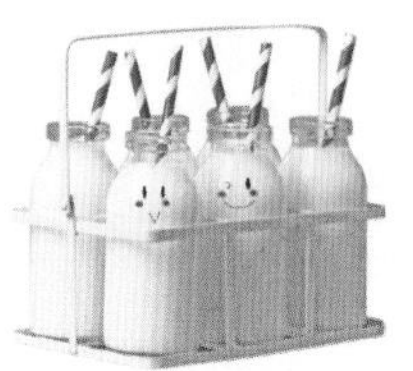

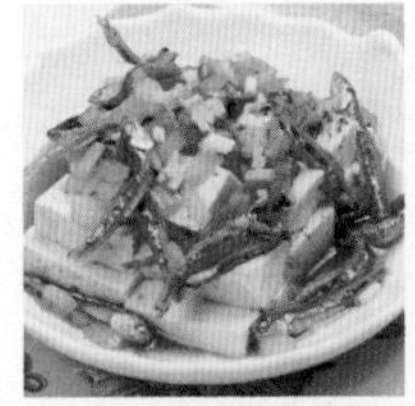

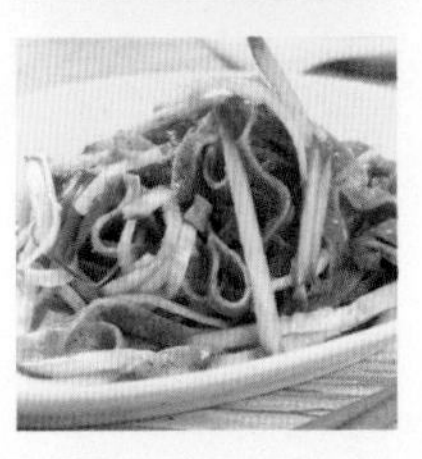

PART 2

有利于平稳病情的五大营养素

PART 3

吃对不吃错，尿酸不飙高

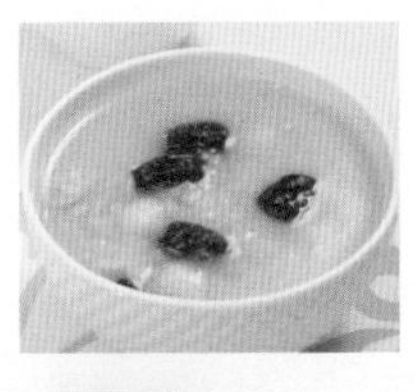

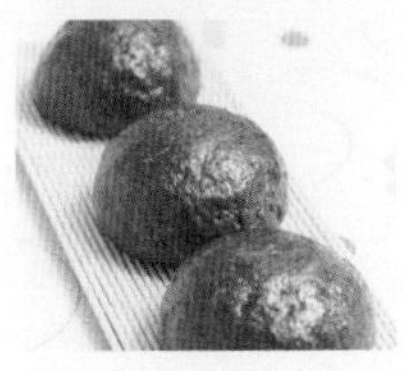

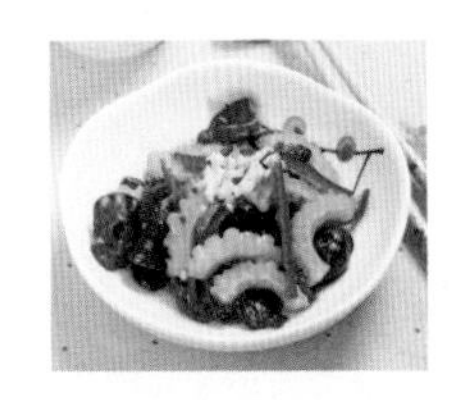

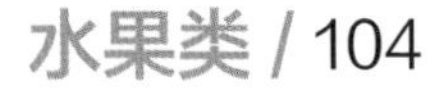

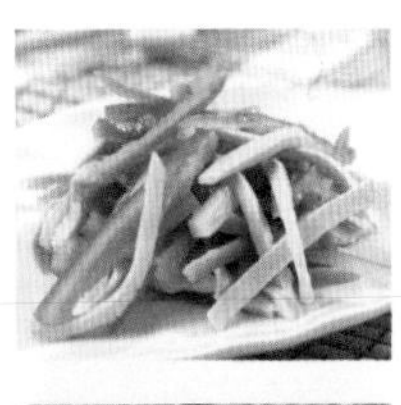

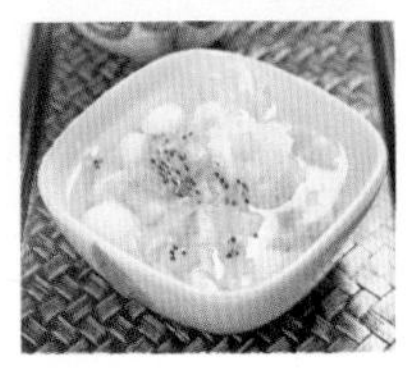

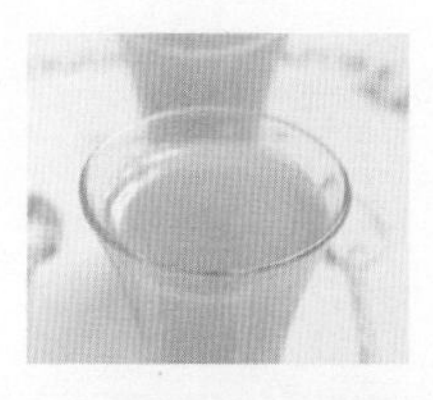
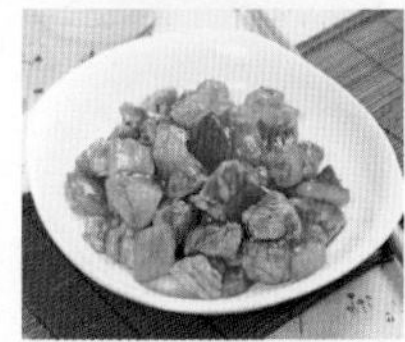

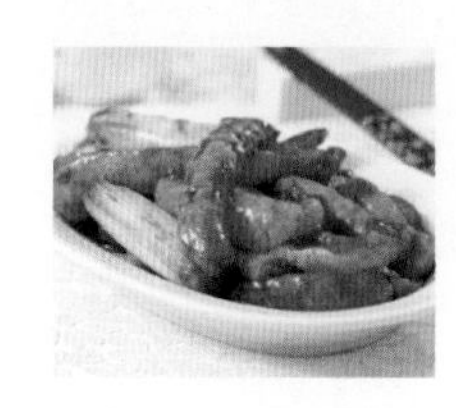

其他类 / 141

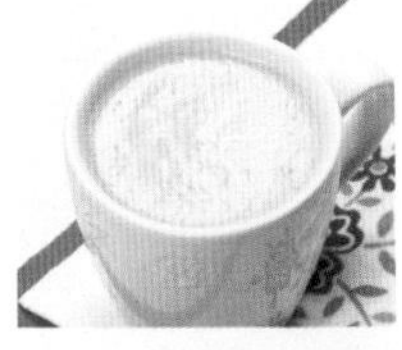

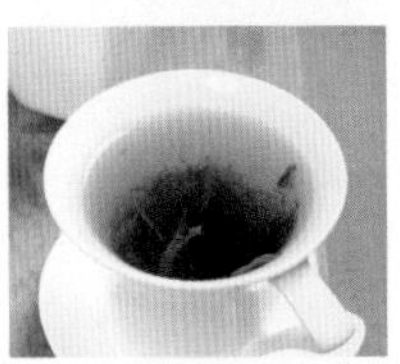

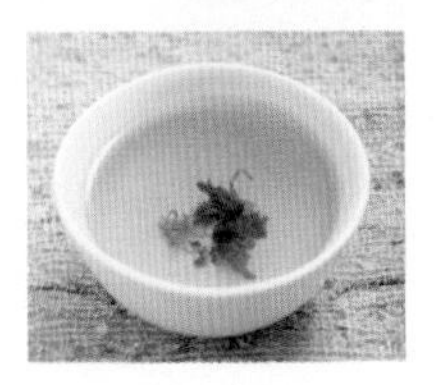

PART 4

痛风患者日常饮食安排

PART 5

痛风急性期和缓解期如何饮食

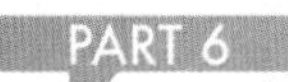

对症饮食，赶走合并症

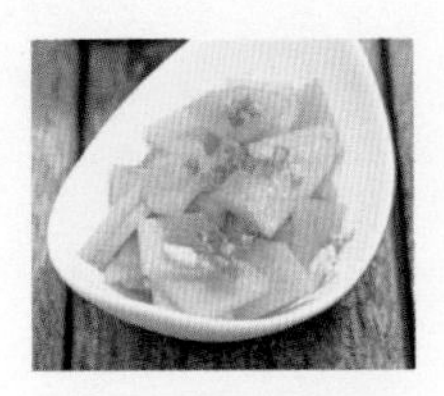

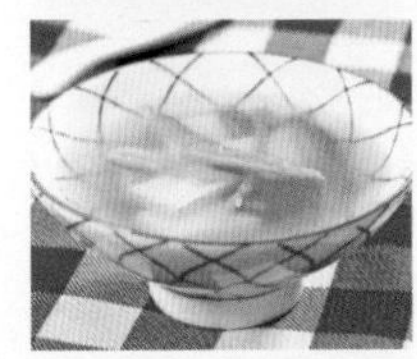

下篇 运动是预防痛风发作的“良药”

PART 1

痛风合理运动的那些事儿

PART 2

合理运动：减肥降脂，缓解疼痛

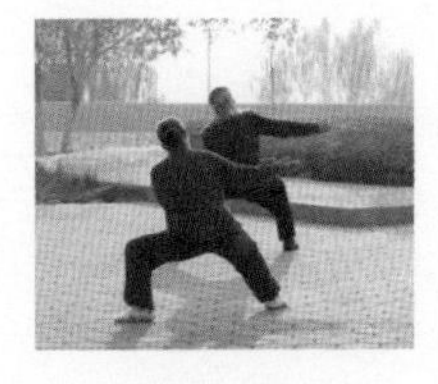

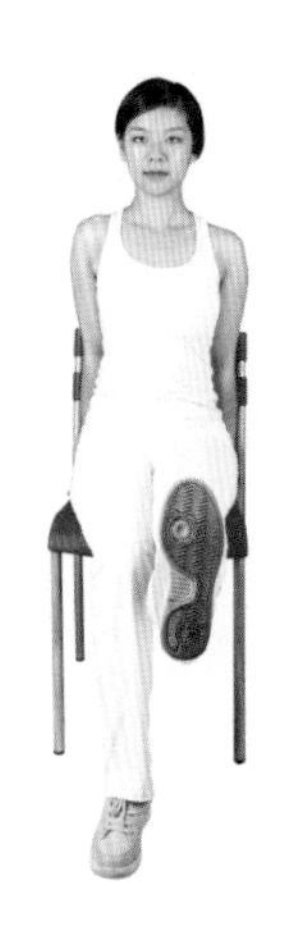

PART 3

制订饮食和运动计划的原则

PART 4

饮食和运动计划，适合自己才行

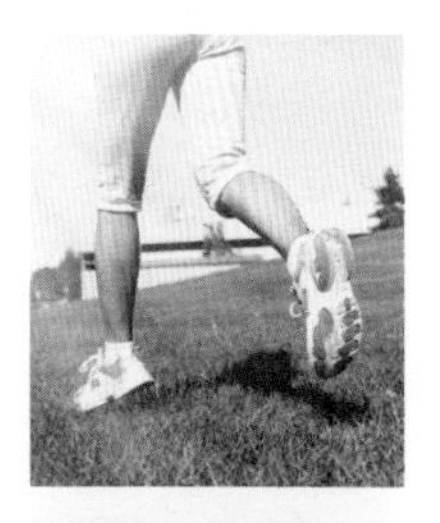

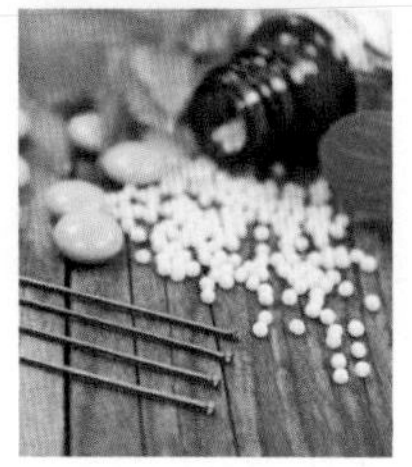

吃动结合，痛风何惧

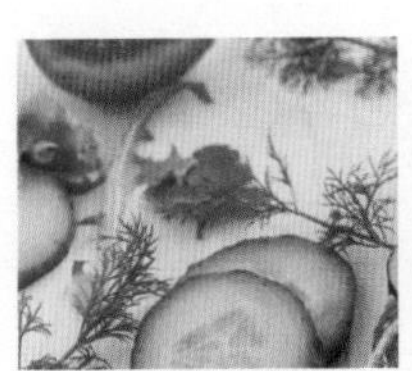
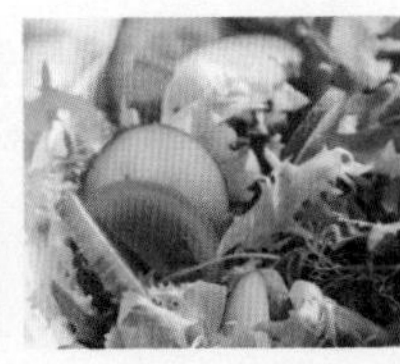
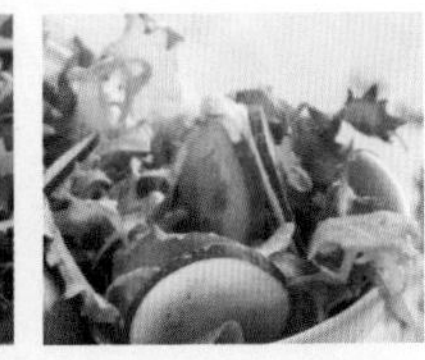

痛风是怎么一回事

在很多人眼中，痛风好像是关节出了问题，但痛风其实是人体内分泌和代谢出现了问题。医学上定义的痛风是一组异质性疾病，遗传性和（或）获得性引起的尿酸排泄减少和（或）嘌呤代谢障碍。

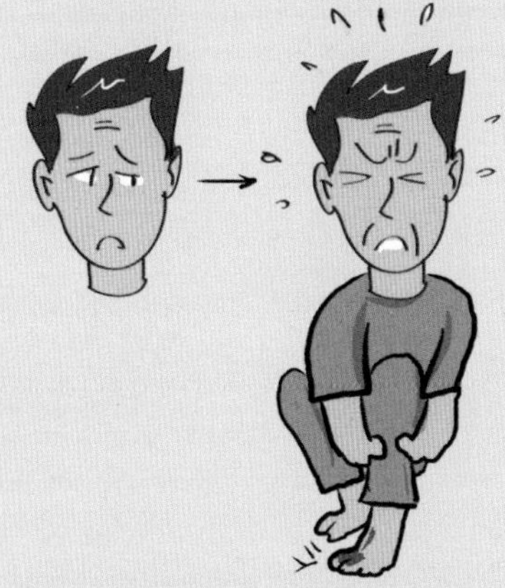

单纯高尿酸血症患者中，有5%～15%可能转化为痛风。高尿酸血症并无临床症状，只要注意饮食或找出原因矫正，尿酸值会恢复正常，通常不需要药物治疗

• 痛风的临床表现

痛风常有以下临床表现：

- 高尿酸血症；
- 反复发作的急性单关节炎（以肢体末端关节为主，疼痛难忍，夜间因剧痛惊醒）；
- 痛风石主要沉积在关节内及关节周围；
- 痛风性肾实质损伤；
- 严重者关节强直或畸形；
- 常伴有尿酸性肾及尿路结石。

• 高尿酸血症≠痛风

有的人在体检时发现血尿酸值增高，就怀疑自己得了痛风。其实，如果只有血尿酸水平升高，而没有过痛风关节炎发作，只能称之为高尿酸血症。高尿酸是痛风的生化标志，但并非等同于痛风，有过痛风关节炎的发作才可称之为痛风。

• 痛风可分为四期

1. 无症状期

2. 急性关节炎期

3. 痛风石及慢性关节炎期

4. 肾脏病变期

嘌呤、尿酸是从哪里来

嘌呤来源于食物和人体中的遗传因子分解，在人体内主要是以嘌呤核苷酸的形式存在。尿酸是人体内嘌呤核苷酸分解的代谢产物。

• 嘌呤从哪里来

细胞的细胞核中含有遗传物质——染色体（由核酸和蛋白质组成）。当细胞被破坏时，细胞核中的核酸就会被释放出来。核酸经过氧化分解，就形成了嘌呤。腺嘌呤能组成三磷酸腺苷（ATP），是人体的能量来源。三磷酸腺苷和二磷酸腺苷（ADP）是细胞的主要能量形式，它们之间可以相互转化实现贮能和放能。

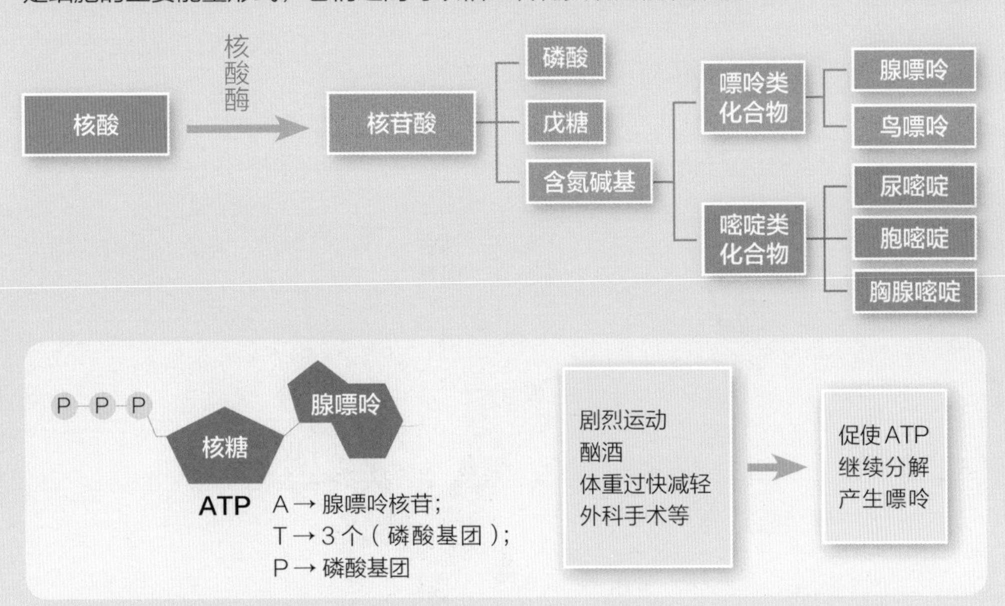

• 尿酸从哪里来到哪里去

尿酸由核酸、其他嘌呤类化合物以及食物中的嘌呤经酶的作用氧化而来。

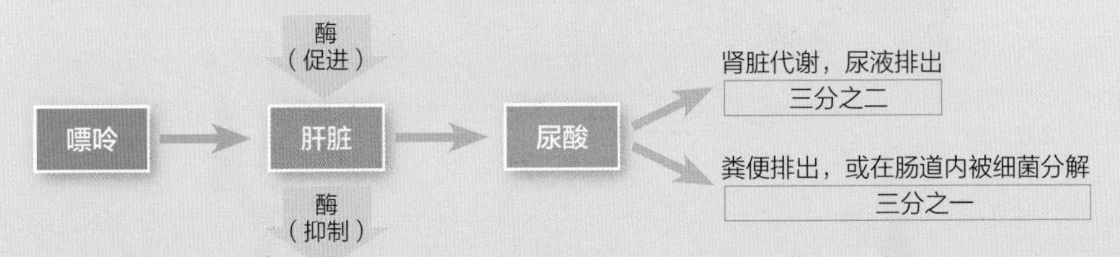

痛风有多疼

一级疼痛	轻微疼痛，对日常生活没什么影响
二级疼痛	较痛，走路的时候感觉不舒服
三级疼痛	很痛，走路时需要踮脚或者支撑
四级疼痛	疼痛很强烈，需卧床，下半身不能动
五级疼痛	剧烈疼痛，躺在床上直不起腰，一动就痛

谁会得痛风

1. 有痛风家族史的人（遗传因素，发病率为 5% ~ 25%）
2. 有漫长的高尿酸血症病史者
3. 体形肥胖的中年男性（40 岁以上）
4. 绝经后的女性
5. 压力大者
6. 爱吃肉类、海鲜等高蛋白食物的人

诱发因素 饮食、酗酒、激烈运动、体重减轻过快、受凉、崴脚、外科手术等

痛风急性发作时，受累的关节会出现如刀割般撕心裂肺的疼痛，古代西方人认为痛风是“魔鬼咬住了脚”

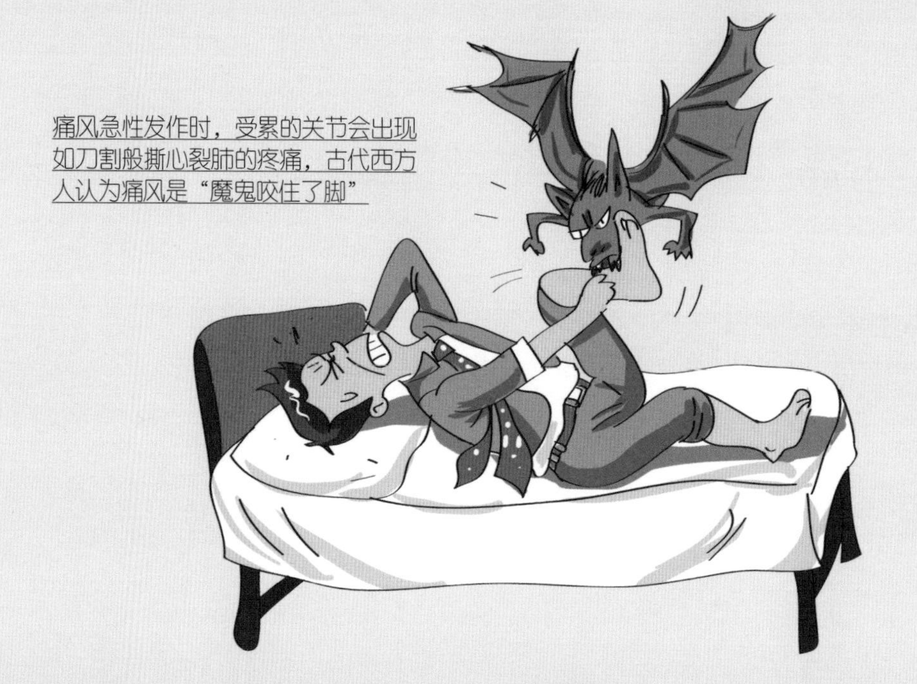

饮食+运动是控制痛风的两大基石

一旦得了痛风，就是终身性疾病，无法根治，但我们还是可以通过医学治疗、日常饮食控制、适当运动等措施降低血尿酸水平，减少痛风复发，保证生活质量，延长寿命。

• 饮食与痛风有什么关系

80% 的尿酸由内源性产生，只有 20% 与饮食等外源性因素相关。

但是，食物中的嘌呤绝大部分都会转化为尿酸，不被人体吸收，故饮食对尿酸水平的影响很明显。所以，虽然并不是每个高尿酸血症患者都会得痛风，但只要有高尿酸血症，医生都会建议患者控制饮食。

• 控制了饮食还是会犯痛风

当你出现高尿酸血症，身体即将迈入痛风大门时，控制饮食就能拉你一把，让你远离痛风的结局。

可是，有些已经迈入痛风之门的患者，即使控制了那 20% 来自饮食的嘌呤，但另外 80% 的内源性嘌呤却很难掌控。当人体代谢系统出现问题时，例如身体内嘌呤生物合成增多，嘌呤核苷酸分解加速，身体内的嘌呤含量失衡，就会导致尿酸升高而引发痛风。所以，仅靠饮食也难以避免痛风复发，还要靠适当运动、心理调节等来改善体内的新陈代谢。

• 治疗新观念：改善胰岛素敏感性

胰岛素敏感性降低不仅会造成糖尿病，还是导致原发性高尿酸血症的主要原因之一。由于胰岛素敏感性降低，体内胰岛素水平增高，导致肾小管吸收尿酸增加，造成尿酸排泄障碍，致使血尿酸增高。

导致胰岛素敏感性降低的原因有很多，其中热量摄入过多和活动量减少是主要原因。因此对于胰岛素敏感性降低的改善应采取综合措施，包括饮食控制、运动锻炼及药物治疗。

饮食控制不仅能避免摄入过多嘌呤，也是改善胰岛素敏感性的基本方法。研究发现，摄入食物的种类和多少会影响胰岛素的效应。而低热量饮食可提高胰岛素敏感性，肥胖患者更应如此。

• 适度运动减轻胰岛素的抵抗性

在一般情况下，空腹胰岛素水平与胰岛素抵抗成正相关关系。研究发现，运动可以降低胰岛素水平，增加胰岛素敏感性。

运动不仅能消耗体内多余的热量，还能使机体细胞利用葡萄糖的效率提高，减少体内脂肪含量，增加机体肌肉组织含量，改善体内代谢，但这些作用在停止锻炼数天后消失，故应坚持锻炼。

痛风患者适当运动，可以减少内脏脂肪生成，减轻胰岛素的抵抗性，从而有利于预防痛风复发。

上 篇

吃对喝对，痛风不痛

PART 1

饮食需谨慎，小心痛风从口入

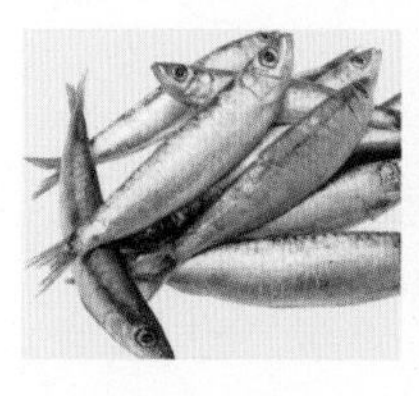
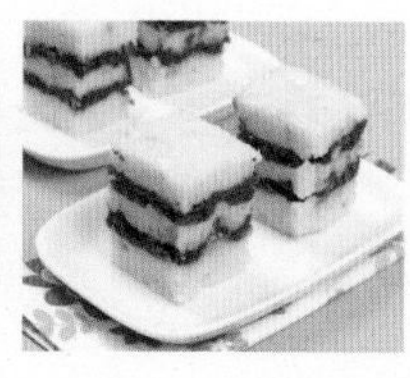
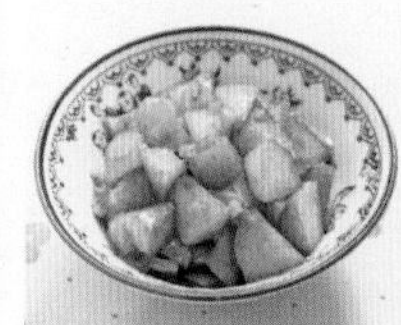

远离痛风，不可不知的饮食要诀

痛风病10大饮食原则

痛风常合并肥胖、糖尿病、高血压及高脂血症，患者应遵守饮食原则如下：

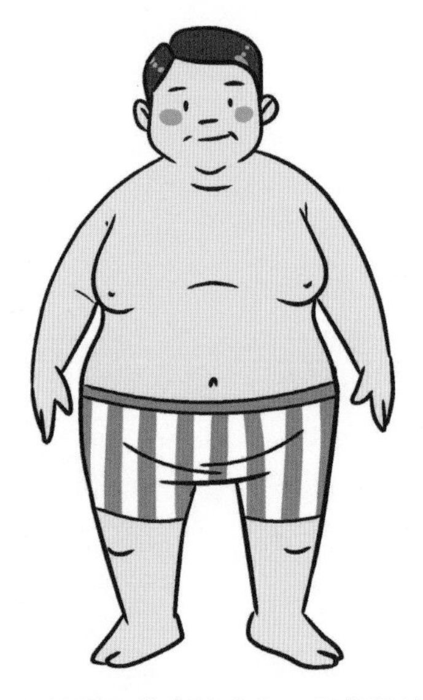
痛风属于代谢综合征，因此肥胖人群和已患有“三高”的人群应当格外注意

1. 保持理想体重，超重或肥胖就应该减轻体重。不过，减轻体重应循序渐进，否则容易导致饥饿性酮症或痛风急性发作。一般建议，痛风伴有肥胖的患者每日摄入总热量较正常者应减少10%~15%。

2. 米类、面食是痛风患者膳食中热量的主要来源，供给量要占总热量摄入的50%~60%。粮食类的主要成分是碳水化合物。碳水化合物不仅可防止脂肪分解产生的酮体，还能促进尿酸的排出。

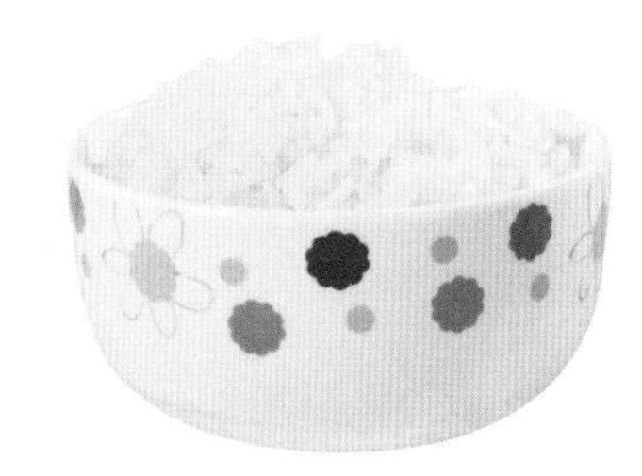
每100克生大米，所含热量约为340千卡左右，加水烹调后，每100克米饭热量约为116千卡左右，100克米粥热量约为46千卡左右

3. 痛风患者摄入蛋白质应以植物蛋白质为主，每日每千克标准体重供给0.8~1.0克，豆制品、小麦（面粉）和大米中一般都含有较多的植物蛋白质。为了均衡营养，痛风患者也可以适量摄入动物性优质蛋白质（鸡蛋、牛奶、禽肉类等）。相对海鲜及红肉，家禽及蛋类中嘌呤含量有限，对于血尿酸水平的影响较少，因此推荐痛风患者优先选择家禽及蛋类作为动物蛋白质的主要来源。而像猪肉、牛肉、羊肉、兔肉、驴肉等红肉及海鲜，痛风患者发作期应限制摄

入。有研究表明，红肉摄入越多，血尿酸水平升高越显著，痛风的发病率越高。同时，大量吃红肉还可能诱发心血管疾病，尤其是冠心病。

4. 痛风患者的饮食应清淡少油。脂肪摄取过多会抑制尿酸的排泄，宜控制在每日50克以下，以植物油为主（每日烹调油应控制在25克左右），少吃动物脂肪。

5. 大量补充水分，每日应该喝水2000～3000毫升，以促进尿酸排泄。

肾功能正常者，每日饮水应达到2000 毫升以上。肾功能正常且伴有肾结石者，每日饮水量最好达到 3000 毫升。

尽量选择白开水，淡茶水、咖啡可以适当饮用。不喝甜饮料。

睡前、夜间注意补水，避免尿液浓缩。

6. 食盐中的钠盐有促使尿酸沉淀的作用，加之痛风多合并高血压、冠心病及肾病变等，所以，痛风患者应限制盐的摄入，每日吃2～5克。

7. 戒酒，酒精容易使体内乳酸堆积，对尿酸排出有抑制作用，易诱发痛风。尤其要戒陈年黄酒、啤酒。

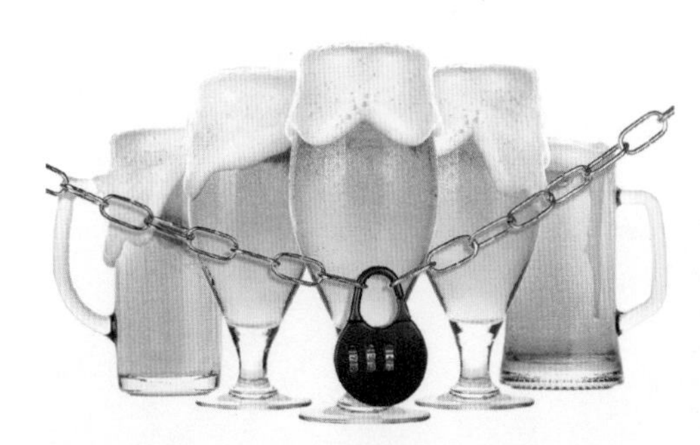

喝下500毫升啤酒，就可使体内血尿酸升高1倍

8. 少用辣椒、咖喱、胡椒、芥末、生姜、鸡精等调味品，可诱使痛风急性发作。

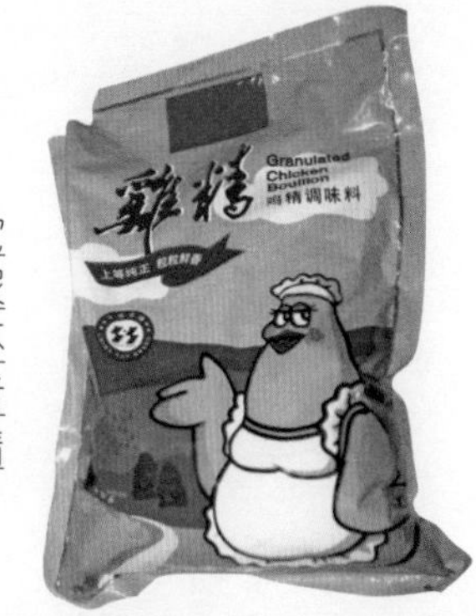

鸡精含核苷酸，它的代谢产物就是尿酸，对痛风患者不利，所以痛风患者做菜最好少放鸡精

9. 限制嘌呤摄入。嘌呤在动物性食品中含量较多。痛风患者禁食动物内脏、浓肉汤、肥肉、凤尾鱼、沙丁鱼等。

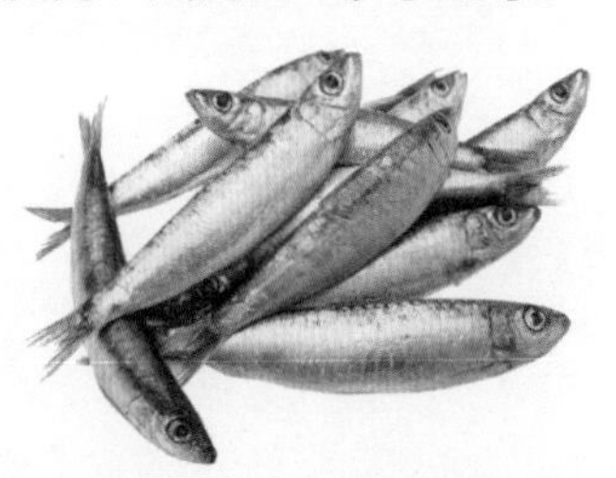

沙丁鱼富含嘌呤，痛风患者应忌食

10. 多吃水果、蔬菜。新鲜蔬果富含维生素C以及B族维生素，可以改善组织的营养代谢，调理嘌呤代谢。此外，蔬果还有助于尿液的碱化，利于体内尿酸的清除。

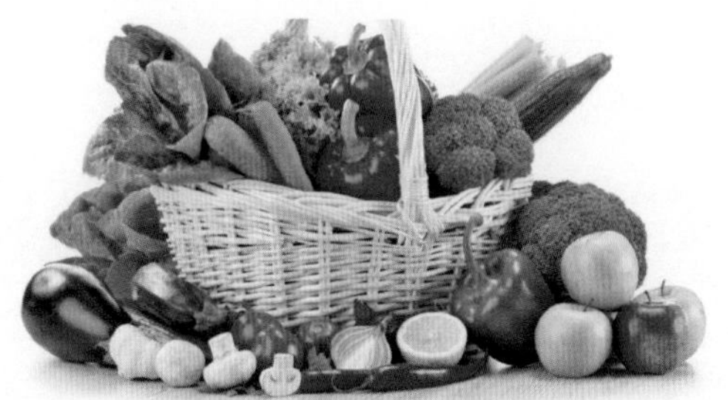

大多数蔬果的嘌呤含量较少

亲近低嘌呤，适量中嘌呤，远离高嘌呤

按食物嘌呤含量的高低，通常把食物分为高嘌呤、中嘌呤、低嘌呤三类，痛风患者的食用原则是低嘌呤食物可以放心食用，中嘌呤食物适量食用，高嘌呤食物避免食用。

• 低嘌呤类食物

• 每100克食物含嘌呤25毫克以下

类别	具体食物
谷类	大米、小米、小麦、面条、玉米等
薯类	土豆、芋头等
水产类	海参、海蜇等
蔬菜类	白菜、芥蓝、甘蓝、芹菜、荠菜、韭黄、苦瓜、黄瓜、冬瓜、丝瓜、南瓜、茄子、胡萝卜、萝卜、青椒、洋葱、番茄、莴笋等
水果类	橙子、橘子、苹果、西瓜、葡萄、草莓、樱桃、菠萝、桃子、李子等
蛋奶类	鸡蛋、鸭蛋、牛奶等
其他类	苏打饼干、麦片、茶等

痛风患者应以低嘌呤食物为主，但需注意长期过度低嘌呤饮食会导致营养缺乏，因此也要吃些中嘌呤食物。

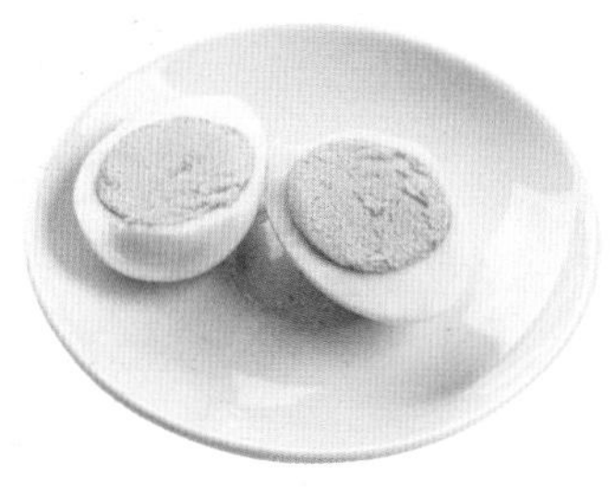

1个鸡蛋约含0.4毫克嘌呤

每100毫升牛奶约含1.4毫克嘌呤

中嘌呤类食物

每100克食品中含嘌呤25～150毫克

类别	具体食物
畜禽类	鸡肉、猪肉、鸭肉、牛肉、羊肉等
水产类	草鱼、鲤鱼、鲫鱼、大比目鱼、鲈鱼、对虾、螃蟹、鲍鱼、鱼丸、海带等
蔬菜类	油菜、韭菜、四季豆、豇豆、豌豆、笋干等
菌菇类	蘑菇、金针菇、银耳等
豆类及豆制品	绿豆、红豆、豆腐、豆干、豆浆等
干果类	花生、腰果、栗子、莲子、杏仁等

处于痛风缓解期的患者可从中选用一份动物性食物和一份蔬菜（份数设计详见第157页），但每次食用量不宜过多。

高嘌呤类食物

每100克食品中含嘌呤150～1000毫克

类别	具体食物
蓄肉类	动物内脏、各种肉汤等
水产类	沙丁鱼、凤尾鱼、鲭鱼、乌鱼、鲢鱼、带鱼、白鲳鱼、蛤蜊、贻贝、干贝、鱼干等
其他	火锅汤、鸡精、酵母粉等

虽然从饮食中摄入的嘌呤只占体内总嘌呤的 20%，但高尿酸不仅会导致痛风，还会导致肾病，因此无论急性期还是缓解期，均应避免摄入高嘌呤食物。

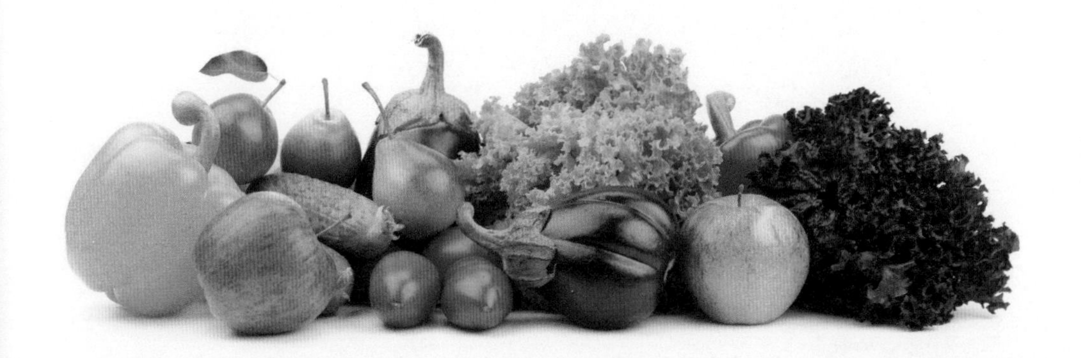

低嘌呤≠低脂肪

大多数水产品脂肪含量较低，但嘌呤较多。有些痛风患者自己总结日常饮食原则为：平时饮食就是要低盐低脂肪。可事实上，低嘌呤饮食和低脂肪饮食是不一样的。

• 无须过度控制饮食

有些痛风患者将低嘌呤作为了饮食的“金标准”，于是少吃荤菜和油，多吃蔬菜和水果。实际上，痛风患者无须过度严格控制饮食，因为长期过度低嘌呤饮食将导致营养缺乏。

虽然各类荤菜中含嘌呤相对较高，但在数量上有差别。

含量中等的包括各类畜禽肉，例如猪肉、牛肉、羊肉、鸡肉、鸭肉、兔肉等。

含量极高的有各种动物内脏（如肝、肾、心等）以及肉汤、肉汁等。

因此，痛风患者有必要采取荤素搭配的方式，以均衡营养。

• 控制脂肪摄入的诀窍

脂肪会妨碍肾脏排泄尿酸。过多的脂肪在体内堆积会导致肥胖，影响嘌呤的正常代谢，诱发和加重痛风。痛风患者脂肪宜控制在每日 50 克以下。

以植物油为主（每日烹调油应控制在 25 克左右），少吃动物脂肪。

烹调前去掉肥肉、肉皮等，烹调后滤净油分。

烹调时尽量不要用油炸、油煎、油爆的方法。

• 各类食材中的低嘌呤食物

选用含嘌呤很少的食物，防止摄入过多外源性嘌呤。

类别	含嘌呤情况
主食类	大米、玉米、薏米、小麦、面类制品、淀粉、高粱、通心粉、土豆、红薯等所含的嘌呤量都较低
蔬菜类	大多数蔬菜的嘌呤含量较少。嘌呤含量相对较多的有菠菜、韭菜、油菜、菜豆、扁豆、豌豆、黄豆芽等
水果类	水果基本上都属于低嘌呤食物，可以放心食用
蛋奶类	鸡蛋与牛奶所含的嘌呤量较低，远远低于各类肉类、鱼类，是痛风患者最适宜的蛋白质补充剂

痛风也可以吃肉，这样吃完全没问题

医生及病友的告诫、“富贵病”这样的称号都在无形中加深“痛风患者要少吃肉”这样的意识。但有的患者在控制饮食时，因为痛怕了，“少吃肉”往往就变成了“不吃肉”。事实上，只要把握以下几点，痛风患者是能放心吃肉的。

• 吃肉要回锅

痛风患者可以吃些“回锅肉”，因为嘌呤易溶于水，肉类经过第一遍水煮或焯水后，嘌呤多已溶解到汤汁中，而肉中本身的嘌呤含量则大为减少。也就是说，痛风患者吃肉时可以将肉先用水煮一遍，弃汤然后再进一步配菜烹调食用。

但是，由于“回锅肉”仍属于高蛋白质、高热量食物，因此痛风患者在选择肉类时要尽量选择精瘦肉，并且仍然要控制用量。另外，避免吃卤肉或慢火炖肉。

• 吃肉认准白肉

建议痛风患者尽量选禽肉，次选红肉，有利于控制体重和血脂。午餐吃的肉，可选择鸡腿等精瘦肉，总量不超过一个鸡蛋大小。鱼虾含优质蛋白质，也可适当挑选嘌呤低者食用。

• 肉类的部位选择有讲究

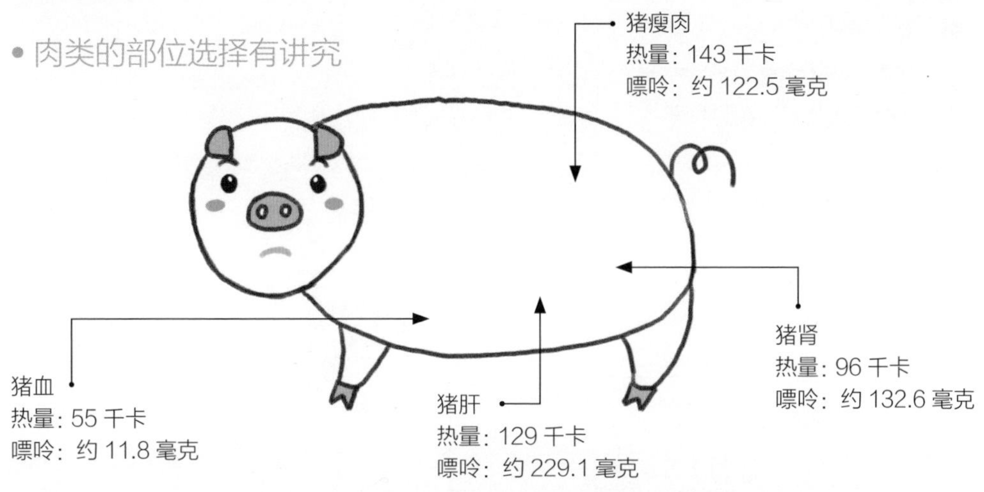

以每100克可食部计猪各部位的热量和嘌呤含量

相对于禁忌种类繁多的肉类而言，猪血、猪瘦肉中所含的嘌呤相对较少，可以适当多吃一点。

用豆制品替代一部分鱼、肉

如果身体正处在特殊时期暂时不能吃肉，可用豆制品来代替，以提供优质蛋白质。

• 植物蛋白质能降尿酸

研究发现，植物蛋白质有降低发生高尿酸血症危险的趋势。测定表明，在豆类食物中，嘌呤含量从高到低依次为：黄豆、五香豆腐干、豆皮、油豆腐、豆腐干、素鸡。

黄豆属于嘌呤含量比较高的食物，但在黄豆制作成豆腐、豆腐干、素鸡的过程中大量嘌呤会随之而流失，所以，豆制品中的嘌呤含量反而相对较少。

建议痛风患者选择豆制品的顺序是：豆浆→豆腐→豆腐干→整粒豆，摄入量也应按顺序逐渐减少。

• 豆制品怎么吃

建议痛风患者适量吃豆制品，是指用其替代鱼、肉、蛋类食品，蛋白质和嘌呤总量不能增加，不能在吃鱼、肉、蛋之外再加豆制品。比如，在痛风缓解期喝一杯豆浆是没有问题的，但是注意在喝豆浆的同时，要相应减少鱼、肉、蛋的摄入量。

注意，如果早上喝豆浆，其他豆制品食用量还要略减。另外，少吃仿肉豆制品，不吃油炸、卤制等豆制品小零食。

• 豆制品应吃多少

《中国居民膳食指南（2016）》建议每人每日摄入 30 ~ 50 克大豆或相当量的豆制品，而痛风患者的食用大豆量要限制在每日 30 克之内。

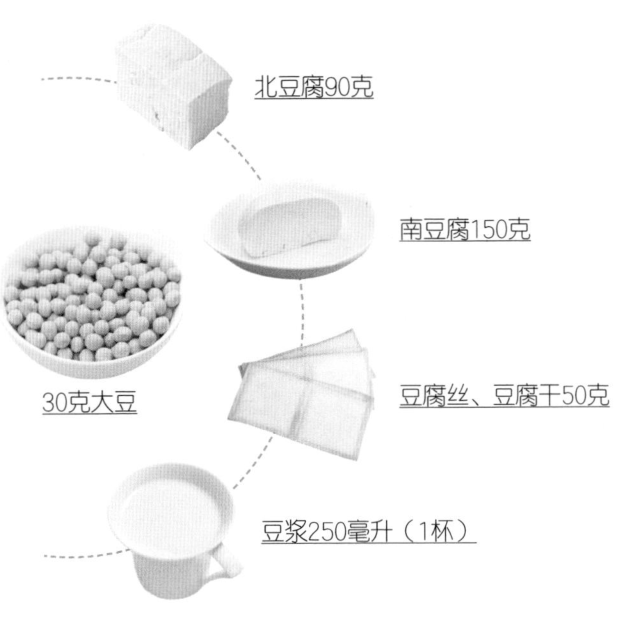

30克大豆与豆制品的交换量

凉拌菜和蒸煮菜是痛风患者的首选

为了少油少盐、增加维生素、减少嘌呤摄入量，痛风患者的饮食建议多采用凉拌、清蒸、白煮等烹饪方法。

• 蔬菜凉拌营养佳

蔬菜中含有丰富的膳食纤维和维生素 C，有助于调节体内尿酸水平。为了保持蔬菜中的营养，烹煮方式应尽量用凉拌，不要放太多油。

制作凉拌菜，焯水时应掌握以下要点：

1. 叶类蔬菜原料应先焯水再切，以免营养成分损失过多。
2. 焯水时应水宽火旺，以便投入原料后能及时开锅；焯制绿叶蔬菜时，应略滚即捞出。
3. 蔬菜类原料在焯水后应立即投凉控干，以免因余热发生变黄、熟烂的现象。

• 鱼、蛋类以清蒸为好

鱼应该以清蒸为好，因为烹调温度较低，能很好地保证鱼肉中的蛋白质和脂肪不被破坏。

要想蒸出美味，需要掌握两个诀窍：一是火候，二是时间。一般来讲，鸡蛋羹、双皮奶用中火蒸，能避免出现蜂窝状的情况，获得鲜嫩滑爽的口感。造型类菜品为了保持造型，也需要用中火。除此以外的其他食材和菜式都应该用大火，鱼虾蒸熟需 5 ~ 10 分钟。

• 肉类白煮原汁原味

白煮的作用在于保持菜的原味。不能在煮肉时加入酱油，以免摄入过多的盐分，肉类白煮后去汤沥干，再加调味汁蘸吃，或者夹在馒头（或烧饼）中食用。

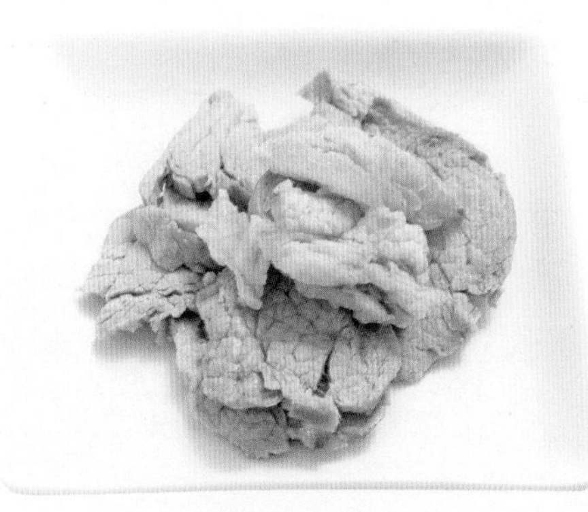

都说粗杂粮好，但痛风的人别乱吃

对健康人来说，每天的主食含有 1/3 的粗杂粮，有益身体健康。且粗粮比细粮含有更多的膳食纤维、维生素和矿物质，更少的碳水化合物，虽然这些对于控制高尿酸血症和痛风都是有益的。但是，粗粮同时也含有较多的嘌呤，所以痛风患者要有选择的食用。

• 哪些粗杂粮含嘌呤高

主食在人的三餐中所含比重很大，而很多粗粮都含有较高的嘌呤，所以在食用时要特别注意，以免一不小心，尿酸就升高了。

绿豆粉、黑豆粉、黄豆粉、黑芝麻粉、糙米、燕麦、杂豆（如扁豆、芸豆、蚕豆）含嘌呤相对较多，痛风患者平时要限量摄入这些粗杂粮。

不过也有一些粗杂粮的嘌呤含量较低，如小米、玉米、薏米、高粱米、小麦等，痛风患者可以有选择性地食用。

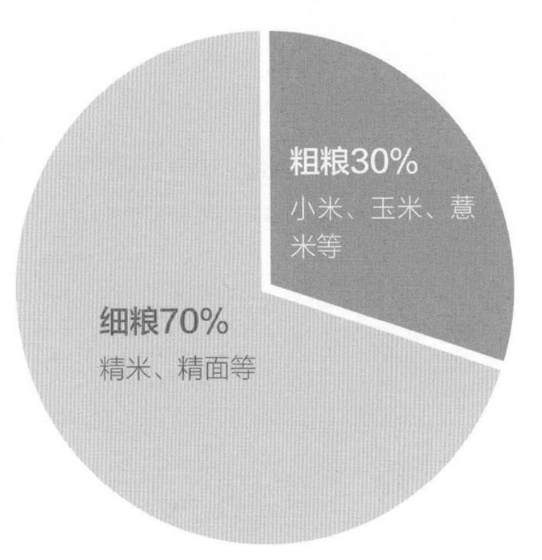

痛风患者粗细粮搭配比例

• 怎么弥补营养的缺失

为了弥补吃粗粮不足，而导致某些营养成分的缺失，建议痛风患者可以采取以下措施：

多吃蔬果：芹菜、空心菜、苋菜、圆白菜、橙子、苹果、木瓜、樱桃等是膳食纤维和维生素的良好来源。

用薯类代替精制谷物：薯类比精制谷物的营养价值高，因此，中国营养学会《中国居民膳食指南（2016）》推荐，每日吃 50 ~ 100 克薯类（代替部分精制谷物）。如土豆、红薯、芋头、山药等薯类含碳水化合物和膳食纤维较高，但吃了就要相应减少主食的量。

特别提醒

薯类应常温食用，太烫吃易伤害食道黏膜，太凉吃不利消化，易导致胀气。

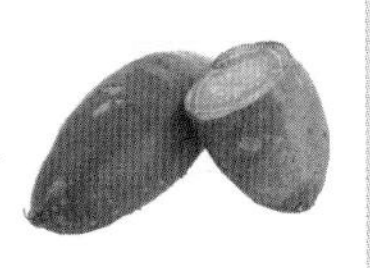

远离甜蜜诱惑，向高糖食品说不

不论健康人还是痛风患者，食用大量果糖后均可引起尿酸升高，痛风患者尿酸升高的幅度更为明显。原因在于血液中果糖含量上升，会导致腺嘌呤核苷酸分解加速释放出嘌呤，加速尿酸的合成。因此，痛风患者应该抵制“甜蜜的诱惑”，向含果糖高的食品说不。

• 不宜大量食用蜂蜜

蜂蜜中的果糖含量高达 49%。因此，痛风患者不宜大量食用蜂蜜。除蜂蜜外，一些加工食品，如糖果、甜点、冰激凌、酸奶饮品等中添加的糖浆也含有较多果糖，痛风患者应该少吃此类食品。

• 少吃富含果糖的水果

对痛风患者来说，水果是一柄双刃剑，一方面可以有助于碱化尿液，促进尿酸排泄；但另一方面，其所含的果糖又可升高血尿酸水平，增加血清胰岛素的水平以及降低机体对胰岛素的敏感性，从而导致痛风及代谢综合征的发病率增加。因此，痛风患者应注意挑选含果糖成分较低的水果食用。

选用级别	每100克水果中含糖量	水果举例
推荐选用	< 10克	西瓜、橙子、柚子、柠檬、桃、李、杏、枇杷、菠萝、草莓、蓝莓、樱桃、猕猴桃等
慎重选用	10 ~ 20克	香蕉、石榴、甜瓜、橘子、苹果、梨、荔枝、芒果等
不宜选用	> 20克	柿子、莱阳梨、肥城桃、哈密瓜、玫瑰香葡萄、冬枣、黄桃、桂圆等

• 少喝含糖饮料

一项追踪 22 年的研究发现，含糖碳酸饮料与痛风的发生有着显著相关性，每天喝含糖碳酸饮料的人患痛风的危险性明显增加。在 12 ~ 18 岁青少年中所做的 5 年跟踪调查也发现，喝含糖饮料显著提高了血尿酸水平。因此，痛风患者更应该少喝含糖饮料。

高盐阻碍尿酸排泄，学会控制盐的摄入

当血液中尿酸浓度超过尿酸盐的溶解度时，就有可能导致尿酸钠的针状结晶沉淀于关节、肌腱、韧带、肾锥体等组织，从而引发痛风急性炎症反应。食盐中的钠有促使尿酸沉淀的作用，所以，痛风患者应限制食盐的摄入。

• 小心看不见的盐

痛风患者每日的食盐摄入量要严控在 2 ~ 5 克。大家在计算盐的摄入量时，不仅要包括食盐的含量，还要包括加入味精、酱油、番茄酱、熟食制品的钠盐含量，因为这些物质中的盐含量往往是看不见的。

事实上，凡是咸味和鲜味调味品一般都含有钠，都可以算成盐。根据《中国食物成分表》计算，3 克味精和 6 ~ 10 克酱油的钠含量与 1 克盐相当。黄酱和豆瓣酱等的含盐量跟酱油大体相当。因此，烹调中加了含钠的调味料时，就要少放盐。

另外，一些加工食品虽然吃起来没有咸味，但在加工过程中都添加了食盐，如面条、面包、饼干等，应特别注意。购买包装食品时应注意食品的钠含量（1 克食盐 =400 毫克钠），一般而言，钠超过 30%NRV（营养素参考数值）的食品需要注意少购少吃。

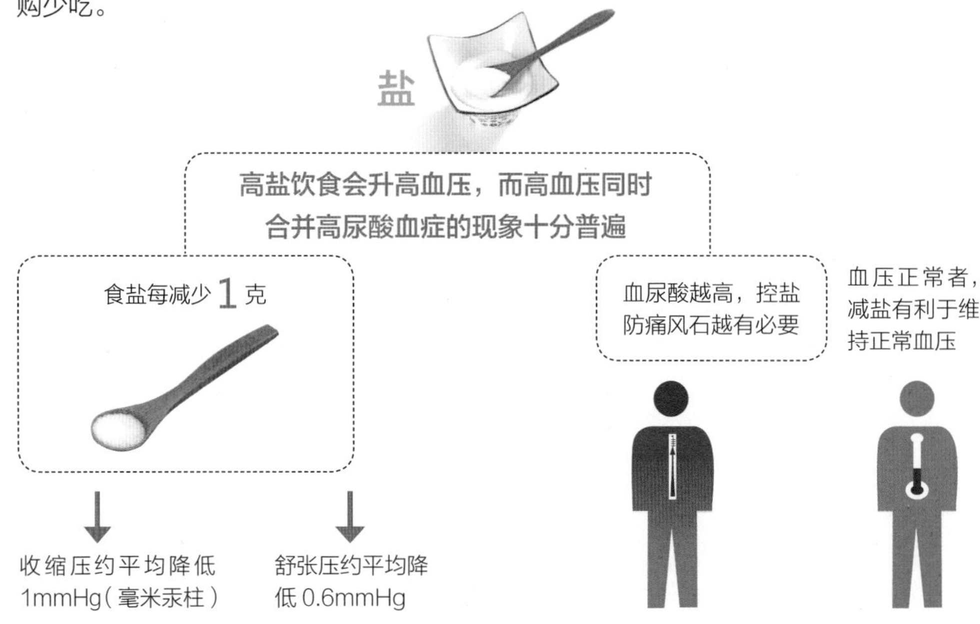

盐与血压及血尿酸的关系

• 减少摄入盐的技巧

学习量化。使用限盐勺罐，逐渐减少每日用盐量。

多吃新鲜的天然食物。多采用拌、蒸、煮等烹饪方式，尽可能保留食材的天然味道，要少吃或者不吃加工过的食品。另外，尽量不吃隔夜的饭菜。

后放盐。烹饪时，不要先放盐，而是在起锅前将盐撒在食物上，这样盐附着在食物的表面上，能使人感觉到明显的咸味，又不至于过量。

适量肉类。肉类烹饪时吸盐或酱油较多，限制食用能减少盐的摄入。

用咸味重的食物代替盐。酱油里边也隐藏着盐分，在使用的时候要注意用量，并同时减少食盐的用量。同理，烹饪中可以选择加入豆瓣酱、番茄酱来代替盐，这也是减少食盐摄入的一个好办法。

加入果仁碎。做拌菜的时候，可以适当撒入一些核桃碎、花生碎等果仁，这样既可以增加风味，又能缓解少盐的清淡。

• 警惕食物中隐含的盐

味精	酱油	香肠	方便面	海虾	蟹肉	茴香	油菜	空心菜	大白菜
8160	2706	2309	1144	302	270	186	98.8	94.3	89.3

每100克可食部含钠的量，单位：毫克

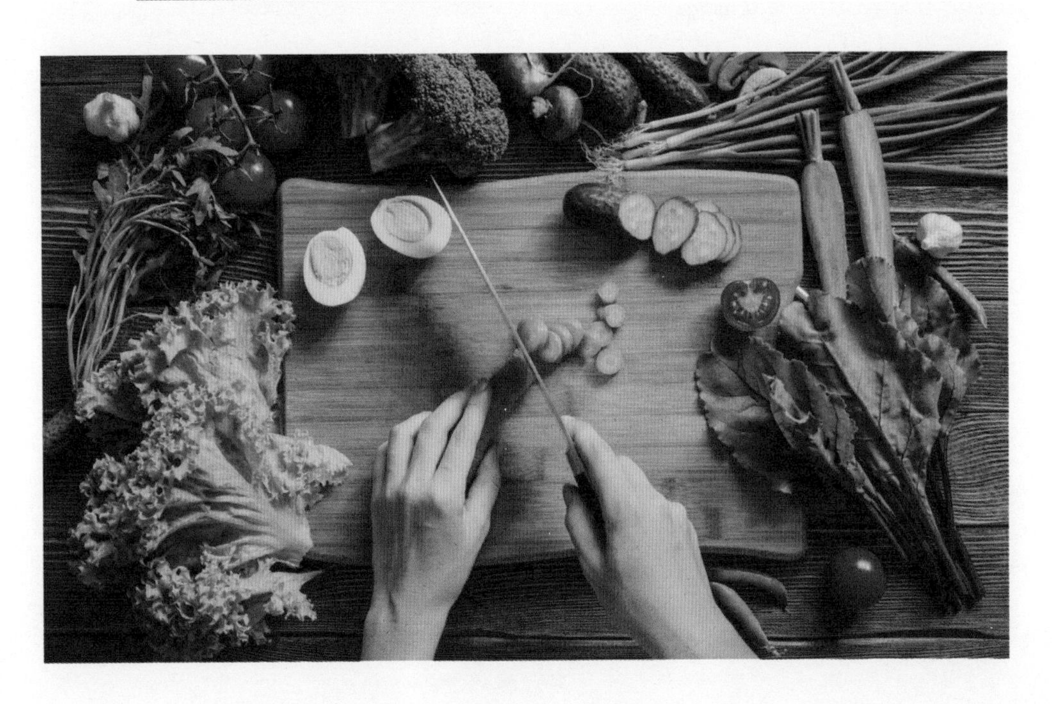

为减少痛风急性发作，少吃辣，来点酸

痛风患者要少吃辣，刚开始遵循低盐饮食时，如果觉得口味太淡，可用苹果醋、柠檬汁来调味，既可以减盐，又可以让味道更好。

• 痛风少吃辣

痛风急性发作期关节常有红、肿、热、痛的症状，而辣椒、咖喱、胡椒、花椒、芥末等辛辣刺激性食物会加重炎症的发生，大量食用甚至可诱使痛风急性发作，所以痛风患者应少吃。

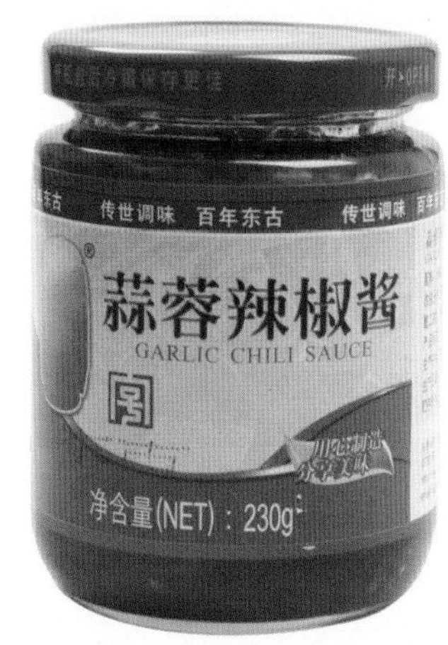

痛风患者应少吃辣

• 苹果醋可辅助防治痛风

苹果醋对于缓解痛风是有一定效果的。苹果醋含有果胶、维生素、矿物质等。苹果醋的酸性成分具有杀菌功效，有助于排出关节及血管中的毒素。经常饮用苹果醋，有助于调节血压、通血管、降胆固醇，对关节炎及痛风等有一定的辅助治疗作用。

饭后将一茶匙苹果醋加入半杯温水内，调匀饮用，对于痛风有一定的预防和缓解作用。

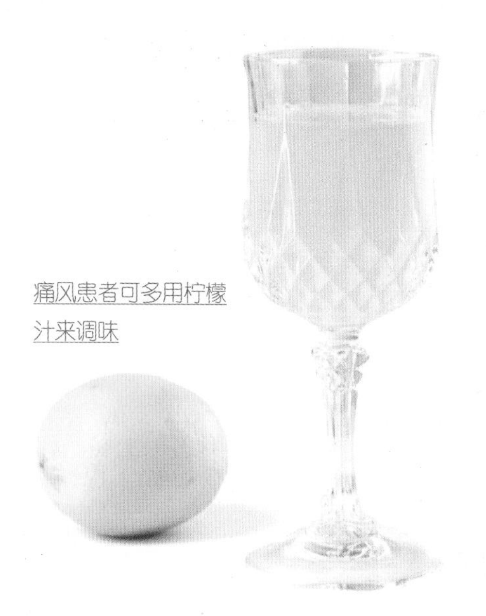

痛风患者可多用柠檬汁来调味

• 用柠檬汁调味可防肾结石

做菜时加柠檬汁不仅使味道更鲜美，还可以预防痛风性肾结石。另外，用柠檬汁来调味，既可以减盐，又可以提高维生素 C 的保存率。比如煎蛋的时候少放点盐，加点柠檬汁就很美味，也很健康。

酒精促进尿酸生成，最好戒酒

酒里都含有酒精，酒精在肝脏代谢时增加嘌呤分解代谢，导致其最终产物尿酸的增高；同时，酒精能造成体内乳酸堆积，对尿酸排泄有抑制作用。因此，痛风患者最好戒酒。

• 痛风患者最好戒酒

酒精可造成机体内乳酸堆积，影响尿酸排泄。另外，酒精本身含有大量嘌呤物质，尤其是啤酒比白酒、红酒所含嘌呤要高很多。痛风的发病风险与酒精的摄入量呈剂量依赖性增加，无论是一次大量饮酒，还是长时间的少量饮酒，都会导致血清尿酸和尿液尿酸升高，诱使痛风发作。因此，痛风患者最好戒酒。

• 啤酒和烈酒比红酒更危险

痛风发作的概率还与酒的种类有关。在各类酒中，陈年黄酒、啤酒的嘌呤含量很高，会明显增加体内尿酸的含量，极易引发痛风，烈性白酒次之，而红酒基本上不会引发痛风。德国科学家在研究中发现，适量饮用红酒还可以防止肾结石。所以，啤酒和白酒比红酒更危险。但是，红酒内的酒精因素也是不可忽视的。

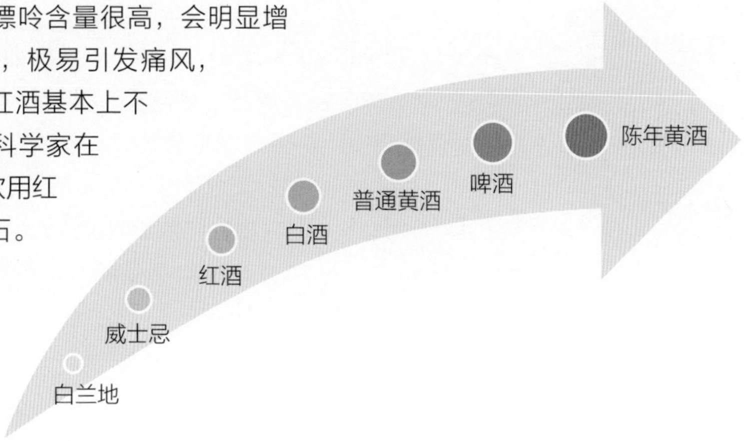

白兰地
威士忌
红酒
白酒
普通黄酒
啤酒
陈年黄酒

• 实在想喝酒也要限量

痛风患者如果实在避免不了喝酒，最好选用红酒并且限量饮用。但是处于痛风急性发作期，尤其是药物未完全控制的痛风患者和慢性痛风石性关节炎患者应严格禁酒。

在外就餐，任性吃法让痛风『更痛』

吃火锅时大量进食嘌呤含量高的动物内脏、海鲜等，容易导致痛风发作。体内嘌呤代谢产物尿酸升高，喝酒又易使体内乳酸堆积，抑制尿酸的排出，这就是围坐火锅前开怀畅饮的人易患痛风的主要原因。那么，吃火锅时，哪些任性吃法可能让痛风“更痛”？又有哪些技巧讲究可以有效规避“健康陷阱”？

少吃动物内脏，控制进食总量

鸭肝、鸭心、猪肾、鸡心等是很多火锅爱好者的必点配菜。而这些又属于高嘌呤食物，痛风及高尿酸血症患者应避免食用。

火锅配菜中，芦笋、豆制品、蘑菇等食物每百克嘌呤含量在 75 毫克以下，算是嘌呤含量相对较少的一类食物。但要强调的是，菌类及豆制品虽然单位嘌呤含量并不高，但涮火锅时很容易食入过多，同样也会导致嘌呤摄入超标。

常见火锅配菜中，嘌呤含量低的是生菜、油麦菜、圆白菜等叶菜，另外土豆、萝卜、番茄、蛋类食物嘌呤含量也很低，痛风及高尿酸血症患者吃火锅不妨多涮些这类食物。

选择清淡蘸料，搭配弱碱饮料

痛风患者吃火锅时应尽量选择清淡蘸料，避免味重辛辣，刺激胃口。值得注意的是，芝麻酱、香油等配成的蘸料热量很高，很容易导致肥胖，要严格控制摄入量。

痛风患者吃火锅时切忌饮酒，尤其是啤酒。饮品不妨选择苏打水，苏打水中含碳酸氢钠能促进尿酸的排泄。还有清淡茶水，可以起到一定的中和作用，这些碱性饮料均有利于高尿酸血症状的缓解。当然，吃火锅时也可以多喝纯净水或是普通白开水。

捞夹沥净汤汁，汤底千万别喝

吃火锅时，涮肉后的锅底实际上相当于肉汤，这是一种嘌呤含量超高的食物。涮煮时间越久，嘌呤含量就越高。因此，痛风及高尿酸血症患者在吃火锅时，捞夹食物时应尽量沥净锅底汤汁，更不要贪图鲜美，去尝试喝汤汁。

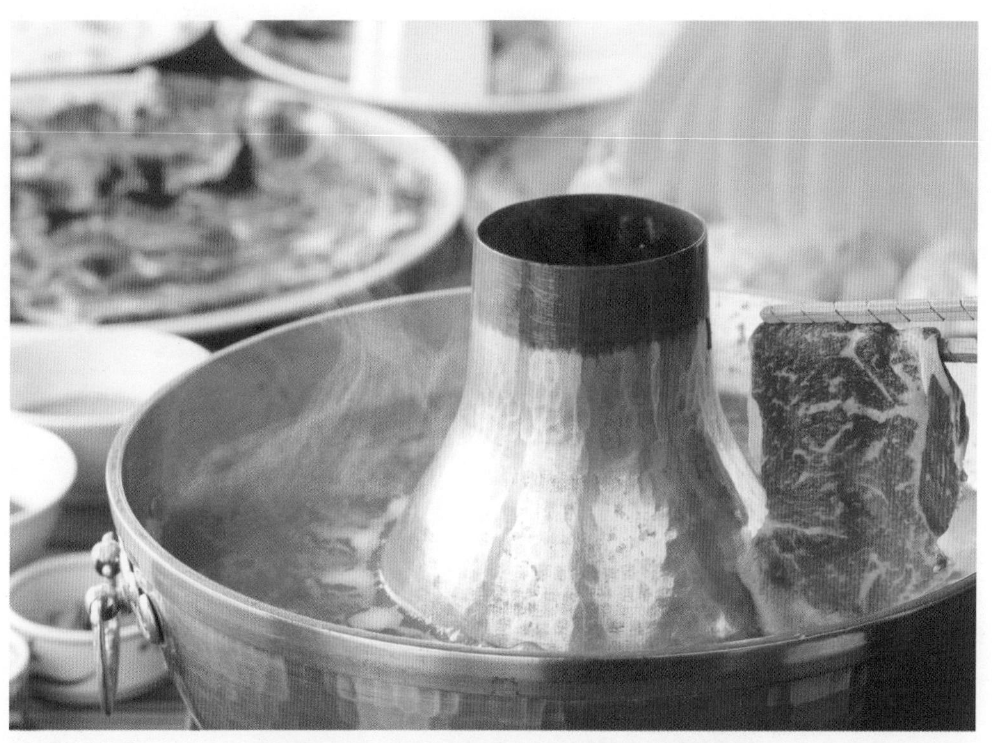

痛风患者可以适当吃些火锅，吃时先涮菜后涮肉，这样不仅有利于控制肉和热量的摄入，还能避免摄入过多的嘌呤

下馆子如何点菜

现实生活中，各种应酬和宴会难以推辞，有些患有痛风的白领也经常叫外卖。下馆子也好，叫外卖也罢，它们和家庭饮食相比：油多，盐多，热量大，食材杂，嘌呤含量也不确定。能不能通过自己的聪明选择来避免外餐带来的不利影响呢？虽然在外就餐比不上家庭饮食，但办法还是有的。

● 点菜学会打自己的“小算盘”

● 主食粗细搭配

主食以米饭、馒头为主，可再加些蒸山药、红薯，煮玉米等。炒饭、炒面、酥点等含有油、盐或糖较多，不利健康。

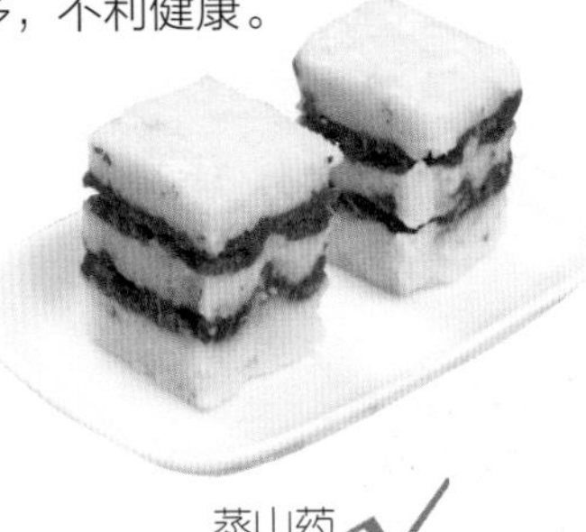

蒸山药 √

● 假“素菜”最好少点

点菜时可以嘱咐厨师尽量少放油和盐。油炸、香煎、干锅类的假“素菜”，比如干煸豆角、地三鲜、茄子煲等，往往都洗过“油锅澡”，维生素、蛋白质等营养素被大量破坏，最好少点。

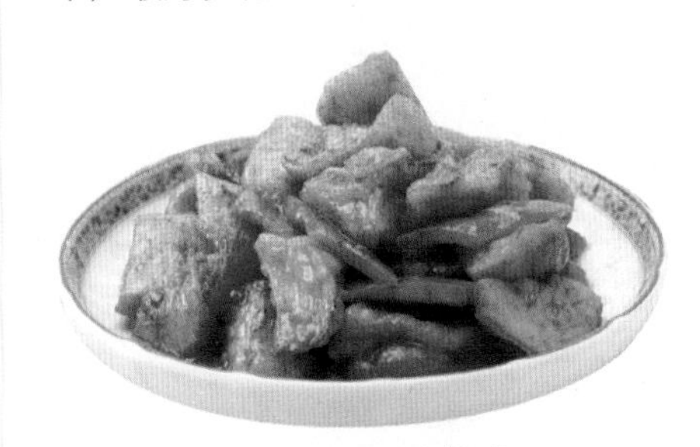

地三鲜 ×

● 选对食物搭配比例

主菜尽量达到一荤配三素的比例。其中，肉类不在多而在精；素菜类可采用绿叶菜、茄果类、瓜类等多样组合；多点荤素搭配的菜。一般来说，鱼、肉、蛋和豆制品均可以供应优质蛋白质，在控制嘌呤含量的情况下选其中 1 ~ 2 种就足够。

● 饮料最好低热量

可乐、果汁等饮料含糖多，热量也高，最好点白开水、豆浆、茶水等。

PART 2

有利于平稳病情的五大营养素

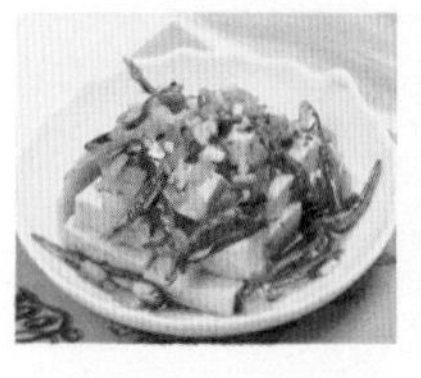
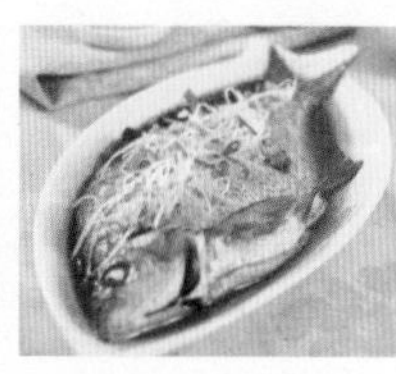
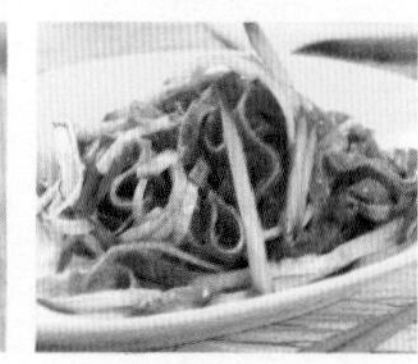

钾

促进身体排尿

降尿酸的好处

高钾膳食可降低血压，“限盐补钾”已成为防治高血压的基础措施。那么痛风患者吃高钾食物又有什么意义呢？研究发现，钾可以促使肾排出尿酸，减少尿酸盐沉积。所以，痛风患者可多吃高钾食物。

• 建议日摄取量2000毫克

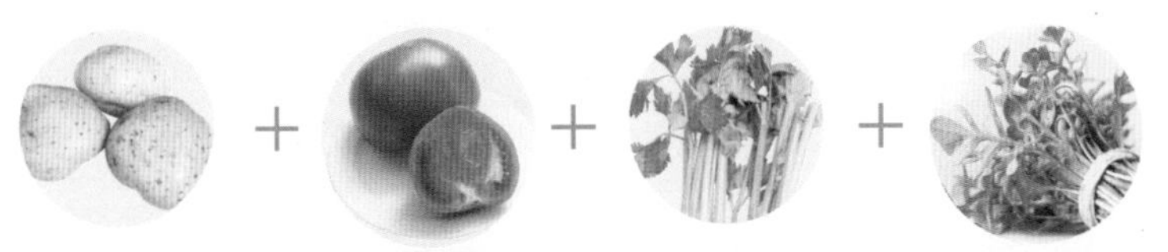

150克土豆　80克番茄　100克芹菜　120克荠菜

2000毫克钾大约相当于吃150克土豆+80克番茄+100克芹菜+120克荠菜

• 富含钾食物明星榜

食材	每百克含量（毫克）	每日推荐食用量（克）
干木耳	757	15～30
红心萝卜	380	100～150
土豆	342	100～150
苦瓜	256	100～150
空心菜	243	100～200
杏	226	100～200

• 这样摄入降尿酸更有效

1. 由于老年人对钾离子调节能力下降，单用某一种利尿药常可引起低钾或高钾，如双氢克尿噻、速尿可引起低钾，氨苯蝶啶、安体舒通可引起高钾，故利尿剂不宜久用。

2. 高血压患者在补钾前最好先检查自己的肾功能和血钾，肾功能不全时，其钾的排出较慢，故应慎用钾盐。

主要食物来源

含量（每100克）

• 低碳水化合物蔬菜类

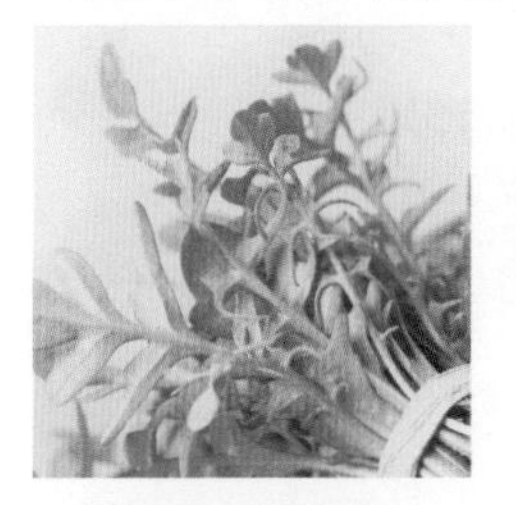

· 荠菜280毫克

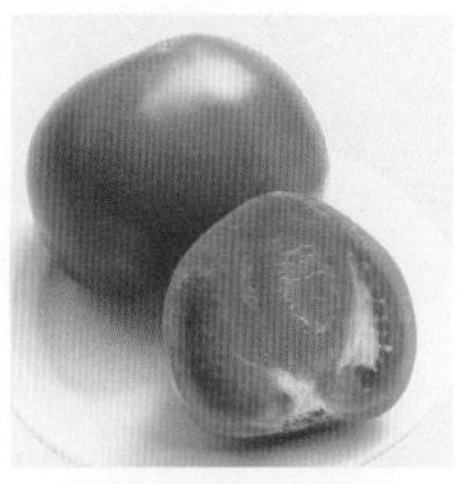

· 番茄163毫克

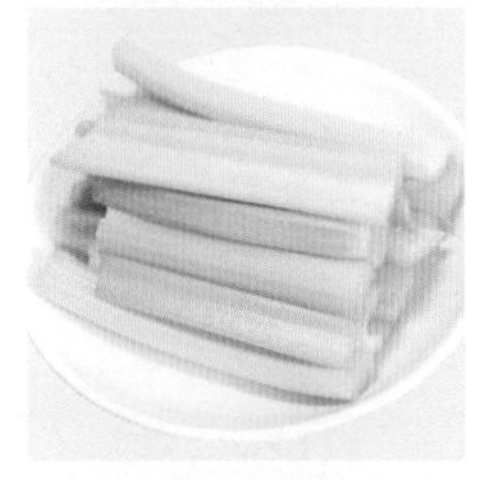

· 西芹154毫克

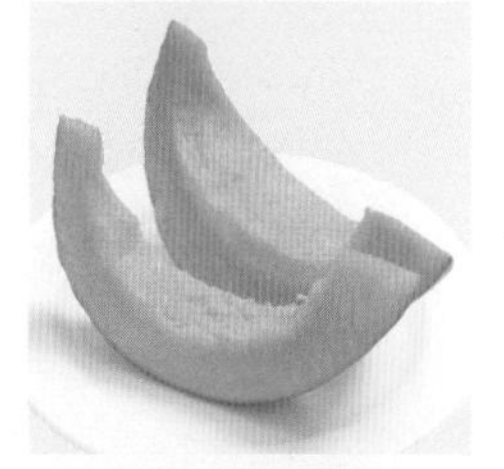

· 南瓜145毫克

• 高碳水化合物蔬菜类

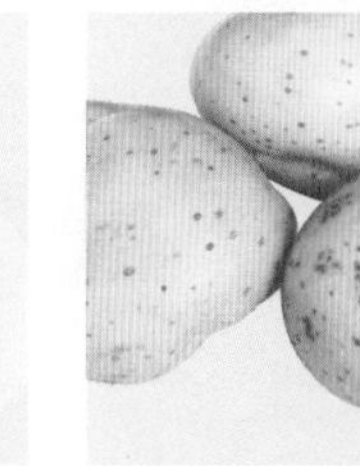

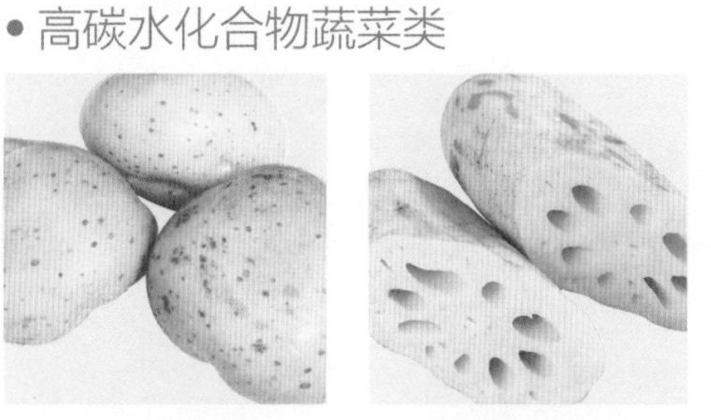

· 土豆342毫克

· 莲藕243毫克

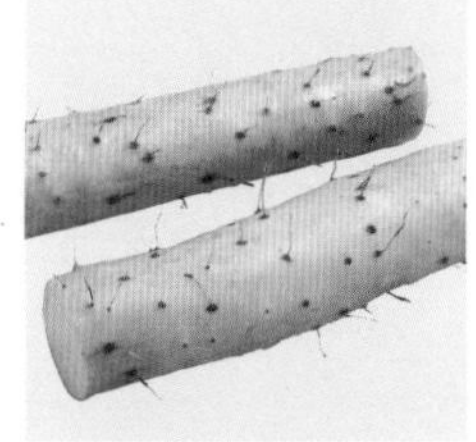

· 山药213毫克

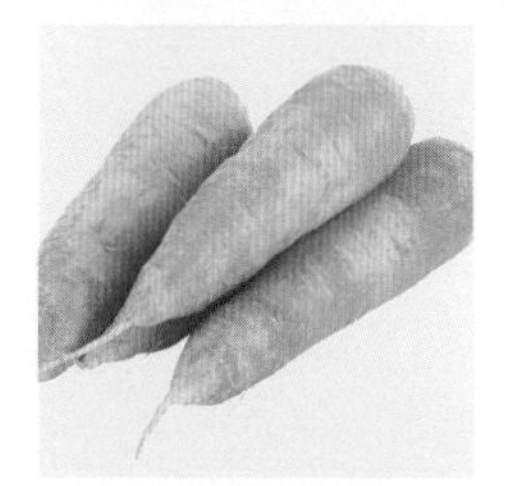

· 胡萝卜193毫克

• 谷薯类

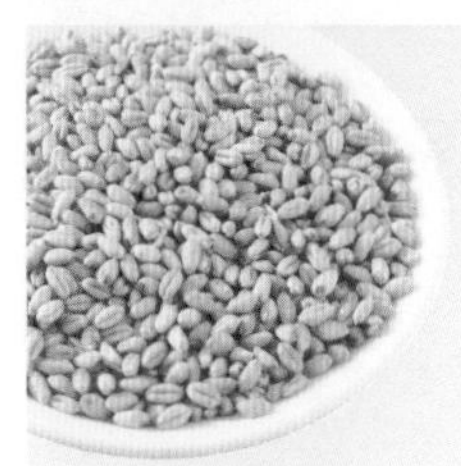

· 小麦289毫克

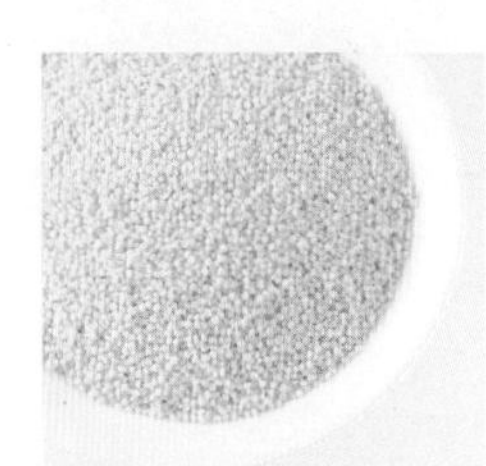

· 小米284毫克

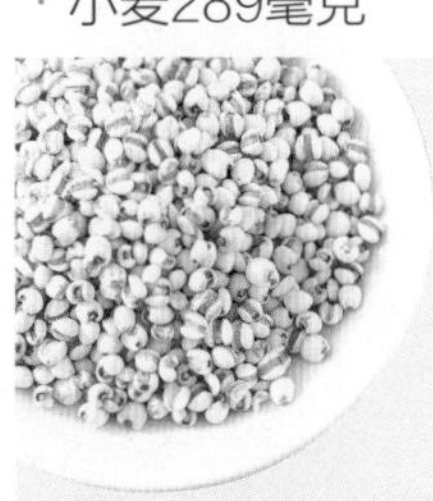

· 薏米238毫克

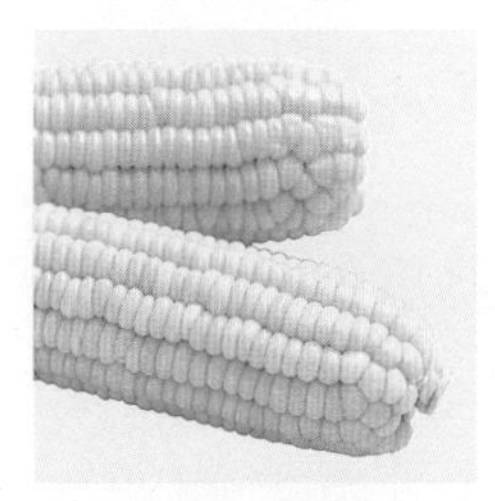

· 玉米238毫克

• 水果类

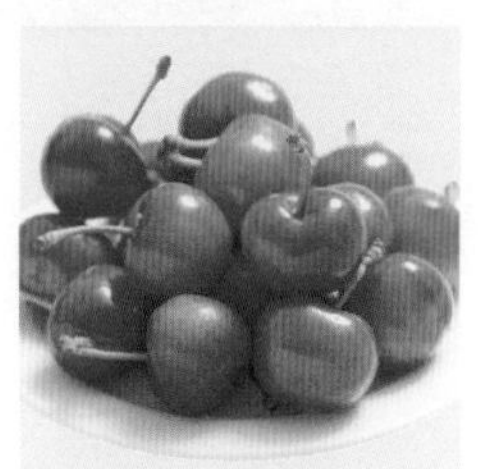

· 樱桃232毫克

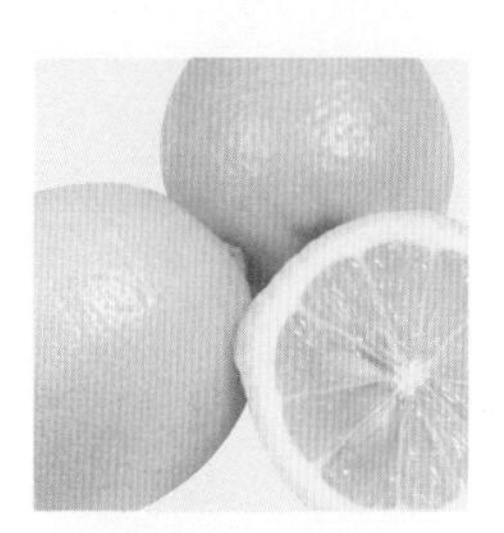

· 柠檬209毫克

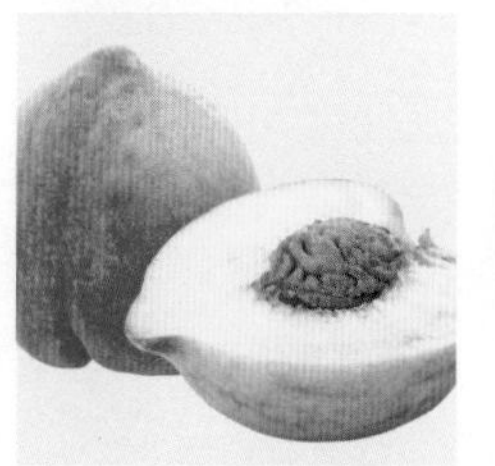

· 桃子166毫克

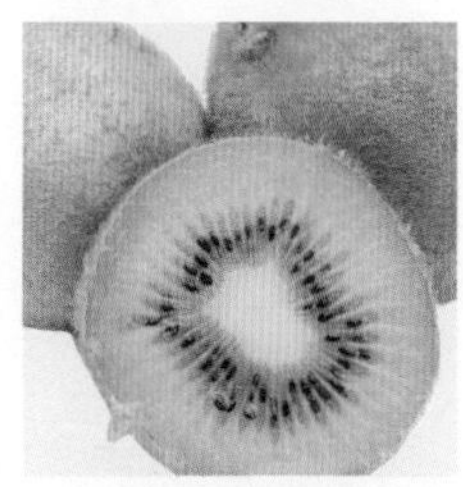

· 猕猴桃144毫克

$\omega-3$ 脂肪酸

避免尿酸伤害心血管

降尿酸的好处

高尿酸血症常与各种代谢性心血管危险因素伴发，高尿酸血症是心血管疾病的危险因素，且很可能是心血管疾病的独立危险因素。所以，痛风患者是心血管疾病的高发人群，而 ω-3 脂肪酸（属于多不饱和脂肪酸）对心血管系统具有保护作用，还能减少关节僵硬和关节疼痛。所以痛风患者可适量多吃含有 ω-3 脂肪酸的食物。

• 建议日摄取量600～1000毫克

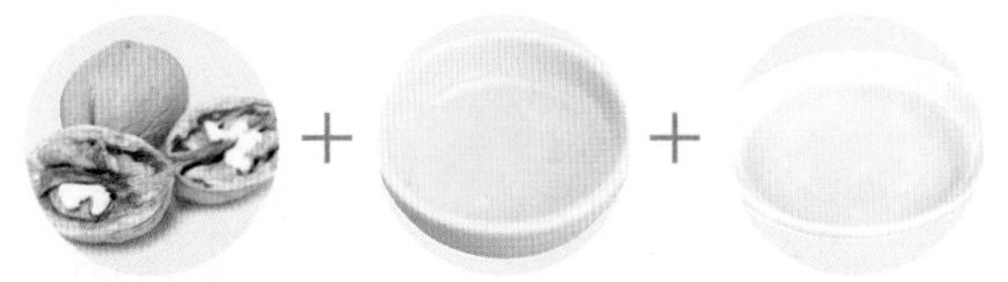

30克核桃　15克葵花子油　10克花生油

600～1000毫克多不饱和脂肪酸大约相当于吃30克核桃+15克葵花子油+10克花生油

• 富含多不饱和脂肪酸食物明星榜

食材	每百克含量（克）	每日推荐食用量（克）
胡麻油	69.8	10～15
葵花子油	65.2	10～15
豆油	55.8	10～15
玉米油	54.1	10～15
核桃	42.8	30
葵花子仁	39.4	30

注：由于《中国食物成分表》中暂无ω-3脂肪酸的含量，所以这里用多不饱和脂肪酸代替

• 这样摄入降尿酸更有效

烹制富含 ω-3 脂肪酸的食物时，不宜采用油炸、油煎、油爆等方式，以免降低营养价值。

主要食物来源

含量（每100克）

• 植物油类

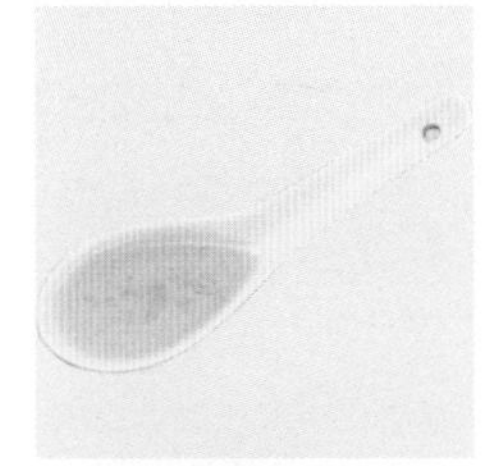

· 亚麻籽油69.8克

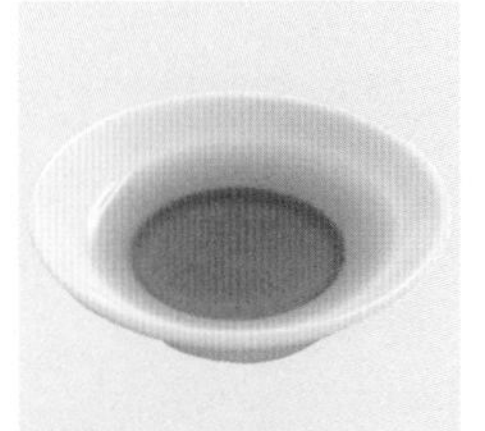

· 香油44.2克

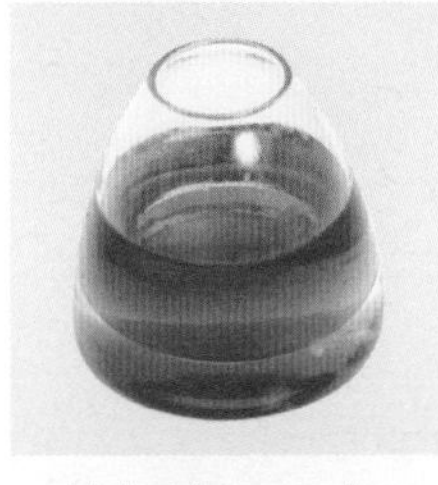

· 棉籽油42.6克

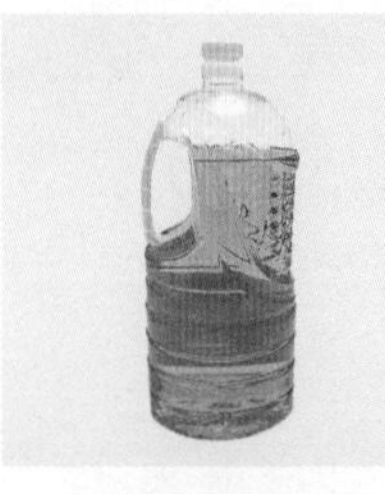

· 花生油36.6克

• 蛋类

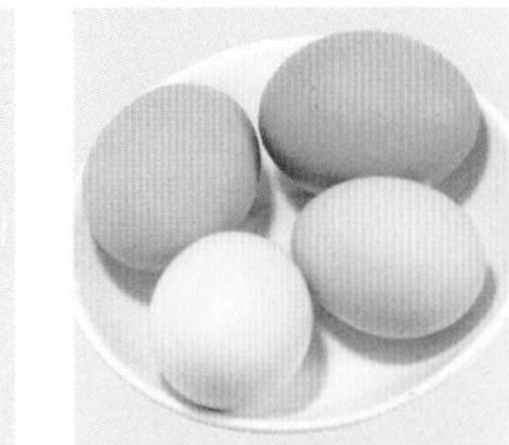

· 鸡蛋（白皮）1.2克

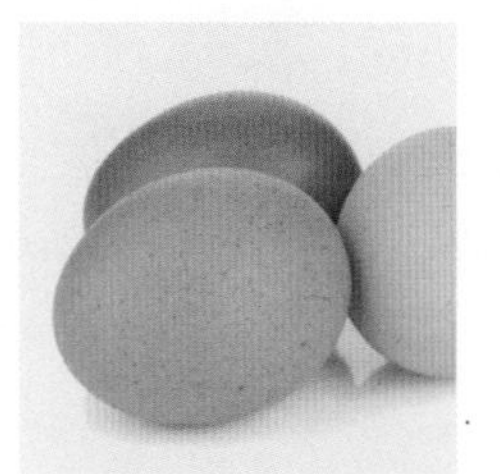

· 鸡蛋（红皮）1.4克

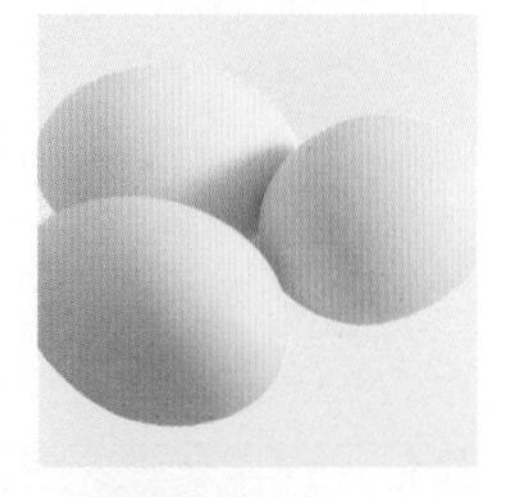

· 鸭蛋1.1克

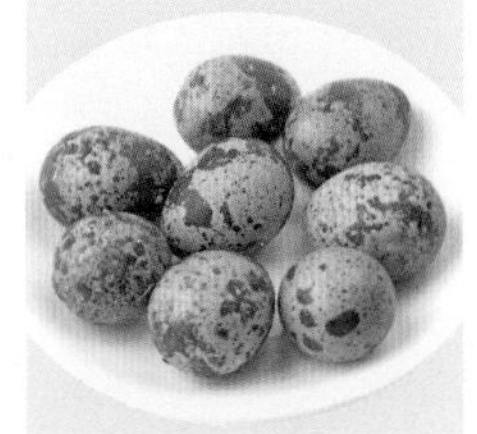

· 鹌鹑蛋1.0克

• 坚果种子类

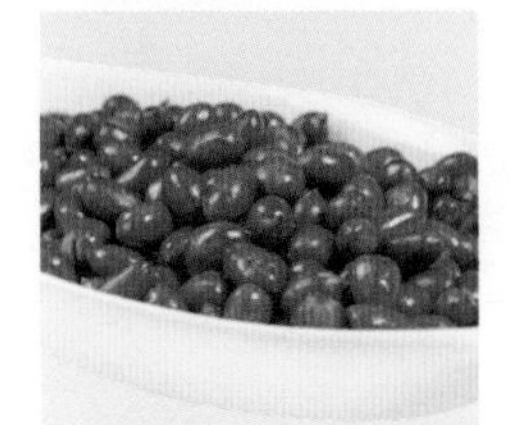

· 花生米（炒）16.3克

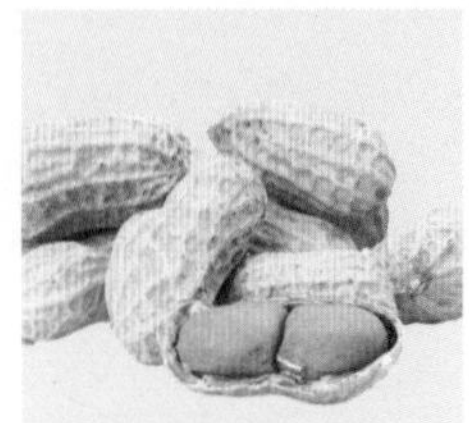

· 花生（炒）17.6克

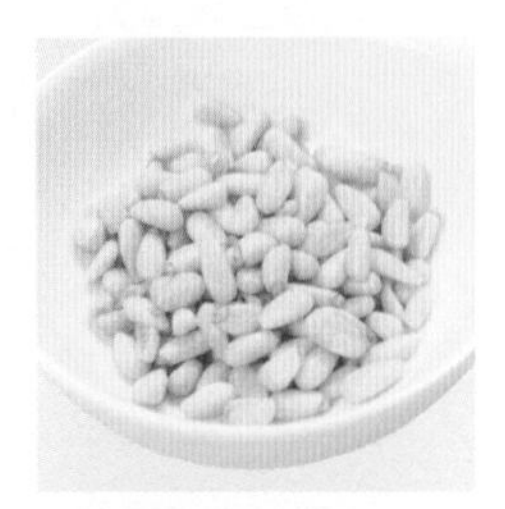

· 松子仁31.7克

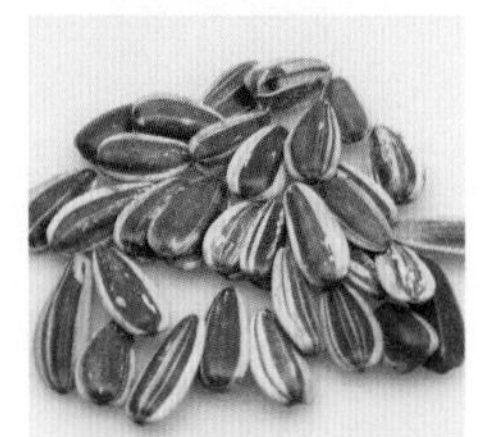

· 葵花子（炒）33.0克

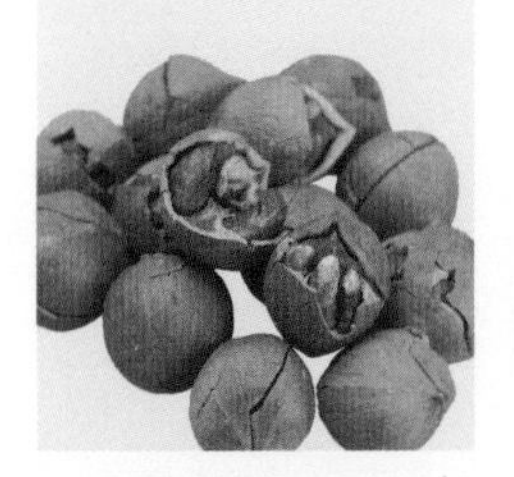

· 山核桃8.7克

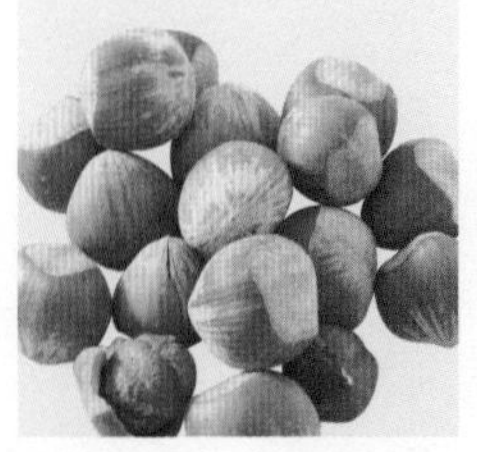

· 榛子（炒）25.7克

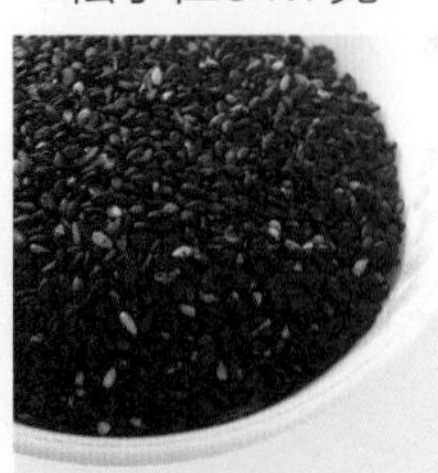

· 黑芝麻20.8克

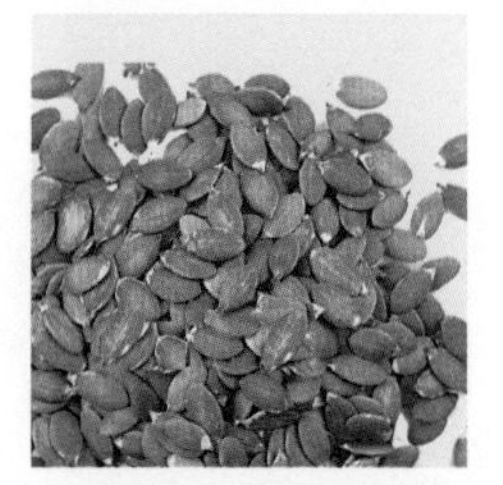

· 南瓜子（炒）19.8克

维生素C

预防痛风发生

降尿酸的好处

研究发现，维生素 C 能降低血液中的尿酸水平，所以多从食物中摄取维生素 C，可降低发生痛风的风险。尤其是多吃富含维生素 C 的蔬菜和水果能碱化尿液，促进体内尿酸盐的溶解和清除。

• 建议日摄取量100毫克

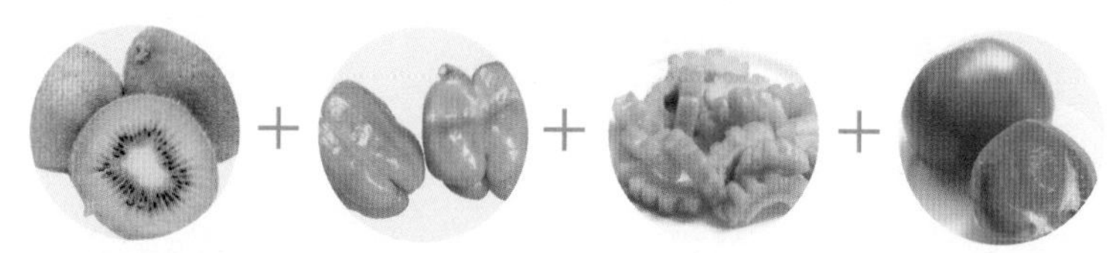

60克猕猴桃　50克青椒　50克苦瓜　70克番茄

100毫克维生素C大约相当于吃60克猕猴桃+50克青椒+50克苦瓜+70克番茄

• 富含维生素C食物明星榜

食材	每百克含量（毫克）	每日推荐食用量（克）
芥蓝	76	100
芥菜	72	100
甜椒	72	100
猕猴桃	62	100～200
青椒	62	100～200
苦瓜	56	50～100

• 这样摄入降尿酸更有效

1. 蔬菜水果贮存越久，维生素C损失越多，因此，最好吃新鲜的应季果蔬。
2. 烹制蔬菜时宜大火快炒，而后盖紧锅盖稍焖，以减少高温和氧气对维生素C的破坏。
3. 痛风患者在食用番茄、青椒等含维生素C的食物时，可以搭配富含维生素E的食物（如鸡蛋）一同食用，能相互促进吸收。

主要食物来源

含量（每100克）

• 嫩茎、叶、花菜类

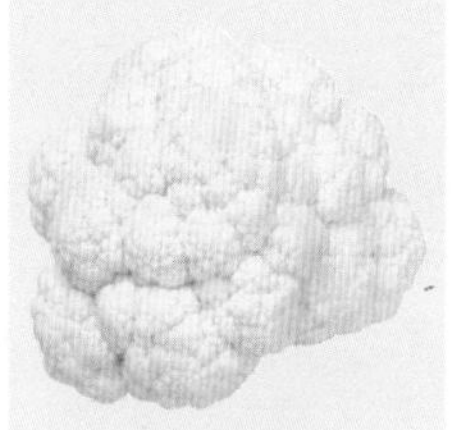
· 菜花61毫克

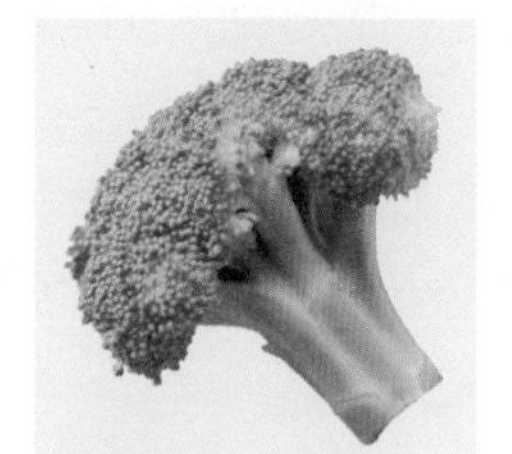
· 西蓝花51毫克

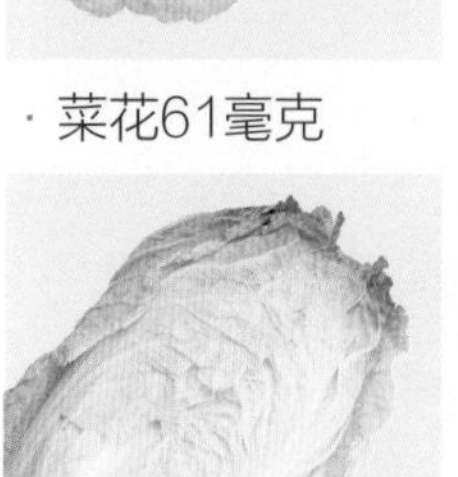
· 大白菜31毫克

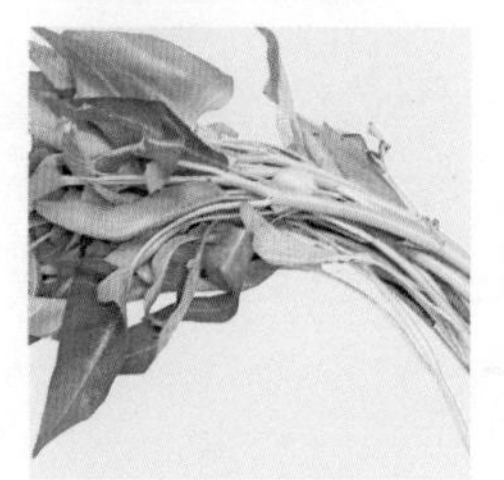
· 空心菜25毫克

• 根菜、瓜菜类

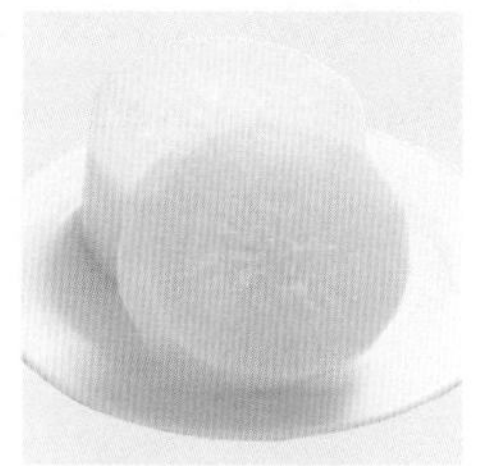
· 白萝卜21毫克

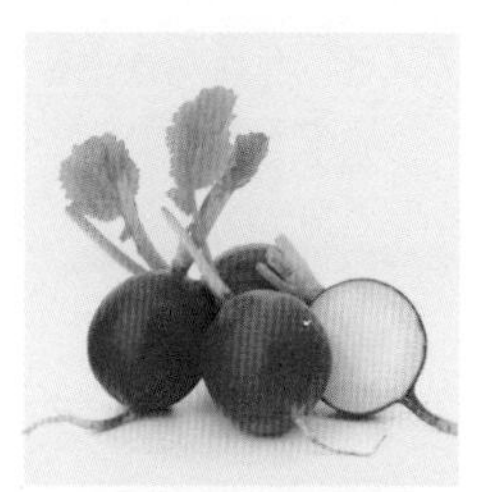
· 红心萝卜20毫克

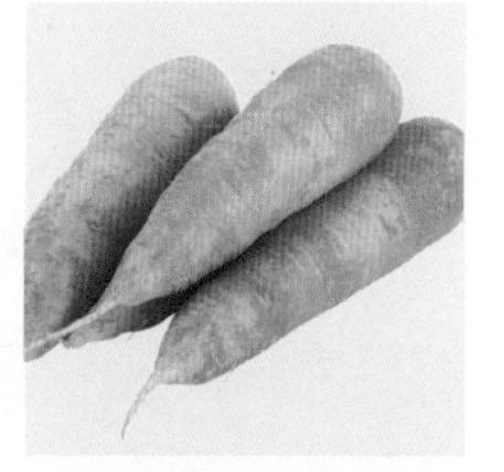
· 胡萝卜（黄）16毫克

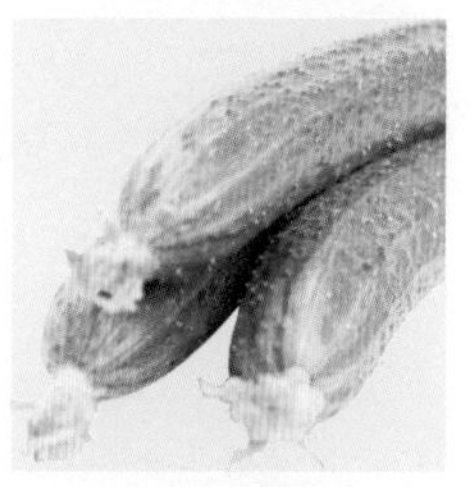
· 黄瓜9毫克

• 核果、浆果类

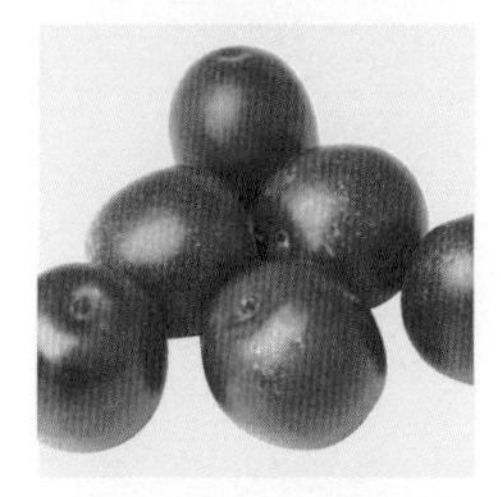
· 枣（鲜）243毫克

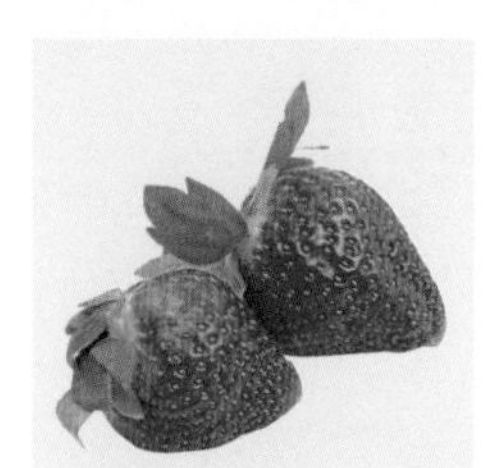
· 草莓47毫克

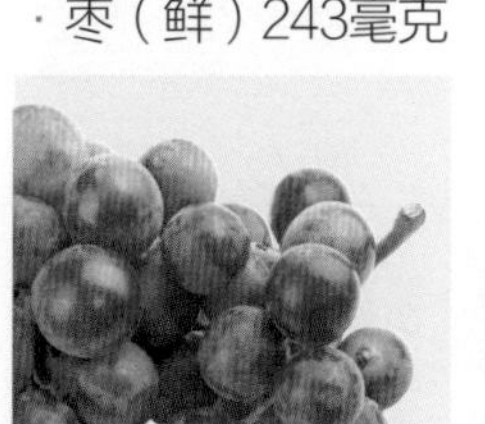
· 葡萄25毫克

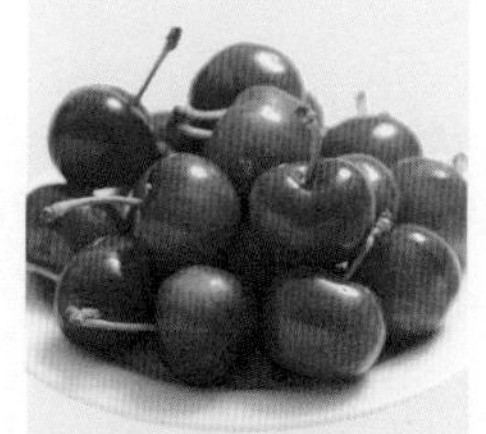
· 樱桃10毫克

• 柑橘类

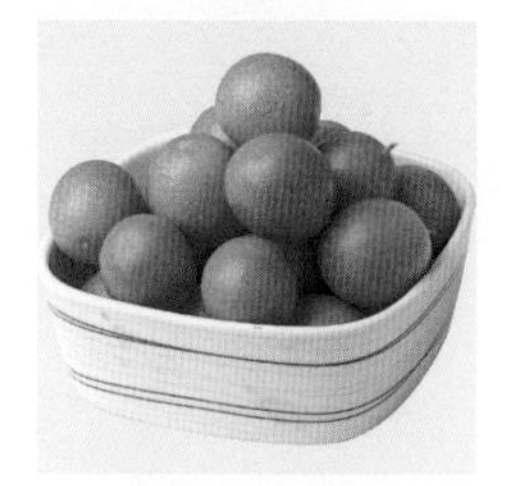
· 金橘35毫克

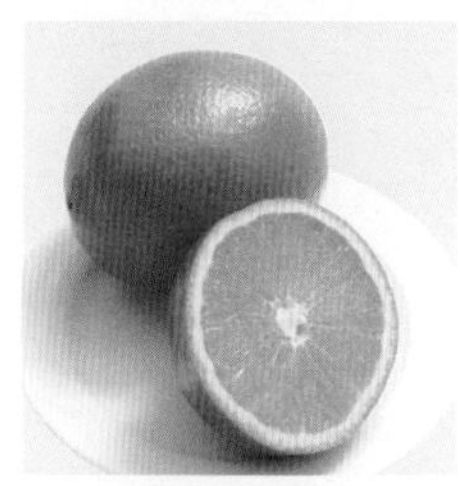
· 橙子33毫克

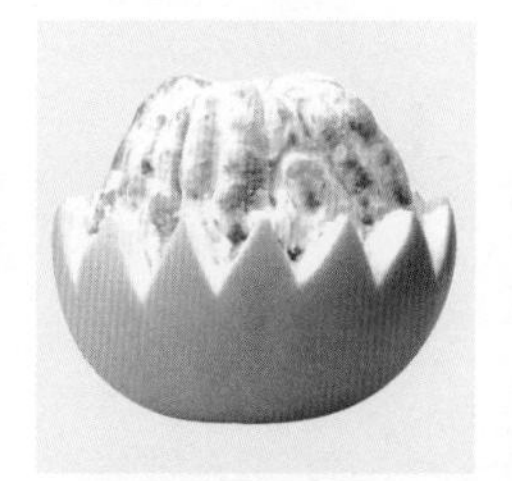
· 柚子23毫克

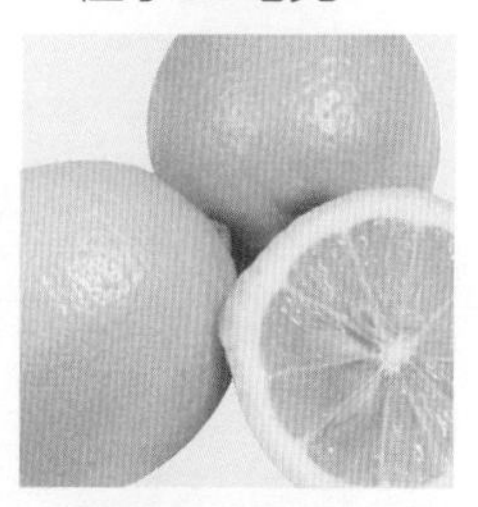
· 柠檬22毫克

膳食纤维

改善胰岛素敏感性

降尿酸的好处

膳食纤维进入胃肠后，吸水膨胀呈胶状，能延缓食物中葡萄糖的吸收，降低胰岛素需求量，减轻胰岛细胞的负担，增进胰岛素与受体的结合，起到调节餐后血糖的作用。膳食纤维还可提高胰岛素受体的敏感性，提高胰岛素的利用率。而血尿酸水平的升高与胰岛素敏感性降低密切相关。所以，痛风患者有必要补充膳食纤维。

• 建议日摄取量25～35克

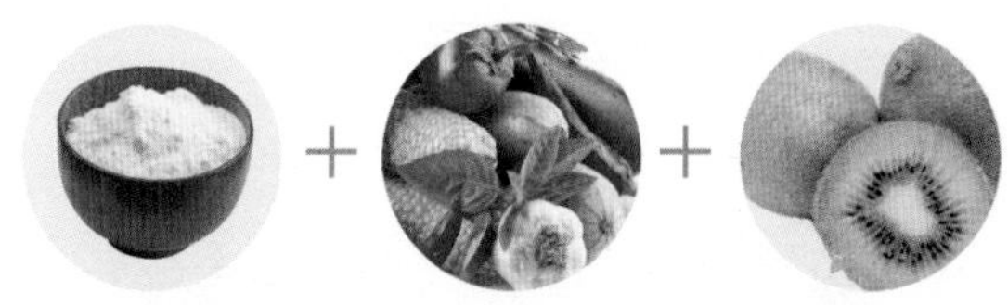

25克～35克膳食纤维大约相当于吃10克魔芋粉+500克蔬菜+200克水果

• 富含膳食纤维食物明星榜

食材	每百克含量（克）	每日推荐食用量（克）
魔芋粉	74.4	15～30
裙带菜	40.6	50
大麦	9.9	60～80
玉米面	5.6	70
秋葵	3.9	100～200
蒜薹	2.5	100～150

• 这样摄入降尿酸更有效

1. 膳食纤维在一定程度上阻碍了钙、铁、锌等元素的吸收，在补充膳食纤维的同时，还应适量多吃些富含钙、铁、锌的食物，能防止矿物质的缺乏。

2. 每日膳食纤维的摄入量最好不要超过建议摄取量，不然会出现腹胀、消化不良等症状，对蛋白质的消化吸收也不利。

主要食物来源

含量（每100克）

- 五谷类

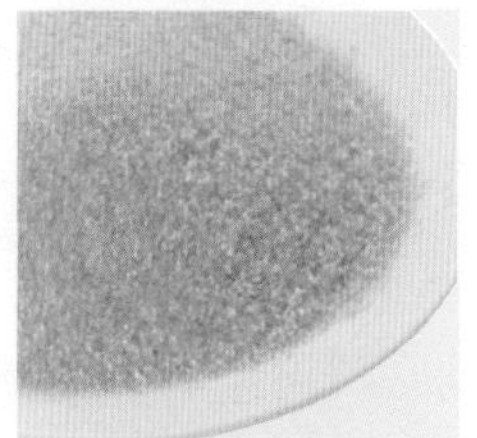

· 玉米楂3.6克

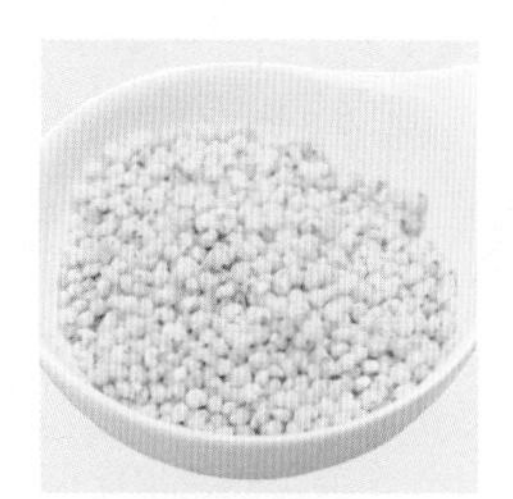

· 高粱米4.3克

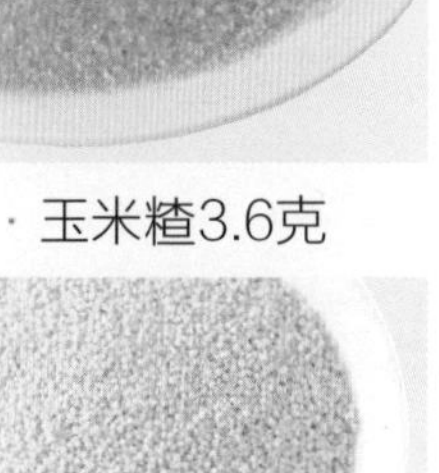

· 小米1.6克

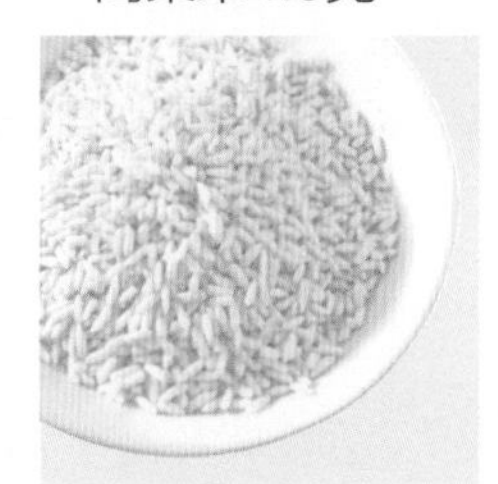

· 糯米0.8克

- 蔬菜类

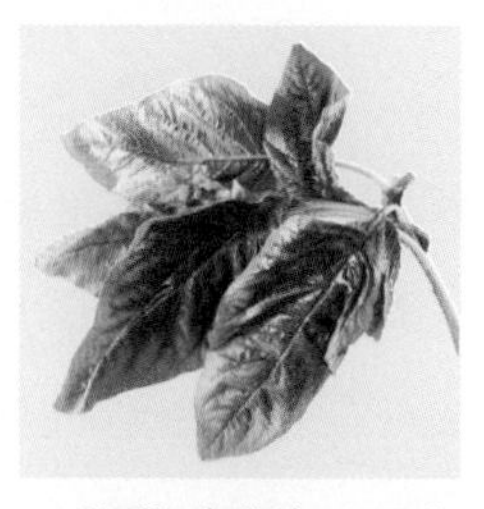

· 苋菜（紫）1.8克

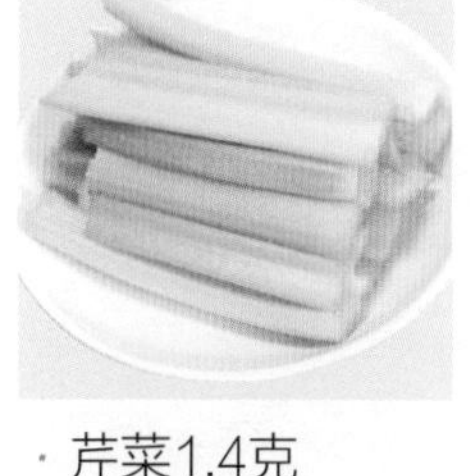

· 芹菜1.4克

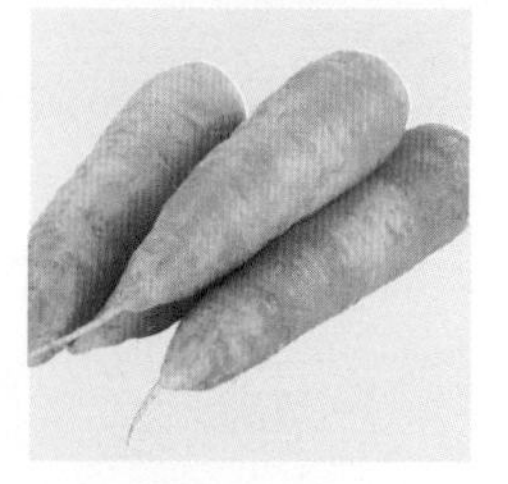

· 胡萝卜1.3克

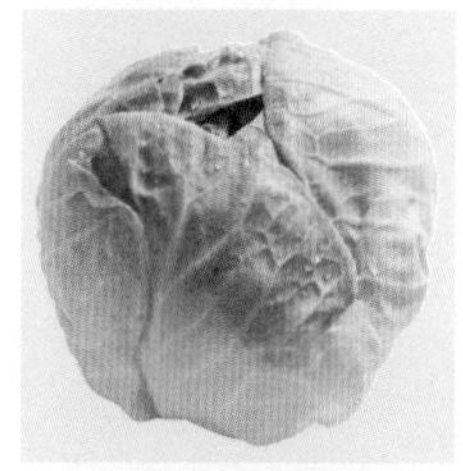

· 圆白菜1.0克

- 坚果类

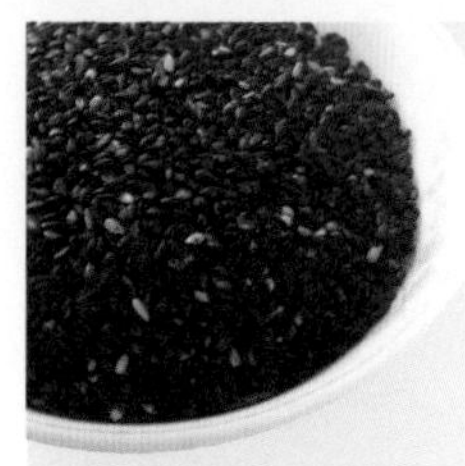

· 黑芝麻14.0克

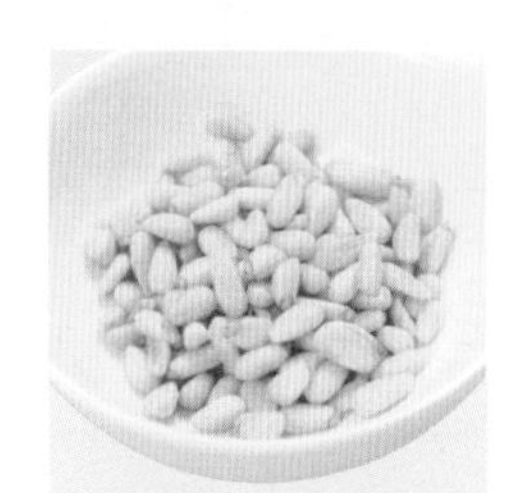

· 松子仁10.0克

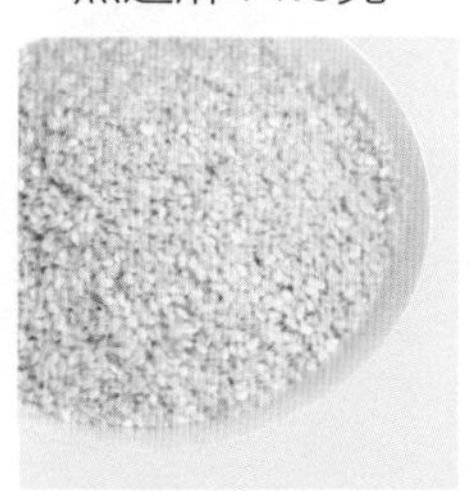

· 白芝麻9.8克

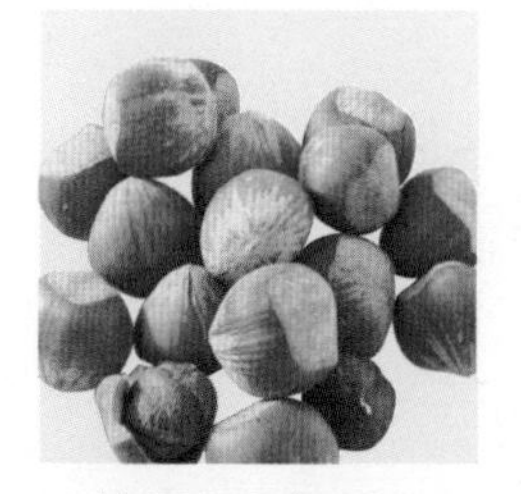

· 榛子9.6克

- 其他类

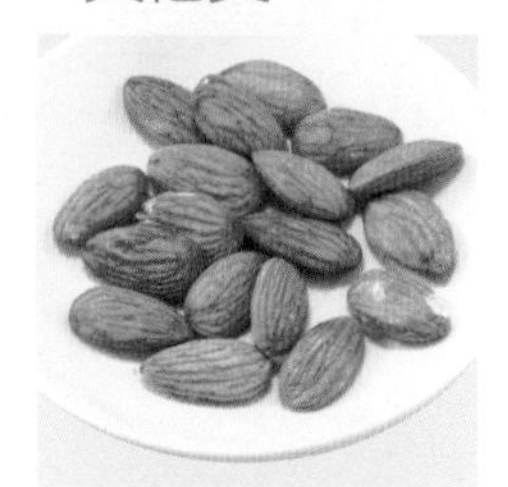

· 杏仁（大）18.5克

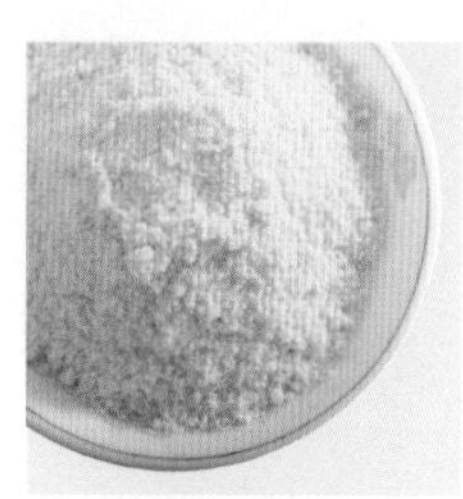

· 玉米面5.6克

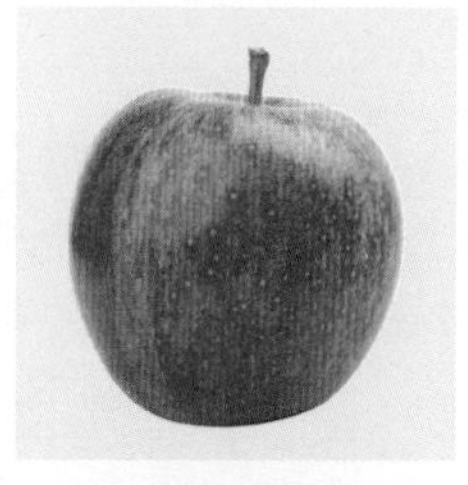

· 国光苹果0.8克

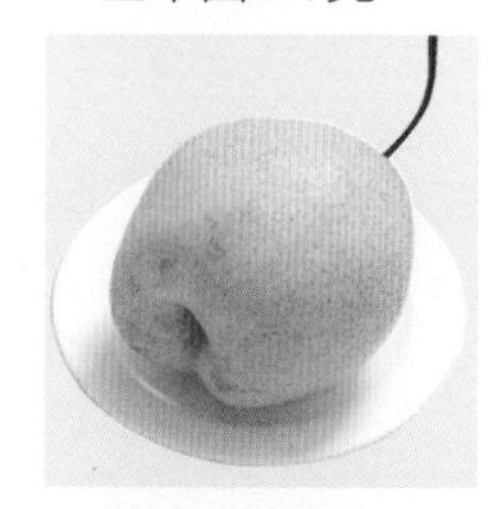

· 鸭梨1.1克

水

促进尿酸排出

降尿酸的好处

通过多饮水，可以增加尿量，有利于尿酸的排出。痛风患者每日饮水量应在 2000 毫升以上，以保证尿量，减少肾和输尿管形成结石。

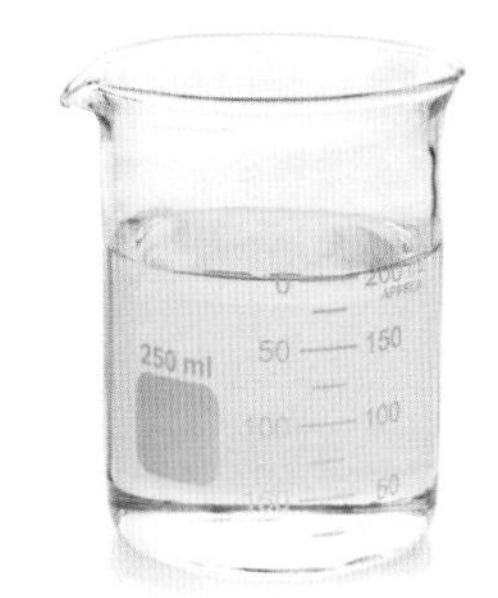

- 建议日摄取量2000～3000毫升

2000～3000毫升相当于250毫升的杯子8～12杯

- 富含水分食物明星榜

食材	每百克含量（毫克）	每日推荐食用量（克）
冬瓜	96.6	100～150
大白菜	94.6	100～200
番茄	94.4	100～150
丝瓜	94.3	100～200
芹菜	94.2	100～150
白萝卜	93.4	100～150

- 这样摄入降尿酸更有效

1. 最好选择喝白开水。白开水的渗透压最利于体内各种有害物质的溶解，而且白开水不含热量，不用消化就能被人体直接吸收利用。建议喝30℃左右的温水最好，这样不会过于刺激肠胃道，不易造成血管剧烈收缩。

2. 饮水的最佳时间是两餐之间及晚间与清晨。晚间是指晚饭后45分钟至睡前一段时间，清晨是指起床至早饭前30分钟。

3. 痛风患者应主动饮水，不要等到口渴明显时才想起饮水，因为口渴时体内已处于缺水状态，此时饮水对促进尿酸的排泄效果较差。

PART 3

吃对不吃错，尿酸不飙高

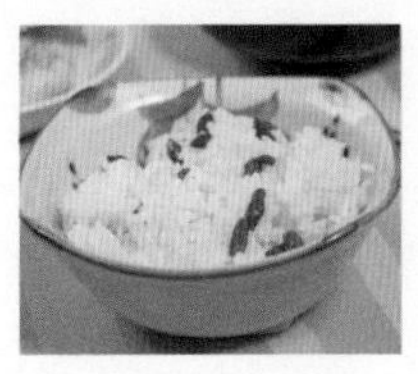
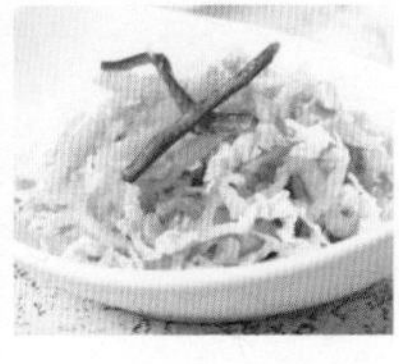
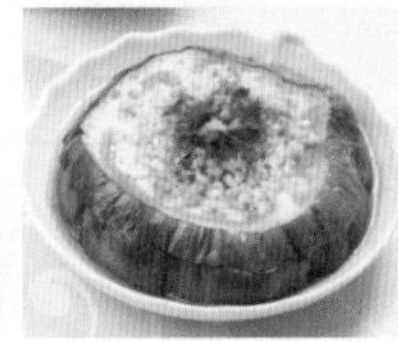

放心吃的低嘌呤谷薯

小米

嘌呤含量

低

热量

（每100克，下同）

361千卡

富含钾，调节尿酸代谢

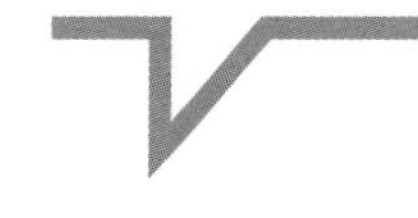

• 降尿酸功效全记录

小米具有含钾高、含钠低的特点，而钾有利尿作用，能尽快促进尿酸的排出，对痛风患者十分有益。小米还富含膳食纤维，进食后能使人很快产生饱腹感。

• 这样吃更降尿酸

小米以煮粥吃最滋补，煮小米粥时可熬得稍微稀一些，这样喝下去能补充水分，促进排尿，加速尿酸排出。

• 对哪种合并症有益

• 肾病

痛风患者往往肾功能不好，小米粥滋养肾气，消食开胃，补虚清热，可使痛风患者的体质得到调养，促进体力恢复。

特别提醒

小米粥表面漂浮的一层形如油膏的物质为“粥油”，中医认为它可以起到补益肾精、益寿延年的效果，很适合胃不好、肾不好的人食用。

• 这样搭配更健康

小米 + 薏米  **利尿、排尿酸**

小米煮粥时，可添加薏米，薏米利尿消肿，有助于降低体内的尿酸含量。小米薏米粥对于肾脏病和心脏病均有一定疗效。

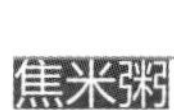

焦米粥

小米性微寒，将小米放锅内用小火翻炒，至颜色呈现黄褐色，然后加水煮粥。这样熬制出来的焦米粥性转温，能温补脾胃，更容易被人体消化和吸收，很适合小孩和老年人食用。

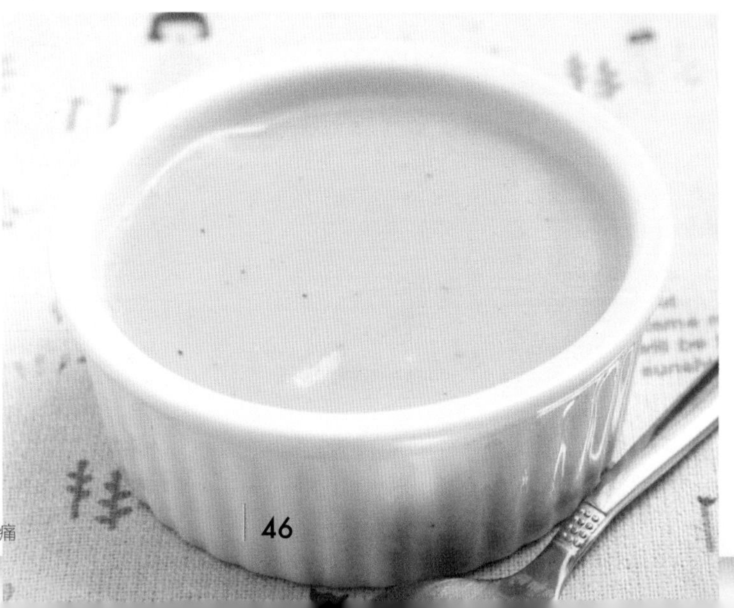

最佳食谱

小米大枣粥

促进尿酸溶解与排出

材料 · 小米 100 克，大米 25 克，大枣 4 颗。

调料 · 红糖少许。

做法 ·

1. 小米和大米分别淘洗干净，浸泡30分钟；大枣洗净，去核。
2. 锅内放小米、大米、大枣，加清水大火烧开后转小火煮至米粒开花，放红糖熬煮2分钟即可。

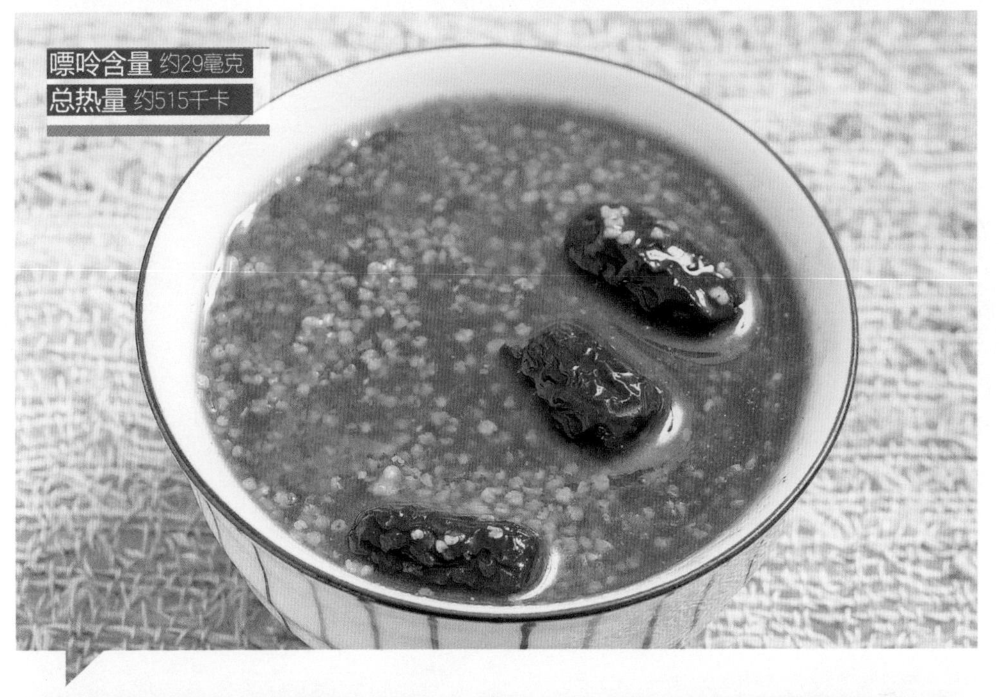

有益健康的食物组合

菜名	食物组合	菜名	食物组合
海参小米粥	小米+海参	小米百合粥	小米+百合
小米山药粥	小米+山药	小米红薯粥	小米+红薯
小米莲子粥	小米+莲子	二米饭	大米+小米

玉 米

嘌呤含量
低

热量
112千卡

利尿除湿，避免体内尿酸堆积

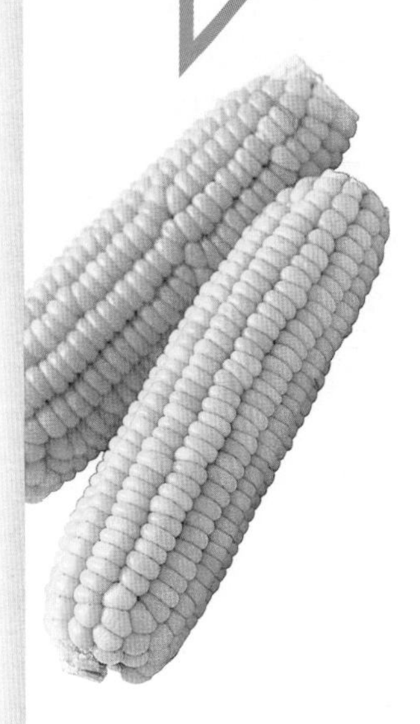

玉米汁

先将玉米洗净煮熟，然后将玉米粒从玉米棒上剥离下来，再将玉米粒加入豆浆机中，加入适量水，打浆即可。甜玉米糖分稍高，用老玉米或糯玉米打汁更好。

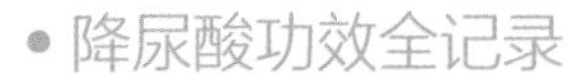

• 降尿酸功效全记录

《本草推陈》中记载玉米：“为健胃剂，煎服亦有利尿之功。”中医认为，玉米有利尿除湿的作用，可促进尿酸排出，避免尿酸在体内堆积，防止痛风。

• 这样吃更降尿酸

玉米直接煮着吃最好，外层的皮能够保护玉米内的水分不易蒸发，从而保持其口感。玉米须还有明显的利尿作用，因此，在煮玉米时最好留些玉米须，留两层青皮，可增强利尿消炎的功效。

• 对哪种合并症有益

• **心脏病**

玉米富含不饱和脂肪酸，尤其是亚油酸的含量高达 60% 以上，它和胚芽中的维生素 E 协同作用，可降低血液胆固醇浓度，有助于保护心脏。

特别提醒

吃玉米时，应把玉米粒的胚芽全部吃进去，因为玉米的许多营养都集中在那里。

• 这样搭配更健康

玉米 + 橘子  **保护心血管**

橘子中富含维生素 C，但极易被氧化，玉米中所含的维生素 E 有较强的抗氧化作用。两者同食，可维护心血管健康，有利于痛风患者预防心血管疾病。

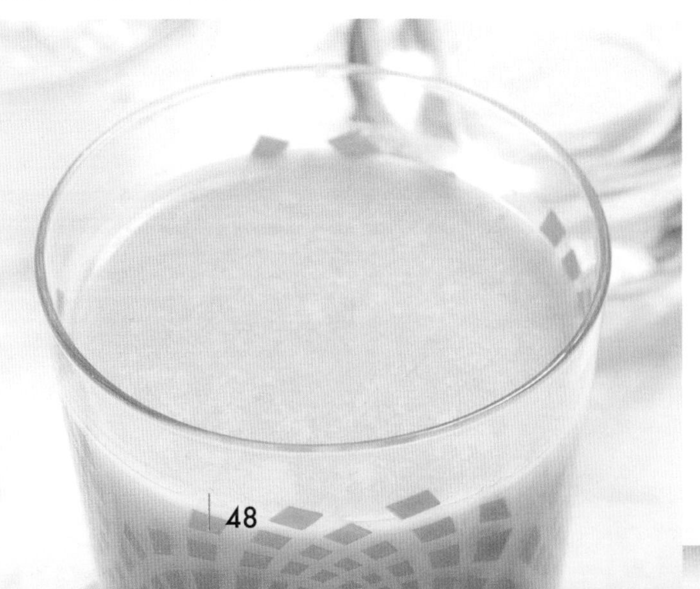

最佳食谱

玉米鸡蛋汤

防治痛风并发高脂血症

材料 · 玉米粒 100 克，鸡蛋 1 个。

调料 · 盐、白糖各适量。

做法 ·

1. 玉米粒洗净，打成玉米蓉；鸡蛋取蛋黄打散。
2. 玉米蓉放沸水锅中不停搅拌。
3. 煮沸后，淋入蛋黄液，加盐和白糖即可。

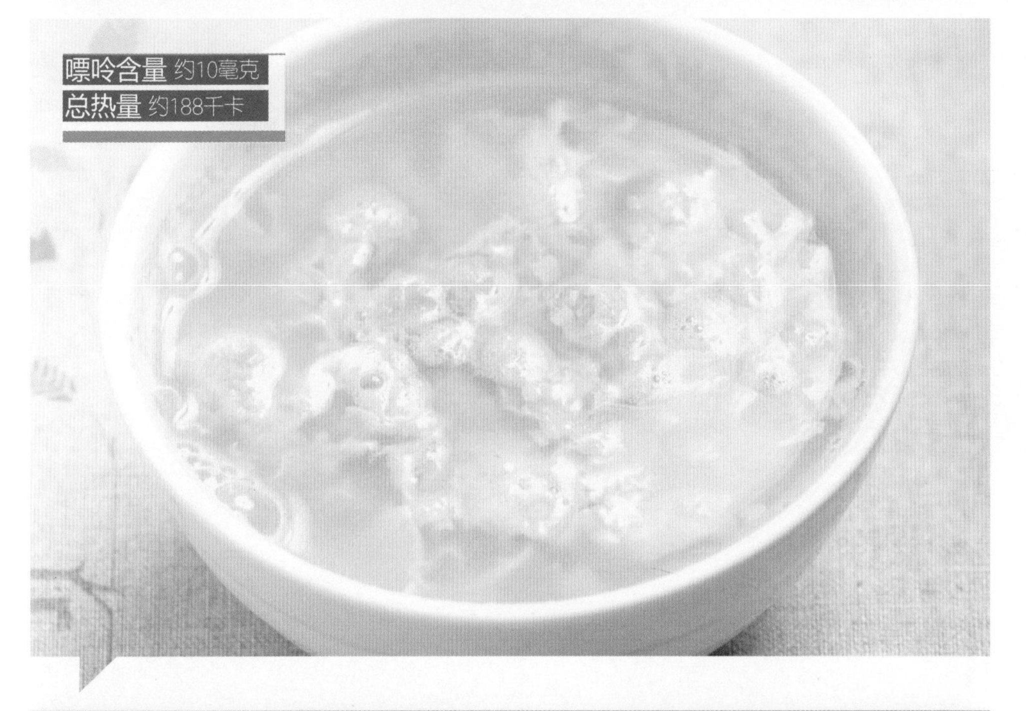

有益健康的食物组合

菜名	食物组合	菜名	食物组合
玉米炒空心菜	玉米+空心菜	松仁玉米	玉米+松仁
黄金玉米	玉米+鸡蛋	玉米炒黄瓜	玉米+黄瓜
玉米炒胡萝卜	玉米+胡萝卜	奶香玉米	玉米+牛奶

薏米

嘌呤含量

低

热量

361千卡

利关节，预防痛风性关节炎

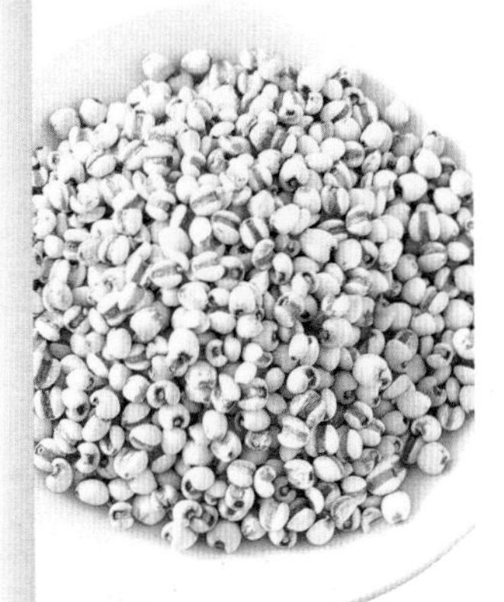

薏米茶

薏米、茯苓各10克，白术、荷叶各6克，陈皮5克。将所有材料一起放入锅中，倒入适量清水，大火烧沸后，小火煎煮约20分钟后即可饮用。可利尿祛湿，健脾胃，减肥。

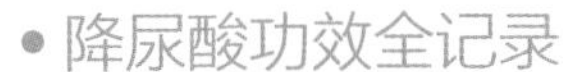

• 降尿酸功效全记录

《本草正》说薏米“……以其去湿，故能利关节”。中医认为，薏米可利尿消肿、祛湿通络、通利关节，能够有效缓解关节活动受限的症状。所以，不论是痛风急性期还是缓解期，都可以经常食用薏米。

• 这样吃更降尿酸

薏米适合煲汤或煮粥，有助于发挥其利尿排尿酸之功。痛风患者可用薏米、山药、百合等煲汤食用，或在大米中加入一把薏米一同煮粥食用。

• 对哪种合并症有益

• 高血压

薏米所含的植物功能成分不仅能调节血糖，还能扩张血管，有助于降压。

特别提醒

薏米较坚韧，难以煮熟，煮之前需用水浸泡 2 ~ 3 小时。泡米用的水也不必丢弃，这样可以避免薏米中所含的营养物质受到损失。

• 这样搭配更健康

薏米 + 冬瓜  **利尿降压**

薏米和冬瓜煲汤，可以利尿促进尿酸排泄，同时能促进钠的排泄，有助于降血压，是痛风合并高血压患者很好的选择。

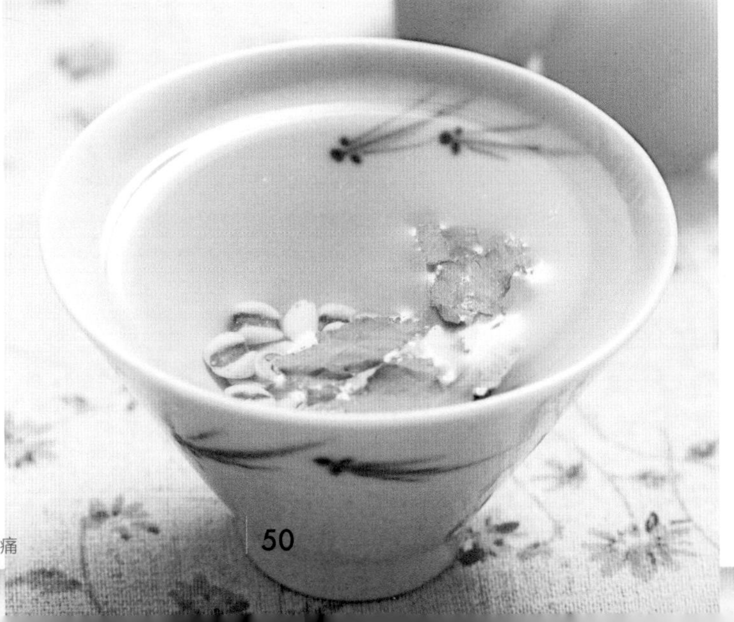

最佳食谱

薏米雪梨粥

减少尿酸堆积

材料 · 薏米 30 克，雪梨 1 个。

做法 ·

1. 薏米洗净，用清水浸泡3小时；雪梨洗净，去皮和蒂，除核，切丁。
2. 锅内放薏米和适量清水大火煮沸，转小火煮到薏米粒熟烂，放入雪梨丁煮沸即可。

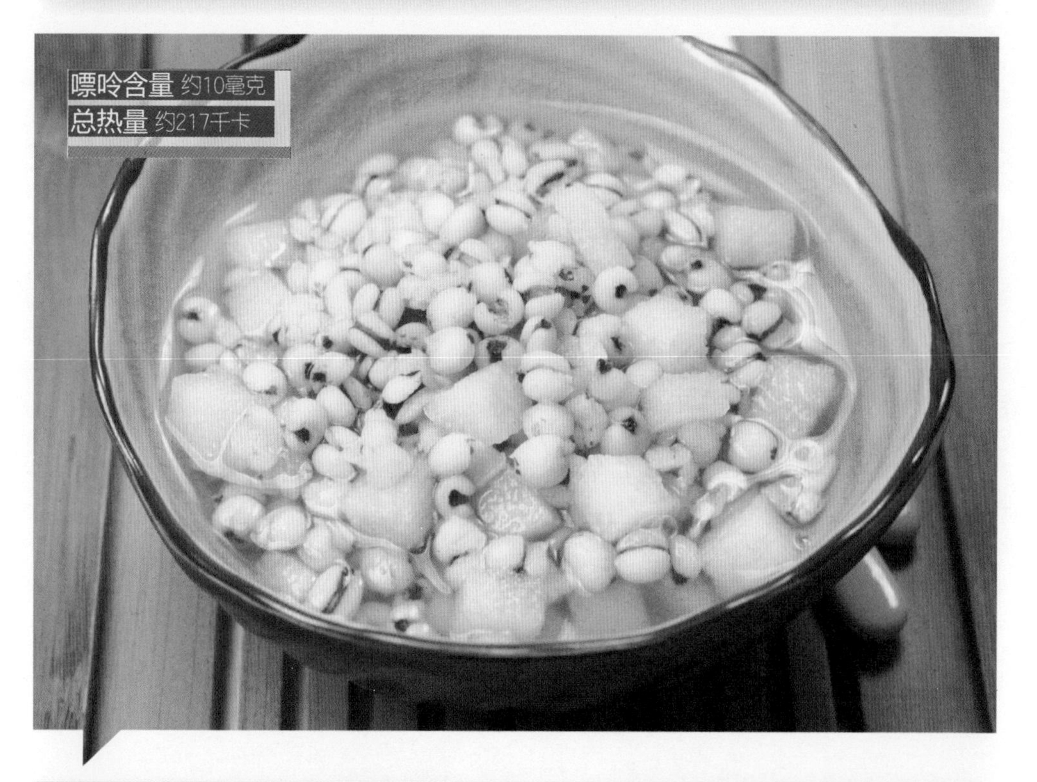

嘌呤含量 约10毫克
总热量 约217千卡

有益健康的食物组合			
菜名	食物组合	菜名	食物组合
薏米山药粥	薏米+山药	薏米紫薯糊	薏米+紫薯
柠檬薏米水	薏米+柠檬	薏米银耳羹	薏米+银耳
薏米荸荠汤	薏米+荸荠	薏米百合汤	薏米+百合

糯 米

嘌呤含量

低

热量

350千卡

补肾，利于痛风治疗

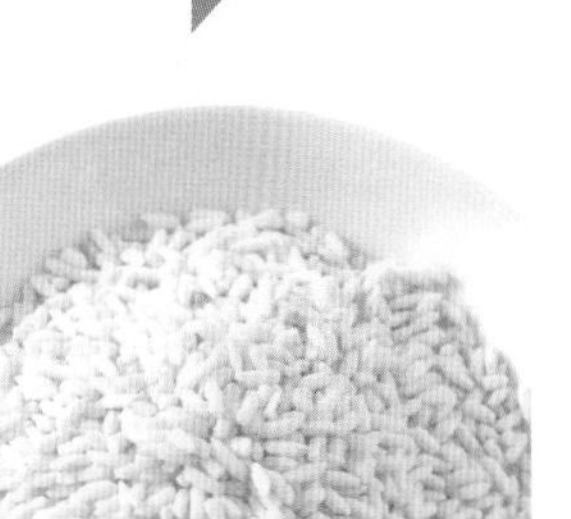

• 降尿酸功效全记录

糯米有补中益气、健胃补肾的作用，且嘌呤含量低，可缓解痛风症状，适合痛风患者经常食用，可强身健体。

• 这样吃更降尿酸

糯米富含碳水化合物，碳水化合物可促进尿酸排出，痛风患者最好是煮粥食用，以补充更多的水分和碳水化合物。

• 对哪种合并症有益

• 肾病

痛风患者体内产生的尿酸，2/3 通过肾排泄，一旦尿酸水平升高，尿酸盐沉积于肾就会导致肾损害，肾不好，尿酸又排不出去，就会造成恶性循环。糯米有补肾的作用。痛风患者只有养好肾才能排尿通畅，从而排出尿酸。

特别提醒

煮糯米粥时，不要用冷水煮，因为水中的氯会破坏糯米中的 B 族维生素，所以，最好用开水煮食。因糯米性黏滞，做成粽子、元宵、年糕等难以消化，冠心病、高血压、高脂血症等心血管疾病患者对糯米食品要悠着点，浅尝辄止。

• 这样搭配更健康

糯米 + 胡萝卜  **促进铁的吸收**

胡萝卜含有叶酸，与糯米同食，可结合其中的铁，维持红细胞正常活动，避免尿酸升高，从而预防痛风。

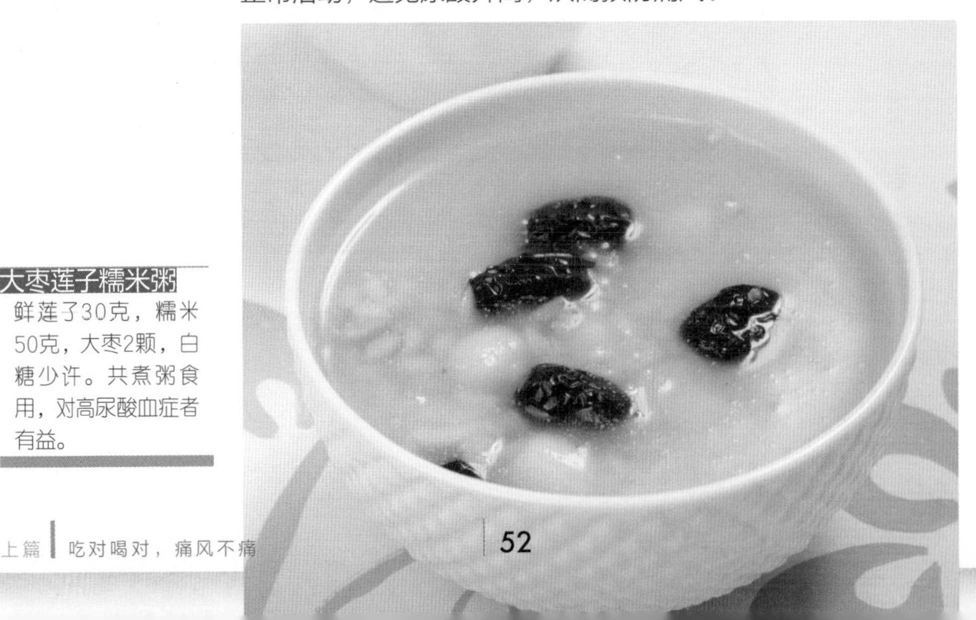

大枣莲子糯米粥

鲜莲子30克，糯米50克，大枣2颗，白糖少许。共煮粥食用，对高尿酸血症者有益。

最佳食谱

枸杞糯米饭

预防痛风性肾病

材料 · 大米 50 克，糯米 30 克，枸杞子 10 克。

做法 ·

1. 大米和糯米分别淘洗干净，糯米浸泡2小时；枸杞子洗净。
2. 把大米、糯米和枸杞子倒入电饭锅中，加适量清水，盖严锅盖，蒸至电饭锅提示米饭蒸熟即可。

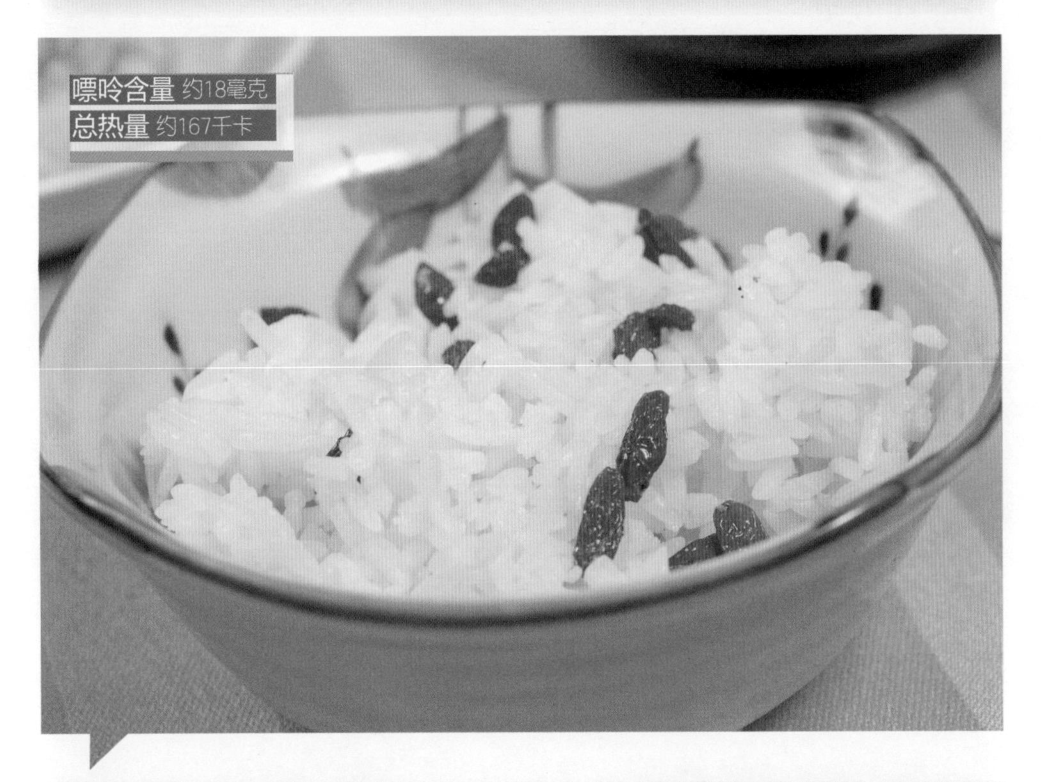

嘌呤含量 约18毫克

总热量 约167千卡

有益健康的食物组合			
菜名	食物组合	菜名	食物组合
大枣糯米粥	糯米+大枣	糯米黑米粥	糯米+黑米
糯米银耳莲子粥	糯米+银耳+莲子	糯米蒸鸡	糯米+鸡肉
糯米藕	糯米+莲藕	糯米排骨	糯米+排骨

荞麦

嘌呤含量

低

热量

319千卡

对合并肥胖、糖尿病的痛风患者有益

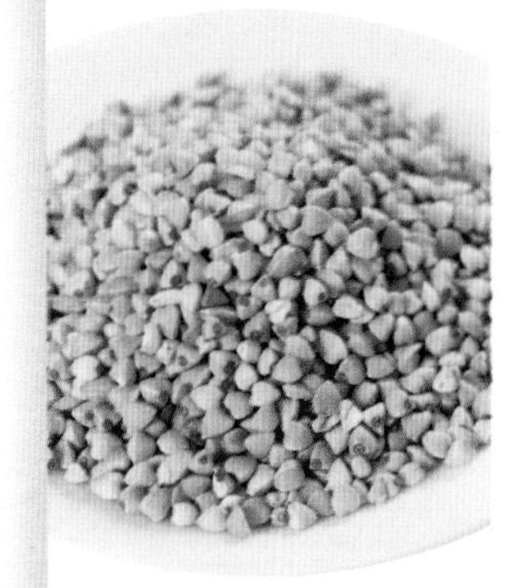

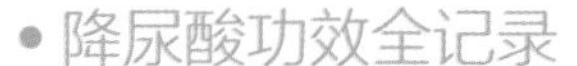

• 降尿酸功效全记录

荞麦中所含的膳食纤维能促进有毒物质的排泄，有减肥作用；所含的烟酸和维生素 P 能软化血管，有降血脂作用；富含钾、镁等元素，能减少尿酸在体内的沉积，预防痛风石。

• 这样吃更降尿酸

荞麦粉与少量其他五谷粉类一起做成面条、煎饼、馒头等主食食用有助于补充膳食纤维，降低体内尿酸水平。用绿豆芽和黄瓜拌荞麦面条，更有助于利尿排出尿酸。

• 对哪种合并症有益

• 糖尿病

荞麦中含有膳食纤维、硒、锌、铬、矾等，这些营养素都有助于调节血糖。特别是荞麦中的苦荞，能止渴、清热泻火而对糖尿病起到食疗作用。

特别提醒

荞麦一次不可食用太多，否则容易造成消化不良。

• 这样搭配更健康

荞麦 + 大米  **均衡营养**

荞麦是粗粮，用其煮粥或蒸饭时加些大米，粗细搭配，可使得营养更均衡，是痛风患者理想的主食选择。

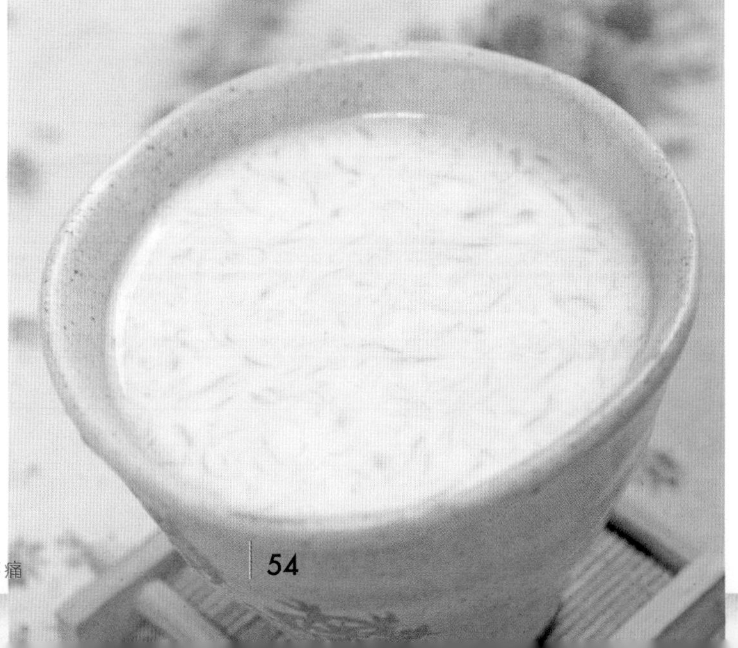

牛奶荞麦饮

荞麦100克，牛奶1袋，鸡蛋1个。荞麦炒香后研末，放入碗中，再加蛋花汤、牛奶一起搅匀即可。

最佳食谱

麻酱荞麦凉面

减少尿酸沉积

材料 · 荞麦面条150克，青椒、红甜椒、黄甜椒、绿豆芽各20克，芝麻酱25克。

调料 · 酱油、盐各3克，蒜泥5克，香油、白糖各少许。

做法 ·

1. 将所有蔬菜洗净，青椒、红甜椒、黄甜椒去蒂去子，切成均匀的细丝；绿豆芽焯水；将面条煮熟，捞出后用白开水冲凉，沥干。
2. 将芝麻酱、酱油、蒜泥、香油、盐、白糖及少许水，搅拌均匀。
3. 将面条放入碗中，铺上蔬菜，浇上调好的麻酱汁即可。

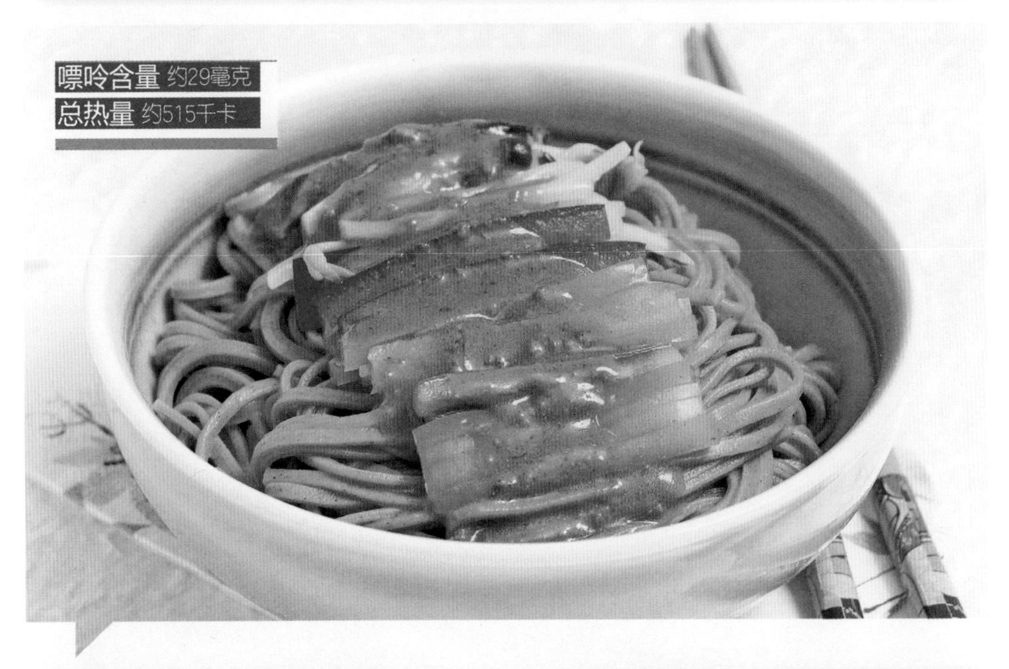

嘌呤含量 约29毫克

总热量 约515千卡

有益健康的食物组合

菜名	食物组合	菜名	食物组合
荞麦煎饼	荞麦面+胡萝卜+鸡蛋	荞麦玉米绿豆粥	荞麦+玉米+绿豆
荞麦芹菜饼	荞麦面+芹菜	荞麦打卤面	荞麦面+番茄+鸡蛋
荞麦薏米羹	荞麦+薏米	杂粮饭	荞麦+玉米+大米+小米

土豆

嘌呤含量

低

热量

77千卡

高钾
利尿排钠

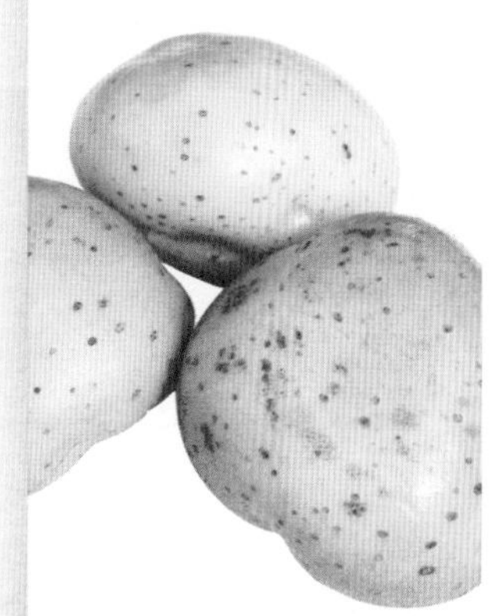

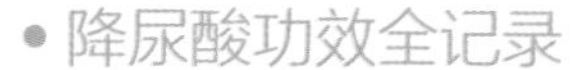

降尿酸功效全记录

土豆的钾、维生素C含量较高，有助于降低血尿酸水平。而且钾离子不仅可以利尿，还可促进钠离子排出、扩张血管、降低血压，且能防止胆固醇在动脉沉积，保护血管。

这样吃更降尿酸

痛风患者最好将土豆蒸、煮着吃，用来替代或部分替代米饭，这样可以补充膳食纤维和钾，防止体内尿酸升高。

对哪种合并症有益

• 肥胖症

土豆富含膳食纤维，具有通便和降低胆固醇的作用。另外，土豆低热量、低脂肪，但容易让人产生饱腹感，利于减肥。

特别提醒

土豆比较容易吸油，不宜采用油炸、油煎等方式烹调。

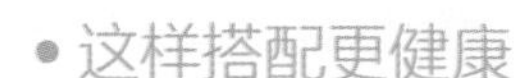

这样搭配更健康

土豆 + 青椒  **补充钾、维生素C、膳食纤维**

土豆能健脾补气，青椒富含多种维生素，尤其是维生素C含量丰富，维生素C有利于降低血液中的尿酸水平。两者搭配食用，能提高痛风患者的免疫力。

土豆小米粥

土豆100克，小米60克，大米20克。葱末、香菜末各5克，盐2克。共煮粥，排尿酸、护肾。

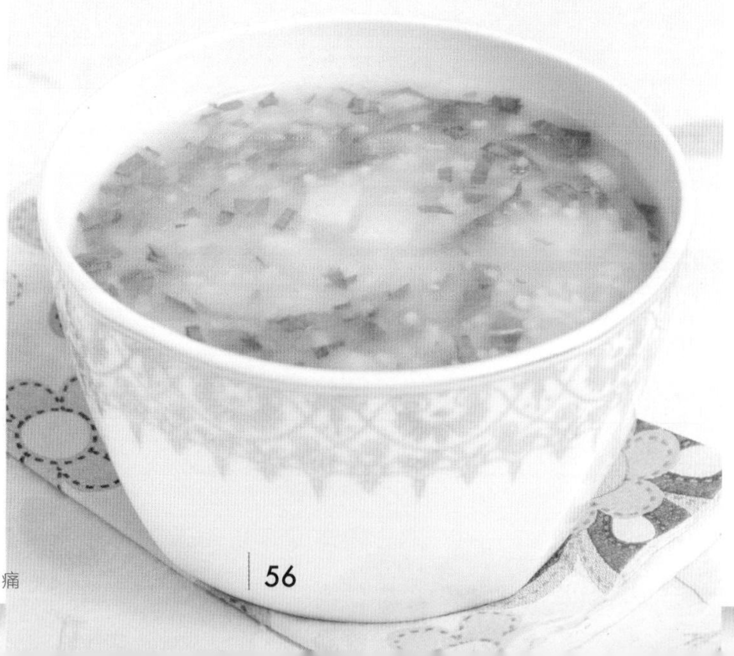

最佳食谱

醋熘土豆丝

补钾利尿，降尿酸

材料 · 土豆300克。

调料 · 葱段5克，醋10克，盐2克。

做法 ·

1. 土豆洗净，去皮，切细丝，放入凉水中浸泡10分钟，沥干水分。
2. 锅内放油烧热，放入葱段略炒，随后立即倒入土豆丝，翻炒几下，放入醋、盐拌匀即可。

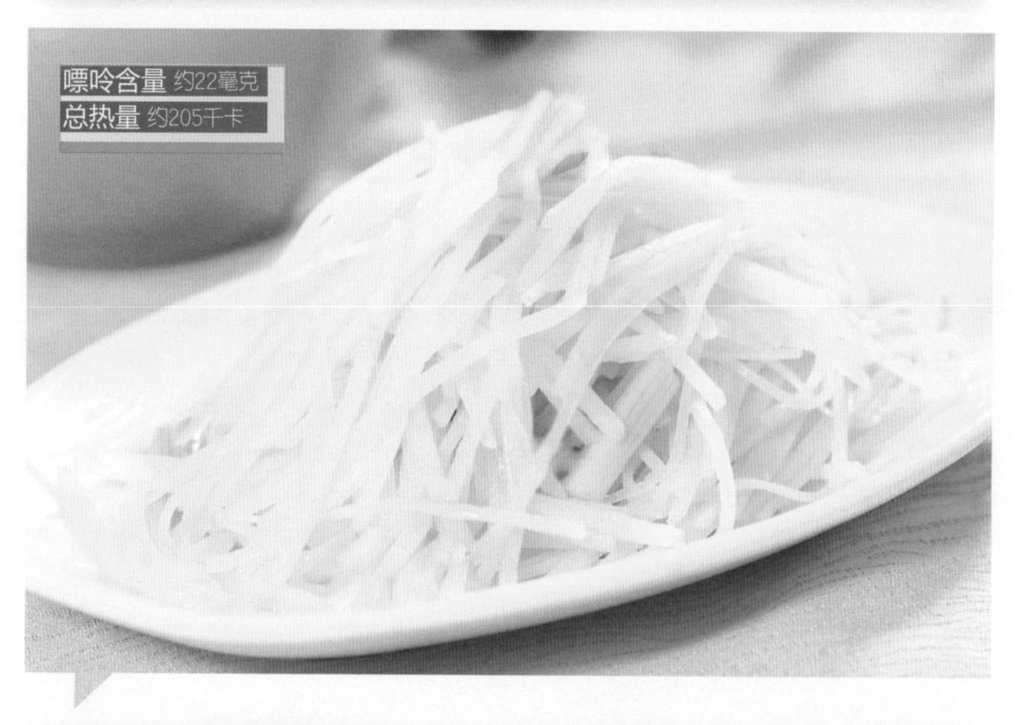

有益健康的食物组合			
菜名	食物组合	菜名	食物组合
土豆拌芹菜	土豆+芹菜	茄汁土豆	土豆+番茄
青椒土豆	土豆+青椒	茄子炖土豆	土豆+茄子
土豆泥	土豆+牛奶	土豆鸡块	土豆+鸡肉

红 薯

嘌呤含量 低

热量 **102千卡**

痛风合并肥胖患者的减肥“良药”

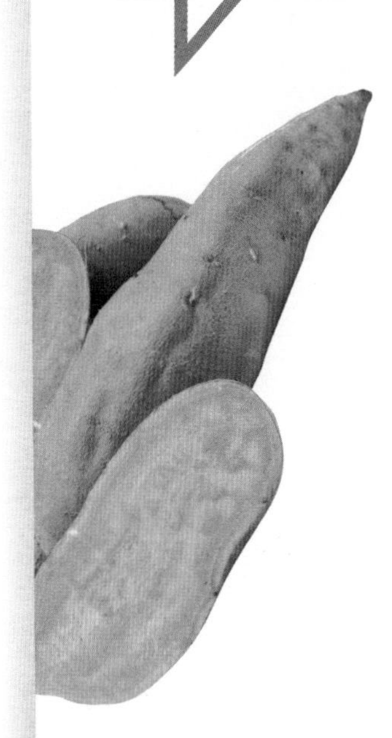

小米红薯粥

小米50克，红薯75克。共煮粥食用，能防止肝、肾结缔组织萎缩，保持消化道、关节腔和浆膜腔的润滑。

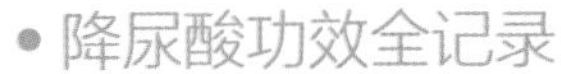

- 降尿酸功效全记录

红薯在体内代谢后可产生碱性成分，可使尿液碱化，从而减轻对肾脏的损害。红薯中含有大量的膳食纤维和钾，有利于痛风患者排出尿酸。

- 这样吃更降尿酸

红薯最宜带皮蒸煮着吃，这样其所含的膳食纤维能够更好地保留，从而更好地阻止体内尿酸升高，但一定要蒸熟煮透吃，使红薯中的氧化酶被高温破坏，以减少食后出现腹胀、胃灼热、打嗝、反酸等不适感。

- 对哪种合并症有益

- **肥胖症**

红薯的热量只有同等重量大米的 1/3，且几乎不含脂肪和胆固醇，是很好的低脂肪、低热量食品，其所含的膳食纤维还能有效阻止碳水化合物转化成脂肪，有利于痛风合并肥胖者控制体重。

特别提醒

红薯和米面搭配着吃，可以起到蛋白质的互补作用，有利于痛风患者的营养补充。

- 这样搭配更健康

红薯 + 芹菜  **利尿降压**

两者都有利尿降压的功效，而且嘌呤、脂肪含量都较低，痛风合并高血压患者可经常食用。

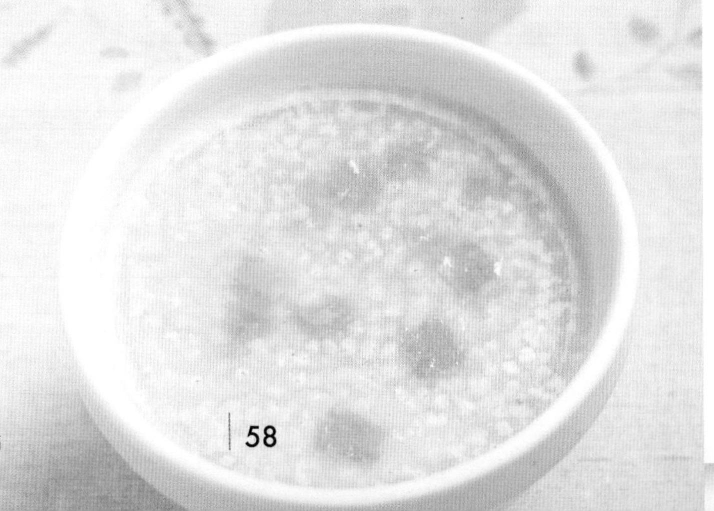

最佳食谱

姜汁红薯条

预防尿酸升高

材料 · 红薯 300 克，胡萝卜 50 克。

调料 · 生姜 10 克，葱花 5 克，香油、盐各适量。

做法 ·

1. 红薯去皮，洗净，切成粗条；胡萝卜去皮洗净，切条；生姜去皮，切末，捣出姜汁，加盐、香油调成调味汁备用。
2. 锅内放入适量水煮沸，放入红薯条、胡萝卜条煮熟，捞出沥水，码入盘中，将调味汁淋到红薯条、胡萝卜条上，再撒上葱花即可。

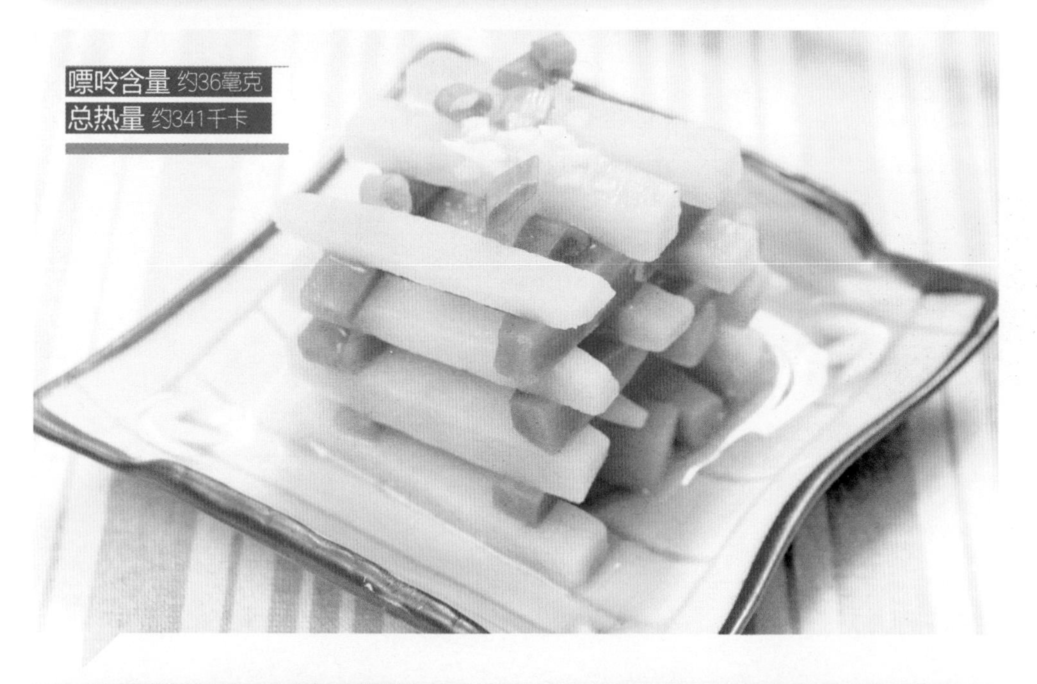

有益健康的食物组合

菜名	食物组合	菜名	食物组合
番茄红薯汤	红薯+番茄	芹香红薯	红薯+芹菜+香菜
红薯大米粥	红薯+大米	香芋红薯西米露	红薯+芋头+西米
芝麻红薯	红薯+白芝麻	红薯丸子	红薯+糯米粉

黑米

嘌呤含量

中

热量

341千卡

改善痛风患者的新陈代谢

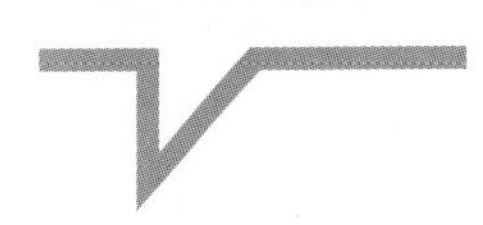

降尿酸功效全记录

黑米所含的铁和维生素 E 有提高人体血红蛋白含量，促进血液循环和改善新陈代谢的作用，从而缓解痛风引起的关节炎不适症状。

这样吃更降尿酸

黑米煮粥能补充利于尿酸排出的碳水化合物。由于黑米不易煮烂，营养成分不易吸收，因此，应先将黑米浸泡几小时再煮。

对哪种合并症有益

● 肾病及心血管疾病

中医认为，黑米具有滋阴补肾的功效，常食对肾病患者有较好的滋补作用。另外，黑米中含有的锌、铁、铜对血管具有保护作用，含有的黄酮类化合物能够维持血管的正常渗透压，减低血管的脆性，防止血管破裂。

特别提醒

为了避免黑米中所含的色素在浸泡中溶于水，泡之前可用冷水淘洗，不要揉搓；泡米水要与米同煮，以保存其中的营养成分。

这样搭配更健康

黑米 + 山药  **更有助于保护心肾**

黑米和山药都可以补肾气，两者同食，有助于痛风患者保护肾脏。黑米中的花青素能帮助预防心血管疾病；山药中含有的黏蛋白能防止脂肪沉积在心血管上，保持血管弹性，两者同食，有助于痛风患者预防心血管疾病。

黑米红枣粥

黑米30克，大枣2颗。共煮粥食用，有助于促进尿酸的排出。

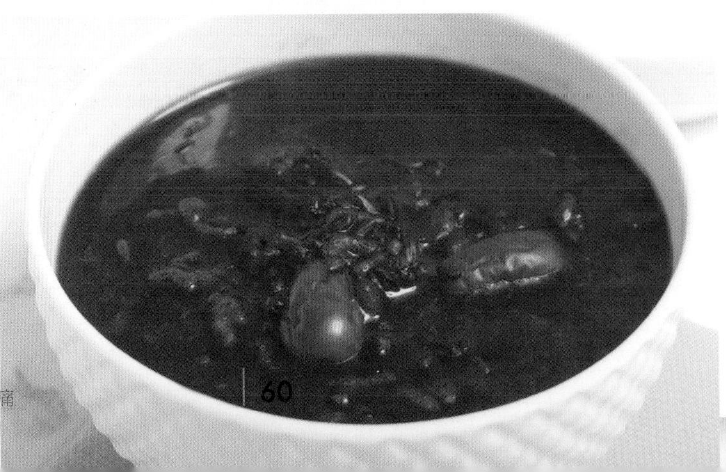

最佳食谱

黑米面馒头

预防尿酸升高

材料·面粉 50 克，黑米粉 50 克，酵母适量。

做法·

1. 酵母用35℃的温水化开，将面粉、黑米粉一起倒入盆中，揉成光滑的面团。
2. 将面团制成馒头生坯，醒发30分钟后放入沸腾的蒸锅内，蒸15～20分钟即可。

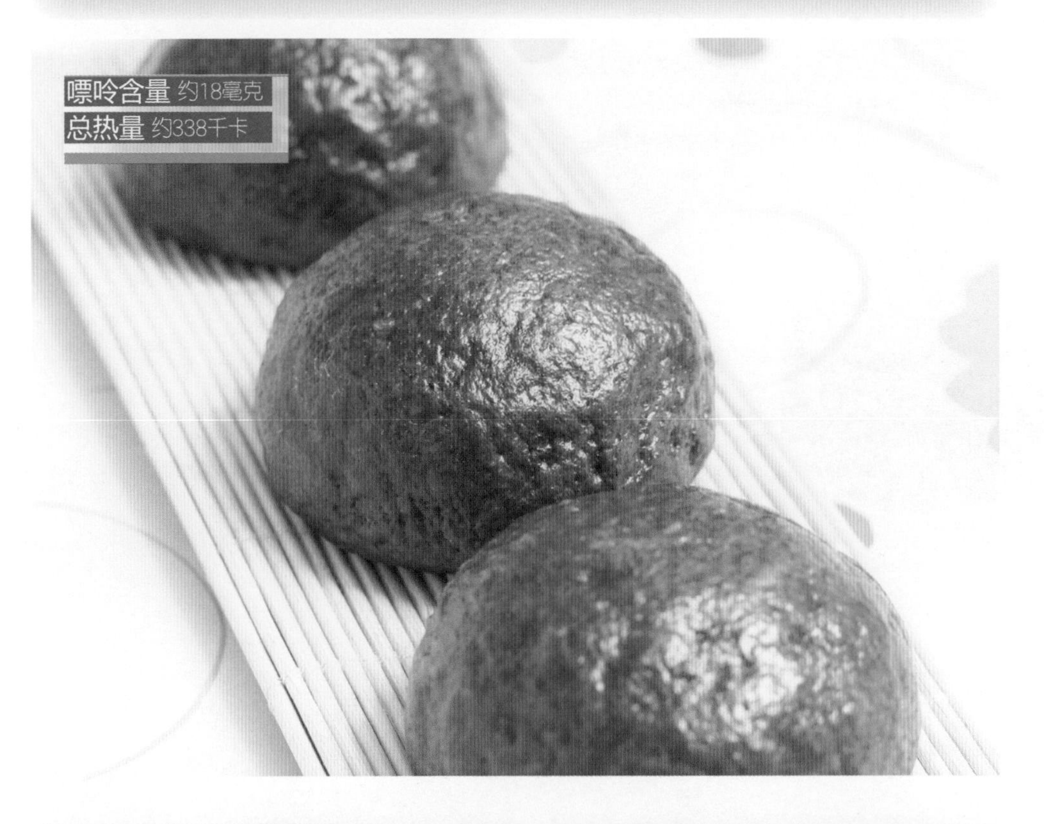

有益健康的食物组合

菜名	食物组合	菜名	食物组合
黑米枸杞粥	黑米+枸杞子	黑米豆浆	黑米+黄豆
黑米饭	黑米+大米	黑米莲子粥	黑米+莲子
菠萝黑米饭	黑米+菠萝	黑米桃仁粥	黑米+桃仁

绿豆

嘌呤含量

中

热量

329千卡

避免尿酸盐形成结石

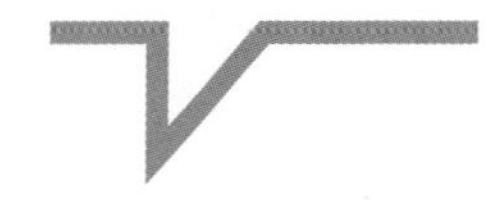

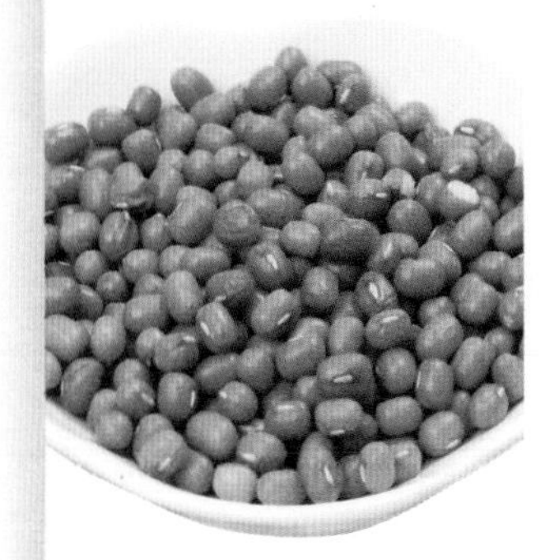

• 降尿酸功效全记录

绿豆可为痛风患者补充丰富的 B 族维生素及矿物质，在体内代谢后能够产生碱性物质，可以碱化尿液，避免尿酸盐形成结石。

• 这样吃更降尿酸

绿豆属于中嘌呤食物，痛风患者可以将绿豆制成豆浆饮用。痛风合并高血压者食用绿豆汤时，吃不吃绿豆都无所谓，光喝清汤就可以达到降压的效果。

• 对哪种合并症有益

• 高脂血症

现代医学认为，绿豆皮里面含有大量的抗氧化成分，有助于降血脂、减少血栓形成。绿豆中还有生物碱、豆固醇以及大量的膳食纤维等，有助于降低血压和胆固醇。

特别提醒

煮绿豆汤时最好不要加碱，加碱会破坏绿豆中的 B 族维生素，导致其营养价值下降。

• 这样搭配更健康

绿豆 + 南瓜  **补钾利尿**

绿豆搭配南瓜，可起到清暑解热、缓解头晕乏力、利尿、降脂等多种功效。

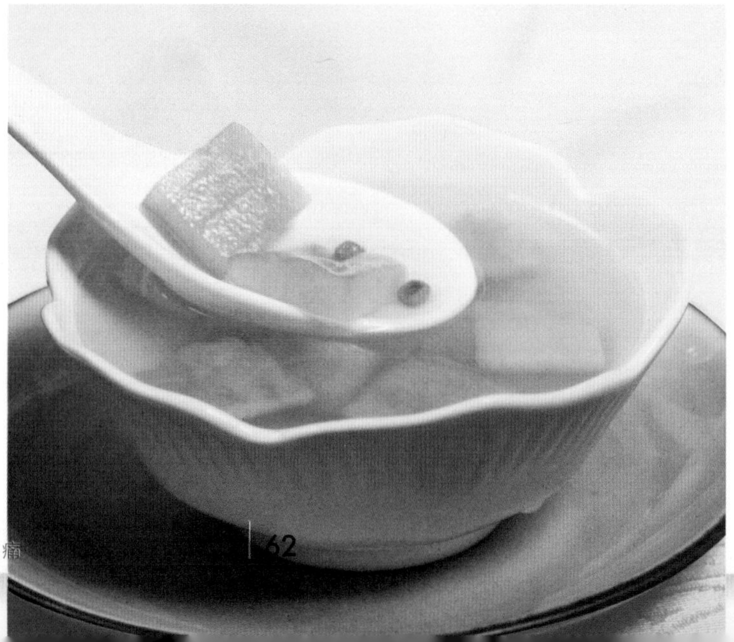

苦瓜绿豆汤

苦瓜100克，绿豆50克，陈皮少许。炖熟食用，能清热消暑、利尿去火、降压降脂。

最佳食谱

玉米绿豆饭

排尿酸、减肥

材料·绿豆、玉米糁、大米各 30 克。

做法·

1. 绿豆、玉米糁、大米分别淘洗干净，大米浸泡20分钟，玉米糁、绿豆浸泡4小时。
2. 电饭锅中倒入浸泡好的玉米糁、绿豆煮开，约15分钟后加入大米做成饭。

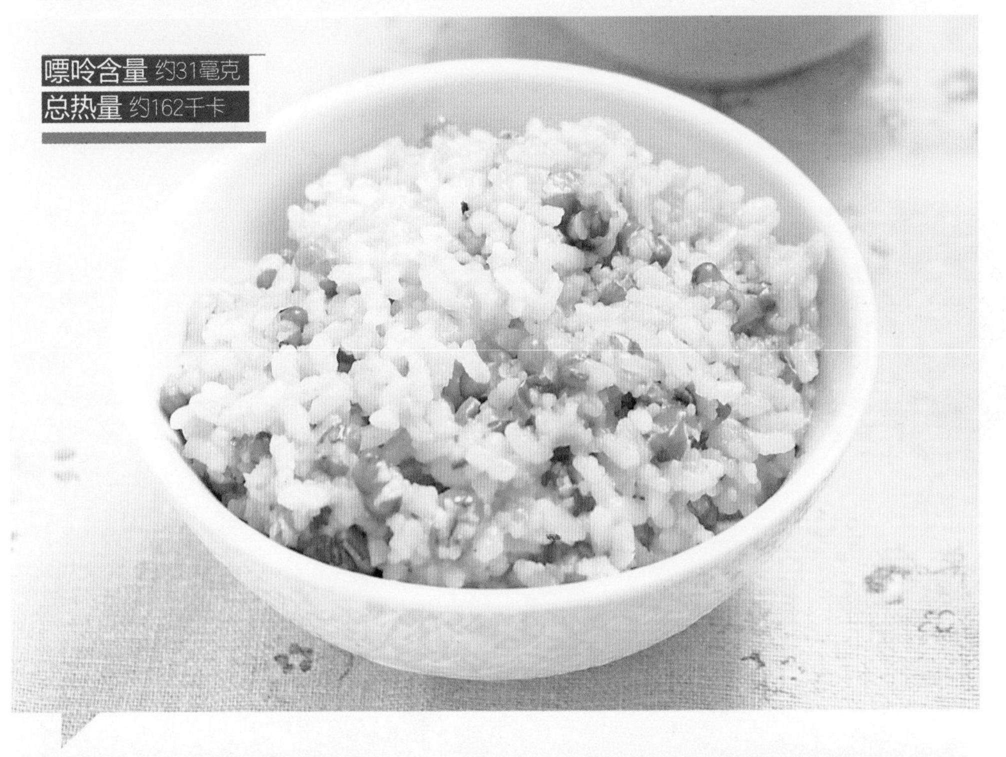

有益健康的食物组合

菜名	食物组合	菜名	食物组合
绿豆芹菜汤	绿豆+芹菜	绿豆豆浆	绿豆+黄豆
绿豆南瓜汤	绿豆+南瓜	绿豆薏米粥	绿豆+薏米
绿豆糕	绿豆+糯米粉	绿豆小米饭	绿豆+小米

红豆

嘌呤含量

中

热量

324千卡

促进尿酸排泄

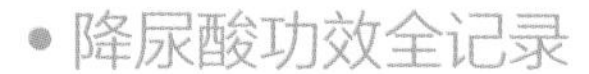

降尿酸功效全记录

红豆含有丰富的膳食纤维、皂苷、钾等营养成分，能增加肠胃蠕动，促进排尿及减少便秘，还有清心养神、健脾益肾的功效，对痛风的治疗有很好的帮助。

这样吃更降尿酸

红豆是传统的杂粮，可以用来代替一部分主食，也可以与大米等主食搭配在一起食用，制作红豆粥、红豆饭等，有助于补充膳食纤维，防止体内尿酸升高。

对哪种合并症有益

肥胖症及心血管疾病

红豆是理想的高蛋白质、低脂肪、高营养食品，且有较多的膳食纤维，具有良好的润肠通便、健美减肥的作用。红豆还富含叶酸，叶酸具有抗动脉粥样硬化、防治心血管病等作用。

特别提醒

红豆质地较硬，不易煮熟，因此在烹调前宜先用清水浸泡数小时，以便含有的营养成分能够充分发挥其生理作用。

这样搭配更健康

红豆 + 薏米  **利尿消肿**

红豆和薏米都具有利尿消肿的功效，两者搭配吃效果更明显，辅助治疗肾炎水肿的效果很好。

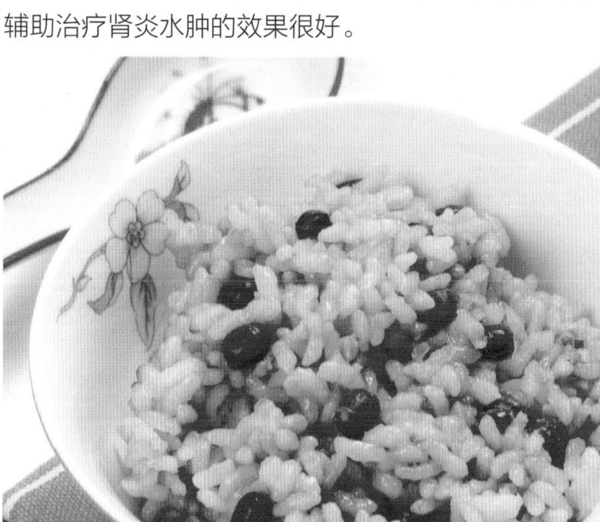

红豆饭

红豆25克，大米100克。红豆先浸泡6～8小时，再和大米一起煮饭。

最佳食谱

红薯红豆汤

补钾利尿，减肥

材料 · 红豆 50 克，红薯 150 克。

做法 ·

1. 红豆洗净，用清水浸泡6小时；红薯去皮洗净，切成块。
2. 锅置火上，加入适量清水和红豆，大火煮开后转中火，煮至红豆七成熟，然后加入红薯块，煮至红豆、红薯全熟即可。

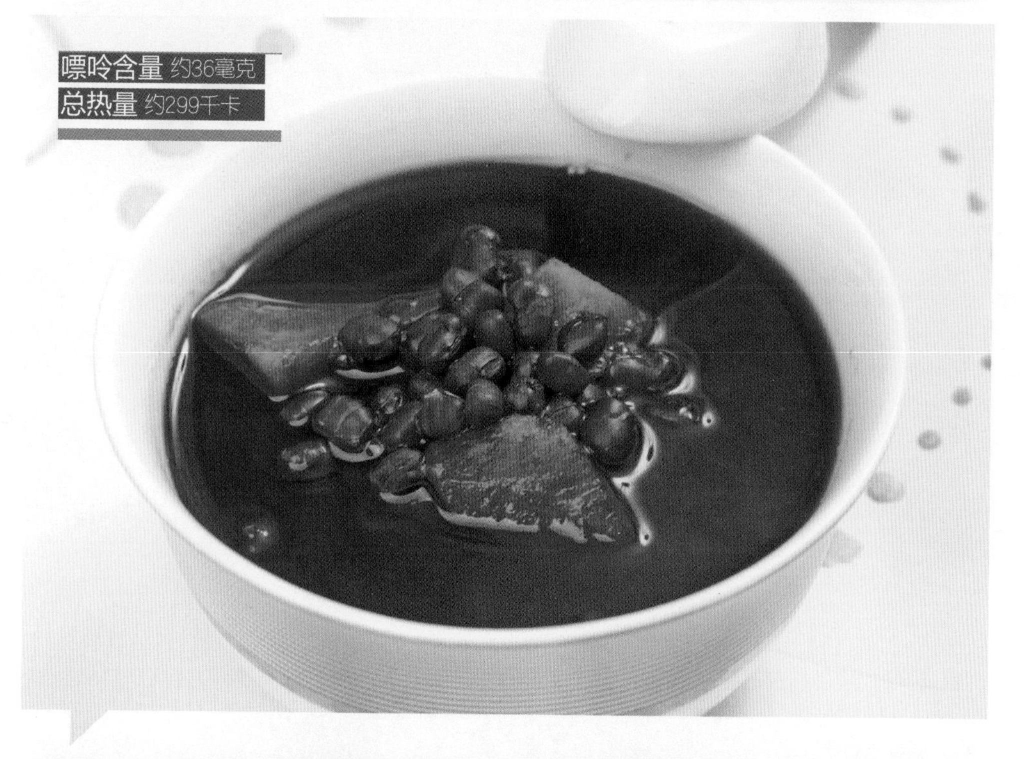

有益健康的食物组合

菜名	食物组合	菜名	食物组合
红豆冬瓜汤	红豆+冬瓜	红豆粥	红豆+大米
红豆豆浆	红豆+黄豆	红豆藕汤	红豆+莲藕
红豆牛奶	红豆+牛奶	陈皮红豆沙	红豆+陈皮

蔬菜类

冬瓜

嘌呤含量

低

热量

12千卡

减肥，利小便

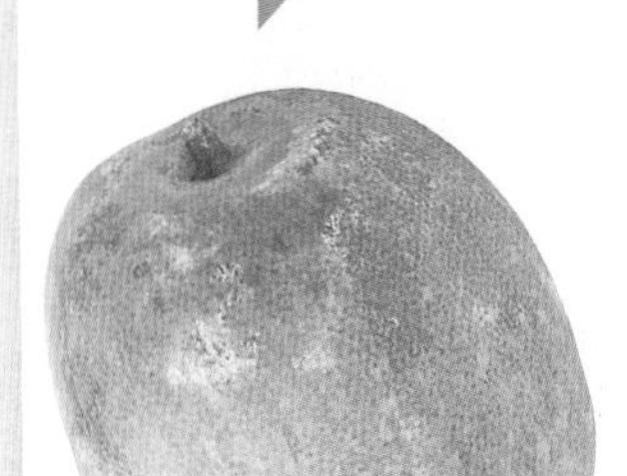

放心吃的低嘌呤蔬菜

降尿酸功效全记录

冬瓜有利小便、利湿祛风的功效。所含的水分及维生素C有助于降低血液中的尿酸水平，预防关节疼痛。

这样吃更降尿酸

冬瓜皮含有多种营养成分，如维生素B_1、维生素B_2、维生素C、钾、钙、铁、锌等。同时它还有利尿降尿酸的作用，所以，痛风患者用冬瓜煮汤时连皮一起煮，利尿效果会更明显。

对哪种合并症有益

肥胖症

冬瓜几乎不含脂肪，却含有葫芦巴碱和丙醇二酸，前者对人体新陈代谢有独特作用，后者能促使体内糖类转化为热量，而不是转变成脂肪，从而阻止体内脂肪的堆积。

特别提醒

烹制冬瓜时，盐要少放、晚放，这样不但口感好，还能控制食盐摄入量。

这样搭配更健康

冬瓜 + 薏米  利尿效果增强

冬瓜和薏米搭配食用，具有降压降脂、清热利尿的功效，适合高血压或高脂血症患者食用，可降低痛风的患病风险。

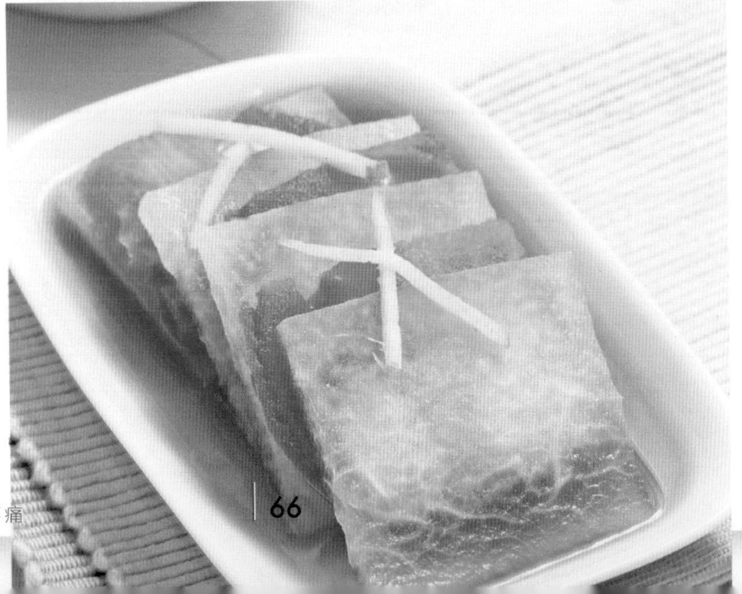

微波茄汁冬瓜

冬瓜片400克，番茄片50克，盐2克，姜丝5克。在冬瓜片缝隙间摆好番茄片，加盐，覆盖保鲜膜，扎4个小孔，用微波炉加热10~12分钟即可。

最佳食谱

虾仁烩冬瓜

利尿，促进尿酸排出

材料 · 冬瓜250克，虾仁30克。

调料 · 盐2克，葱花、花椒粉各适量。

做法 ·

1. 冬瓜去皮、瓤，洗净，切块；虾仁洗净。
2. 炒锅倒入植物油烧至七成热，下葱花、花椒粉炒出香味，放入冬瓜块和适量水，烩至八成熟，加虾仁烩熟，用盐调味即可。

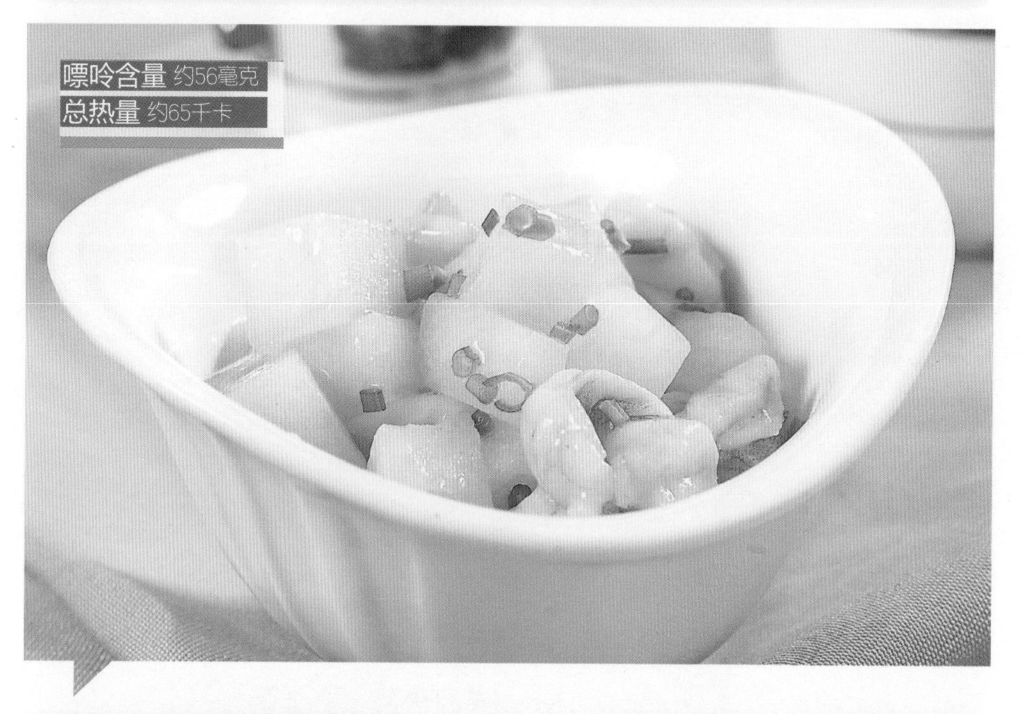

有益健康的食物组合

菜名	食物组合	菜名	食物组合
白果冬瓜粥	冬瓜+白果+大米	肉片冬瓜	冬瓜+猪瘦肉
蒜薹炒冬瓜	冬瓜+蒜薹	冬瓜汤	冬瓜+香菜
冬瓜紫菜汤	冬瓜+紫菜	冬瓜荷叶茶	冬瓜+荷叶

黄 瓜

嘌呤含量
低

热量
16千卡

清除尿酸，帮助减肥

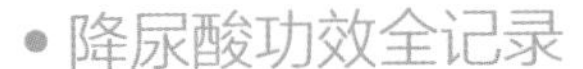

降尿酸功效全记录

中医认为，黄瓜有利尿消肿之功。现代医学也认为，黄瓜皮中所含的异槲皮苷有较好的利尿作用。痛风患者食用黄瓜，能利尿消肿，有助于促进血液中尿酸的排出。

这样吃更降尿酸

熟吃黄瓜最好的方法是把黄瓜切成块状煮着吃，因为煮黄瓜具有更好的排毒作用，能帮助机体把吸收的脂肪、盐分及尿酸等排出体外。

对哪种合并症有益

肥胖症及糖尿病

黄瓜含有的丙醇二酸可抑制碳水化合物转化为脂肪，有效降低血胆固醇，适合痛风合并肥胖、糖尿病患者食用。

特别提醒

小黄瓜的含糖量比较高，而大黄瓜的含糖量较低，因此更适合减肥人士和糖尿病患者食用。痛风合并糖尿病患者可用大黄瓜代替水果食用。

这样搭配更健康

黄瓜 + 木耳  **加强排毒**

黄瓜具有利尿的功效，而木耳中的植物胶质有较强的吸附力，两者搭配可起到清肠排毒、降低血脂、利尿、排尿酸的作用。

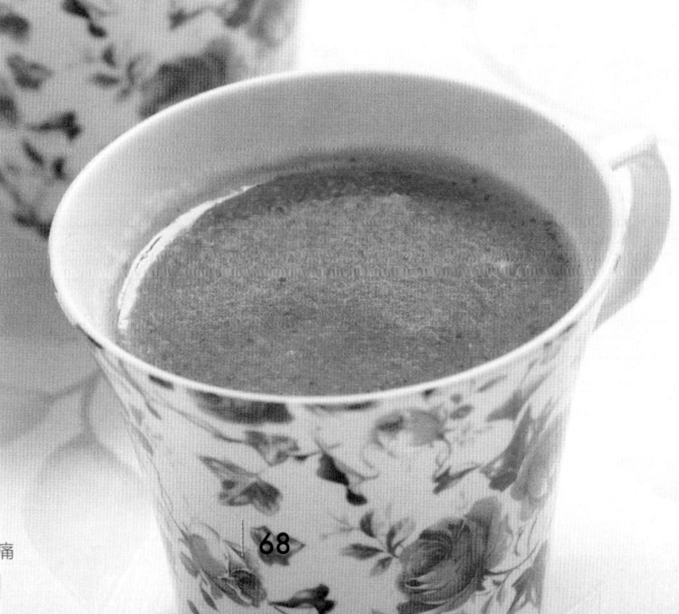

黄瓜柠檬饮

黄瓜200克切丁，柠檬20克切块，共放入榨汁机中，再加适量白开水搅打均匀即可。

最佳食谱

拍黄瓜

减肥，利尿降压

材料 · 黄瓜 200 克。

调料 · 盐、蒜末、醋、香菜末各适量，香油 3 克。

做法 ·

1. 黄瓜洗净，用刀拍至微碎，切成块状。
2. 黄瓜块置于盘中，加盐、蒜末、醋、香菜末和香油，拌匀即可。

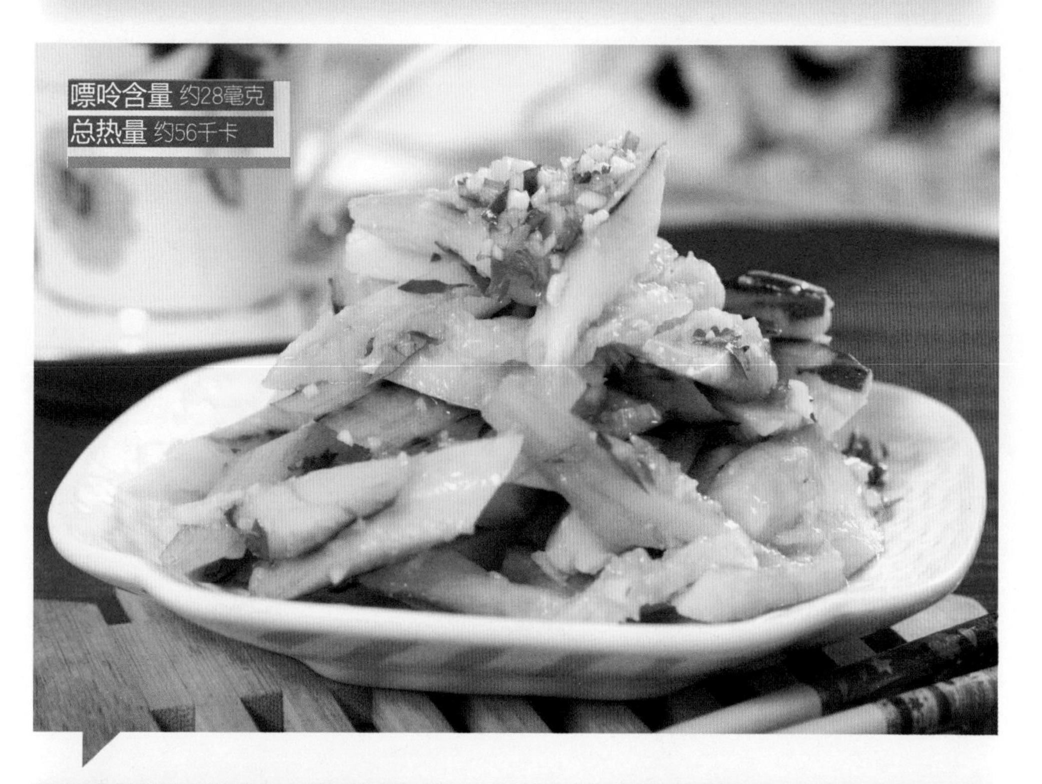

嘌呤含量 约28毫克

总热量 约56千卡

有益健康的食物组合			
菜名	食物组合	菜名	食物组合
黄瓜炒鸡蛋	黄瓜+鸡蛋	苹果黄瓜汁	黄瓜+苹果
凉拌荞麦面	黄瓜+荞麦面	黄瓜炒番茄	黄瓜+番茄
鸡丁黄瓜	黄瓜+鸡肉	黄瓜蛋汤	黄瓜+鸡蛋

苦 瓜

嘌呤含量

低

热量

22千卡

帮痛风患者消肿退热

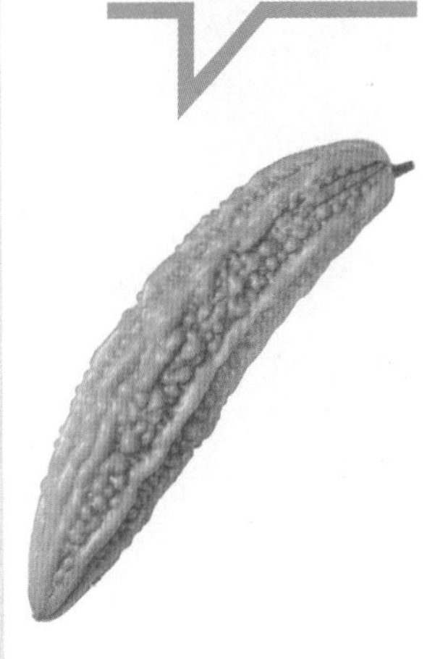

苦瓜汁

每天宜喝100毫升，剩下的苦瓜瓤和子可用来泡茶。

● 降尿酸功效全记录

苦瓜属于低脂肪、低嘌呤的碱性食物，其所含的生物碱类物质奎宁，有利尿活血、消炎退热的功效，有助于痛风患者排出尿酸、消肿退热。苦瓜中还含有丰富的维生素 C，有助于降低血液中的尿酸水平。

● 这样吃更降尿酸

苦瓜榨汁时，可加入柠檬汁，既有助尿酸的排出，还能帮助稳定餐后血糖，预防痛风并发糖尿病。

● 对哪种合并症有益

● 糖尿病

苦瓜有“植物胰岛素”之称，所含的苦瓜苷和类似胰岛素的物质有很好的控糖效果，因此适合痛风伴糖尿病患者食用。

特别提醒

由于苦瓜含有草酸，会影响钙的吸收，痛风患者在食用苦瓜时，可在烹饪前用沸水焯一下。

● 这样搭配更健康

胡萝卜 + 苦瓜  **控糖护肾效果更好**

苦瓜和胡萝卜均具有控糖作用，两者同食有促进肾上腺素合成、降血压、控糖、降血脂、强心的作用，有助于预防痛风并发症。

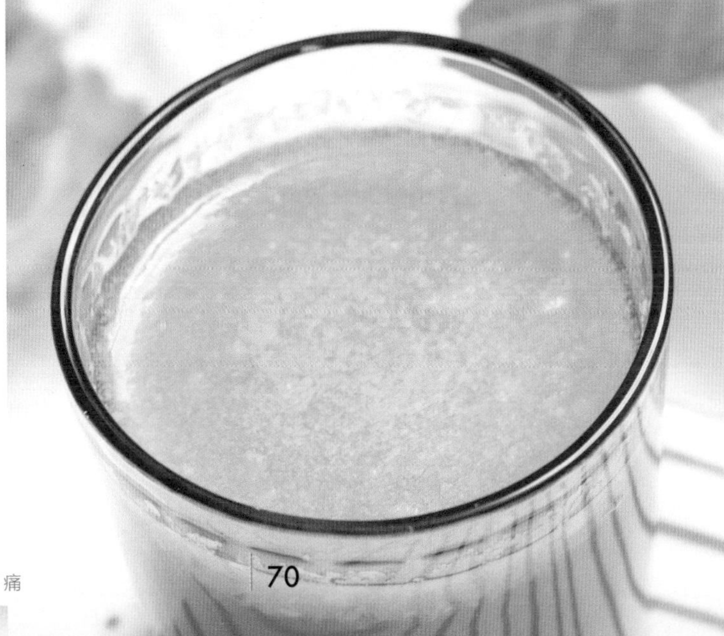

最佳食谱

苦瓜拌木耳

预防和改善痛风并发糖尿病

材料 · 苦瓜 200 克，木耳 10 克，红甜椒 25 克。

调料 · 蒜末、盐、生抽、醋、橄榄油各适量。

做法 ·

1. 苦瓜洗净，去瓤，切片；木耳泡发，去蒂，撕成小朵；红甜椒洗净，切丝；蒜末、盐、生抽、醋、橄榄油调成汁备用。
2. 木耳、苦瓜分别焯熟，备用。
3. 将所有材料放入盘中，倒入调味汁，拌匀即可。

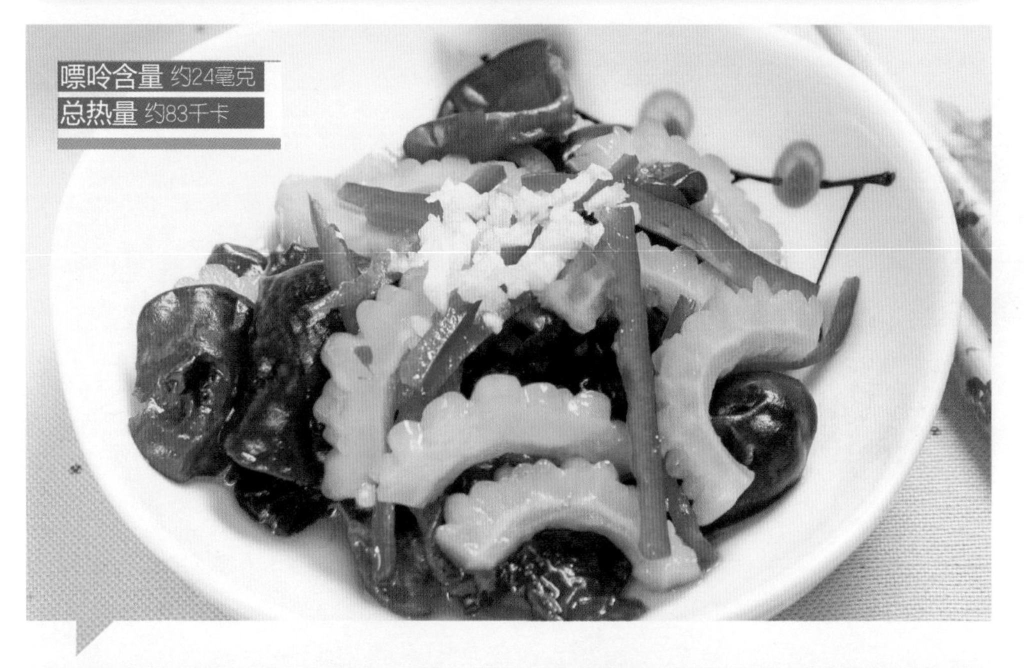

有益健康的食物组合			
菜名	食物组合	菜名	食物组合
苦瓜蛋汤	苦瓜+鸡蛋	苦瓜豆浆	苦瓜+黄豆
苦瓜番茄汁	苦瓜+番茄	苦瓜炒鸡蛋	苦瓜+鸡蛋
苦瓜绿豆汤	苦瓜+绿豆	苦瓜粥	苦瓜+大米

丝瓜

嘌呤含量

低

热量

21千卡

通经络，减少尿酸盐结晶沉积

降尿酸功效全记录

中医认为，丝瓜具有活血、凉血、通络、解毒、消炎等功效，有助于缓解痛风患者出现的红、肿、热、痛症状。现代营养学认为丝瓜含有皂苷类物质，具有一定的利尿降尿酸作用。

这样吃更降尿酸

痛风患者最宜喝丝瓜汤，这样能更好地发挥利尿之效。凉拌丝瓜尖（丝瓜藤）具有通筋活络的作用，痛风患者不妨一试。

对哪种合并症有益

心脑血管疾病

丝瓜含有的皂苷类物质，具有一定的强心作用。另外，用丝瓜叶、丝瓜络煮水喝，有活血通络的功效，可改善脑部供血，并对脑细胞具有保护作用，因而对痛风合并心脑血管疾病的患者有益。

特别提醒

烹制丝瓜时，应注意尽量保持清淡，不加酱油或豆瓣酱等口味较重的酱料，以免抢味。

这样搭配更健康

丝瓜 + 菊花 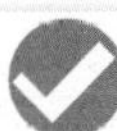 **缓解红肿热痛**

菊花具有消炎解毒、利血脉之功效，可用于痈疖肿毒等症。与低嘌呤的丝瓜同食，可清热解毒、活血通络，缓解痛风急性期出现的症状。

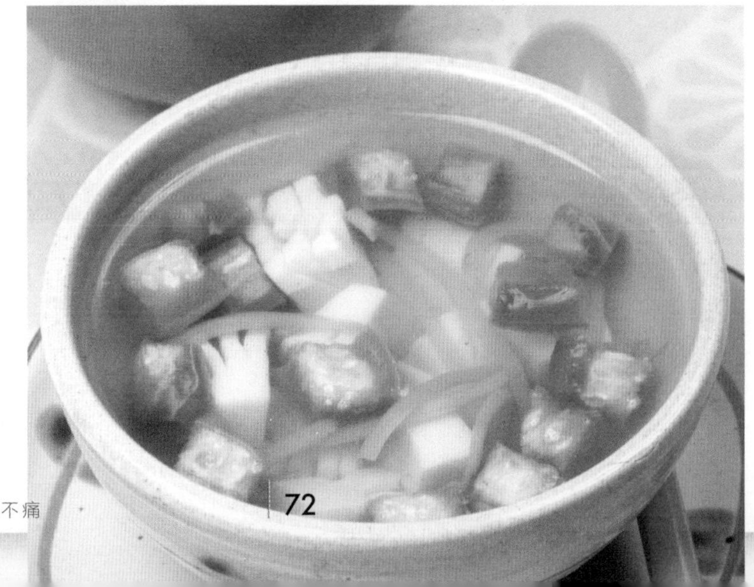

丝瓜魔芋汤

丝瓜200克，魔芋100克，绿豆芽30克，共煲汤。

最佳食谱

丝瓜炒鸡蛋

清热利尿，降尿酸

材料 · 丝瓜 200 克，鸡蛋 2 个。

调料 · 盐 3 克，葱段 5 克。

做法 ·

1. 丝瓜去皮洗净，切成滚刀块，放入开水中焯一下；鸡蛋打散，炒熟、炒碎后盛出。
2. 锅内用油爆香葱段，加入焯过水的丝瓜块，加盐翻炒60秒，加入备好的炒蛋，翻炒均匀即可。

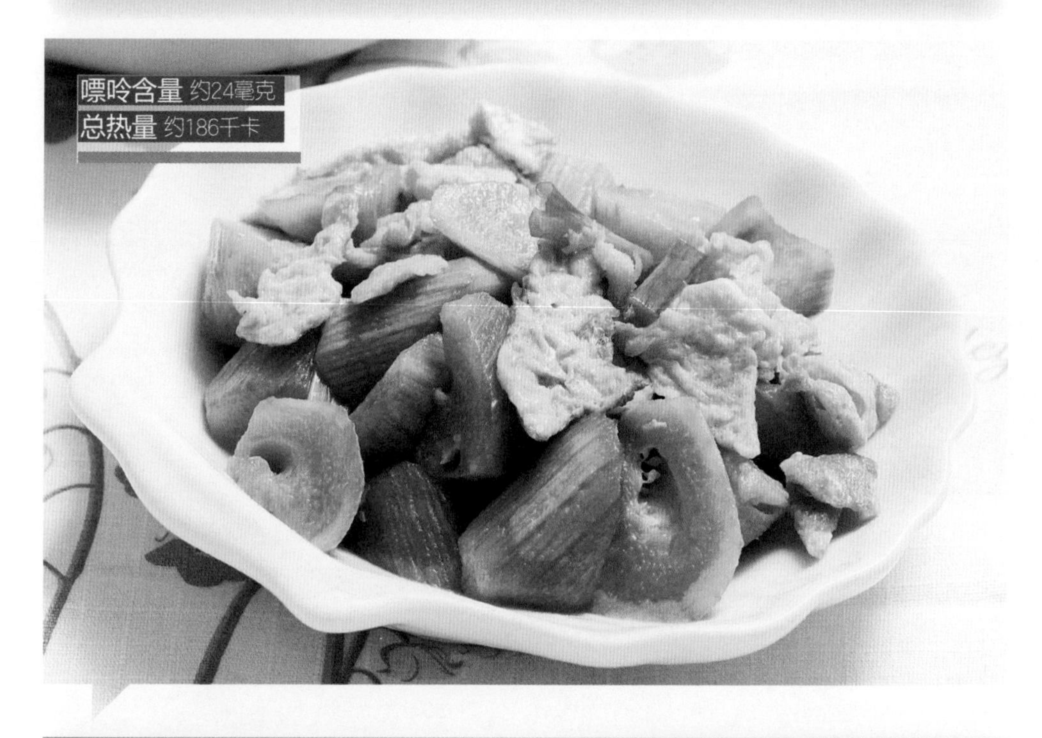

有益健康的食物组合

菜名	食物组合	菜名	食物组合
茄条丝瓜	丝瓜+茄子	蒜香丝瓜	丝瓜+大蒜
洋葱丝瓜	丝瓜+洋葱	肉片炒丝瓜	丝瓜+猪瘦肉
番茄炒丝瓜	丝瓜+番茄	丝瓜山药	丝瓜+山药

南 瓜

嘌呤含量 低

热量

23千卡

高钾低钠 促排尿

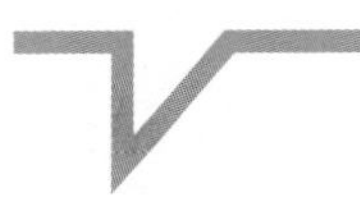

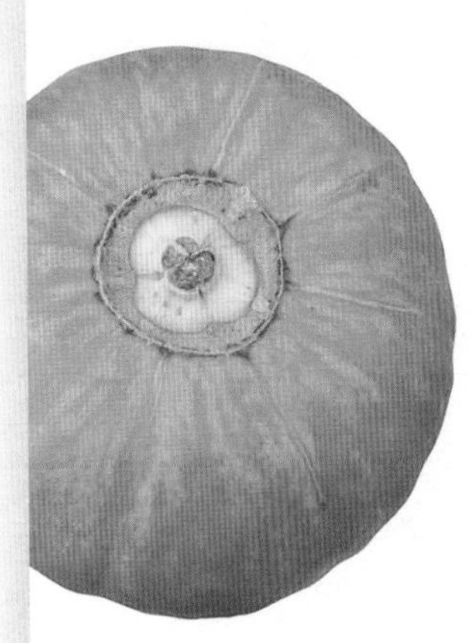

降尿酸功效全记录

南瓜在体内代谢后可产生碱性成分，嘌呤含量极低，可以减少尿酸在体内的生成量，且热量低、水分含量相对较高，同时高钾低钠，既能避免肥胖，又能利尿，适合痛风患者食用。

这样吃更降尿酸

烹调南瓜时宜切大块，这样可延缓血糖升高速度，并容易有饱腹感，痛风伴有肥胖和糖尿病的患者更应该选择这种做法。南瓜与绿豆、红豆等煲汤食用，有助于更好地发挥利尿消肿的功效，促进尿酸排出。

对哪种合并症有益

● 糖尿病

南瓜含有的果胶和微量元素钴对糖尿病的防治有很好的作用。果胶能延缓肠道对单糖类物质的消化和吸收，使餐后血糖上升缓慢。钴可以调节人体新陈代谢，促进胰岛素正常分泌。

特别提醒

老南瓜水分含量较低，糖分和淀粉含量较高，而嫩南瓜水分足，含糖分相对较低，植物蛋白质含量相对较高，更适合痛风患者食用。

这样搭配更健康

南瓜 + 红薯  **利尿降压**

两者均富含膳食纤维和钾，且嘌呤含量都很低，搭配食用能利尿降压，并有助于体内钠的排出，帮助预防高尿酸血症。

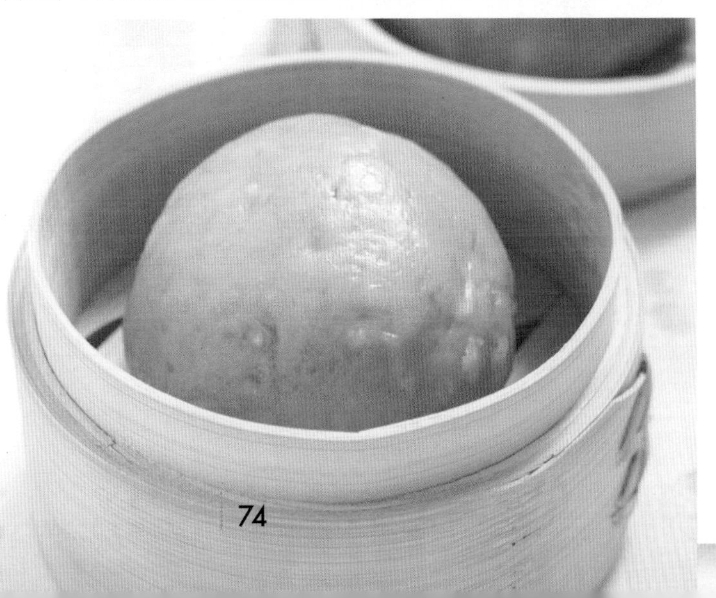

南瓜馒头

南瓜削皮洗净，切成块，放入蒸锅内蒸熟，压成泥，加入适量面粉、酵母一起揉成团，醒发后蒸熟。

最佳食谱

百合南瓜

缓解痛风关节炎

材料 · 南瓜 200 克，鲜百合 50 克。

调料 · 白糖、葱花各适量。

做法 ·

1. 取南瓜根部一块，薄薄地削掉一层外皮，切成厚片，沿盘边摆好。
2. 鲜百合取最新鲜的部分掰成片，洗净沥干，和白糖混合均匀，放在南瓜上面。
3. 锅置火上，加适量水，大火烧开，放入装有南瓜的盘子，隔水蒸15～20分钟，取出，撒适量葱花即可。

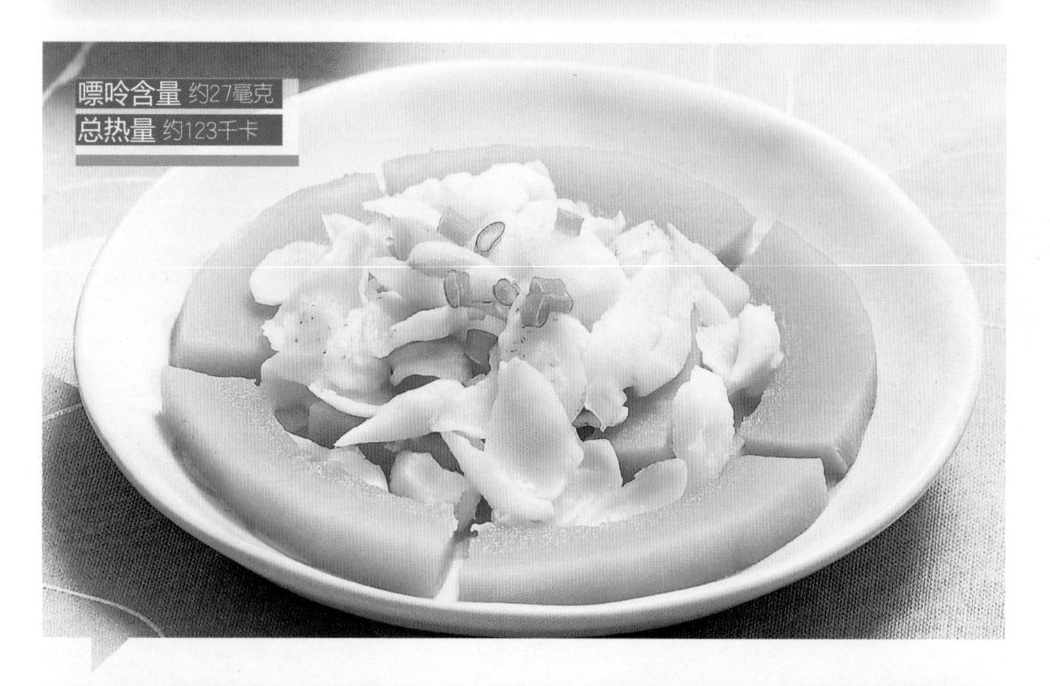

有益健康的食物组合

菜名	食物组合	菜名	食物组合
南瓜小米粥	南瓜+小米	枸杞南瓜	南瓜+枸杞子
南瓜薏米饭	南瓜+薏米+大米	红薯烧南瓜	南瓜+红薯
南瓜馒头	南瓜+面粉	兔肉炖南瓜	南瓜+兔肉

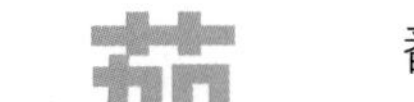

番　茄

嘌呤含量

低

热量

20千卡

碱化尿液，溶解尿酸

降尿酸功效全记录

番茄含有丰富的钾及碱性物质等，可碱化尿液，溶解尿酸盐结晶，从而将尿酸顺利排出，对痛风患者有很好的辅助治疗作用。

这样吃更降尿酸

番茄所含的维生素 C 有助于防止休内尿酸升高。维生素 C 不耐热，所以番茄适合凉拌吃，即使熟吃，加热时间也不宜过长。

对哪种合并症有益

心血管疾病

番茄含有维生素 C、维生素 P、番茄红素等，可调节代谢，促进尿酸的排出，并能有效降低体内胆固醇含量，防治动脉粥样硬化和冠心病。

特别提醒

番茄不宜空腹食用，否则容易刺激胃黏膜，导致胃酸分泌过多，造成胃部胀痛。

这样搭配更健康

番茄 + 芹菜  **利尿降压**

芹菜富含膳食纤维，有明显的利尿降压作用，搭配番茄，可帮助尿酸排泄，适合痛风合并高血压、高脂血症的患者食用。

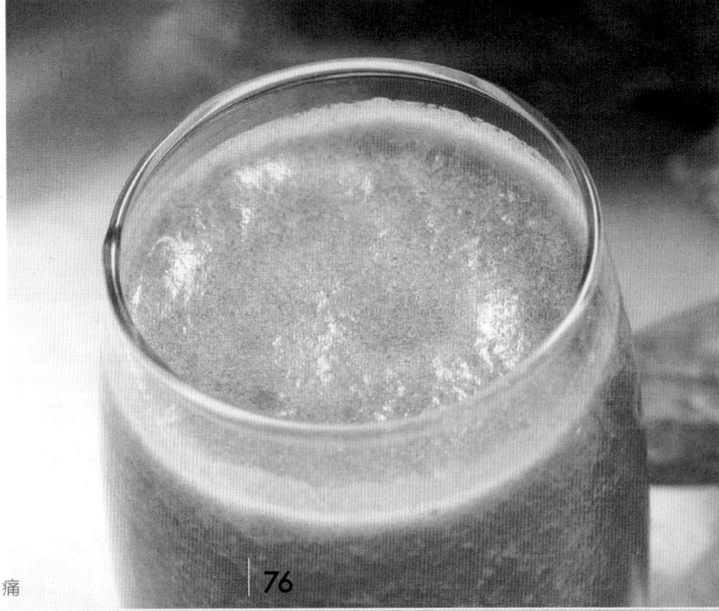

番茄汁

番茄皮中含有膳食纤维、多酚等，因此最好带皮打汁。

最佳食谱

番茄炒鸡蛋

防止尿酸升高

材料 · 番茄 350 克，鸡蛋 2 个。

调料 · 葱花、盐各 2 克。

做法 ·

1. 鸡蛋打散；番茄洗净，去皮，切块。
2. 锅内加油烧热，将鸡蛋炒熟、炒散盛出。
3. 另起锅，放少许食用油，放入葱花爆香，倒入番茄块翻炒1分钟，加入已炒好的鸡蛋，翻炒均匀，加入盐即可。

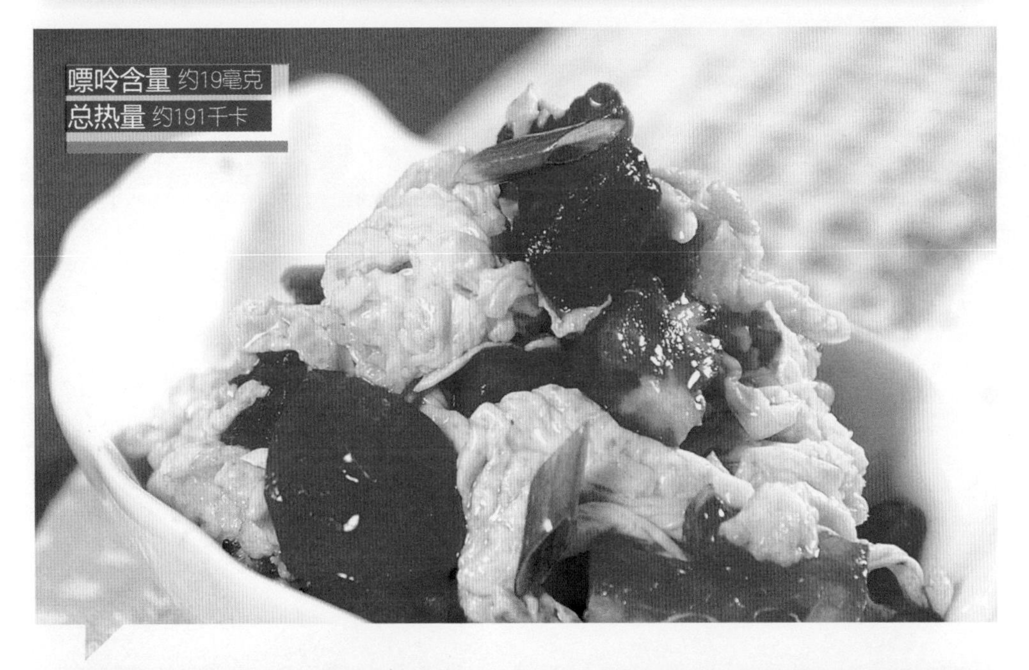

有益健康的食物组合

菜名	食物组合	菜名	食物组合
番茄橘子汁	番茄+橘子	番茄炖牛肉	番茄+牛肉
玉米番茄汤	番茄+玉米	番茄蒸蛋	番茄+鸡蛋
番茄菜花	番茄+菜花	番茄烧茄子	番茄+茄子

芹菜

嘌呤含量 低

热量 17千卡

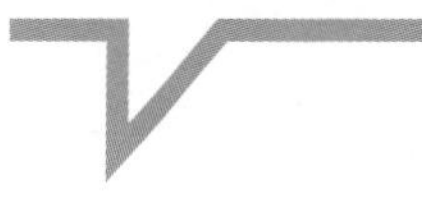

很适合痛风急性期食用

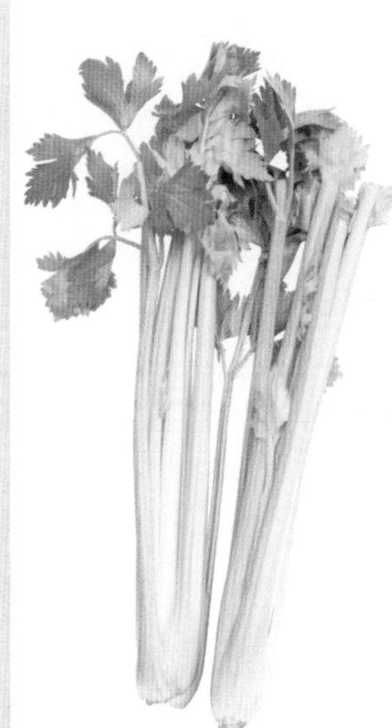

• 降尿酸功效全记录

芹菜具有清热、消肿、利尿、净血、镇静等功效，且嘌呤含量很低。在痛风急性发作时，关节局部发热、疼痛、红肿，芹菜的上述功效正好可以派上用场，因此芹菜很适合痛风急性期患者食用。

• 这样吃更降尿酸

对于痛风患者，芹菜的最佳吃法为焯水后凉拌着吃，以保持芹菜叶、柄茎中的维生素 C 及水分不受损失，从而有助于防止体内尿酸升高。

• 对哪种合并症有益

• 高血压及心血管疾病

芹菜中含有特殊的芹菜素，有降压作用，还可降低总胆固醇、甘油三酯，对动脉粥样硬化、冠心病等也有辅助疗效。

特别提醒

1. 芹菜叶和芹菜根的营养价值较高，不要轻易丢弃。所以，在食用芹菜时除择掉烂叶、黄叶外，应保留茎、叶、根。
2. 芹菜叶味苦，可先用开水烫一下再做汤、菜。

• 这样搭配更健康

芹菜 + 土豆  清热消肿

两者都能够清热消肿，缓解痛风急性期出现的症状。另外，两者同食还可促进大脑血液循环，起到降血压、缓解疲劳的作用。

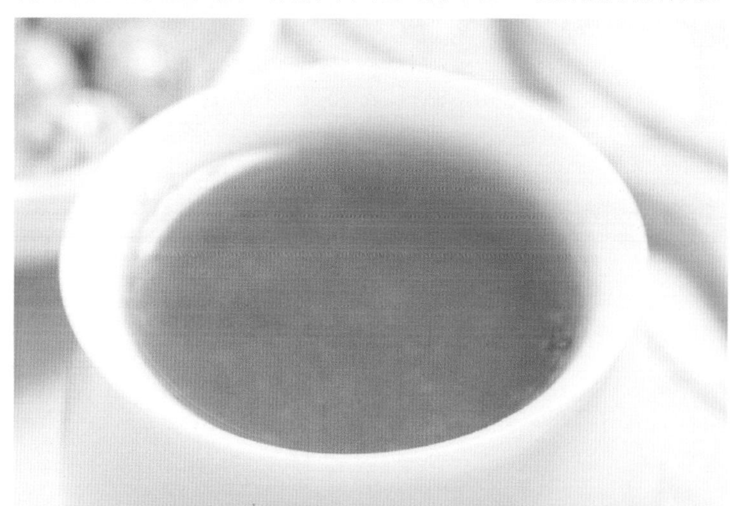

芹菜汁

痛风患者在急性期每天喝一些鲜芹菜汁，对稳定病情有帮助。

最佳食谱

红甜椒拌芹菜

预防高尿酸血症

材料 · 芹菜 200 克，红甜椒 50 克。

调料 · 葱花 5 克，盐 2 克。

做法 ·

1. 芹菜择洗干净、切段，焯透后捞出；红甜椒洗净，去蒂、子，切丝。
2. 锅内倒油烧热，炒香葱花，放入装有芹菜段和红甜椒丝的碗中，用盐调味即可。

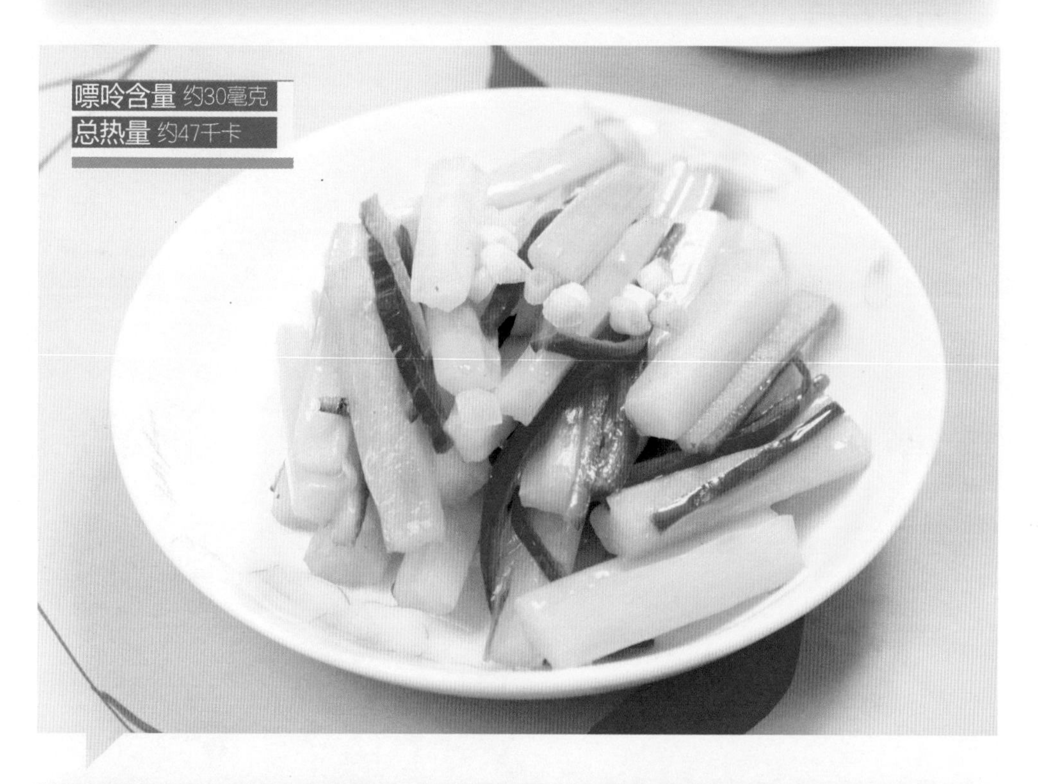

嘌呤含量 约30毫克
总热量 约47千卡

有益健康的食物组合			
菜名	食物组合	菜名	食物组合
银耳拌芹菜	芹菜+银耳	核桃芹菜	芹菜+核桃
香干炒芹菜	芹菜+豆腐干	花生芹菜	芹菜+花生米
芹菜二米粥	芹菜+大米+小米	芹菜苹果汁	芹菜+苹果

白 菜

嘌呤含量

低

热量

18千卡

防止尿酸性结石的形成

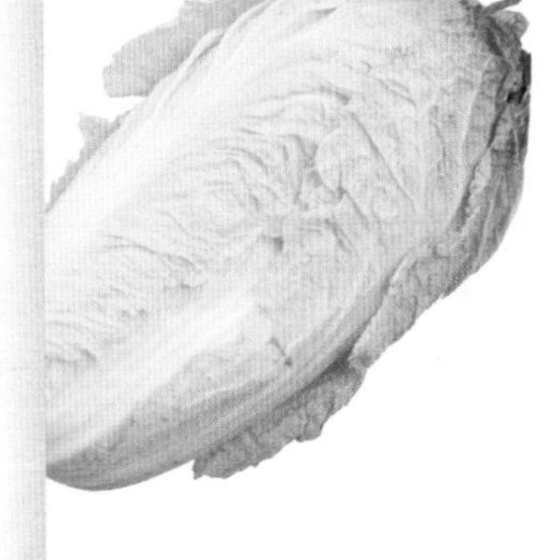

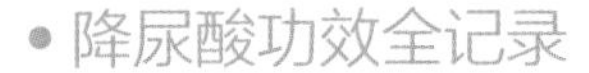

• 降尿酸功效全记录

白菜在体内代谢后产生的碱性成分，能够碱化尿液，同时能促进沉积于组织内的尿酸盐溶解，防止尿酸结石形成。

• 这样吃更降尿酸

烹调时宜急火快炒，不宜用煮焯、浸烫后挤汁等方法，以免维生素 C 流失，而维生素 C 能防止体内尿酸升高。

• 对哪种合并症有益

• 高血压及糖尿病

白菜有防止血栓、降血压的作用，可以预防动脉粥样硬化及防治高血压。另外，白菜对糖尿病、脑梗死、肾病、眼底出血等病都有一定的辅助预防作用。

特别提醒

1. 切白菜时，最好顺其纹理切，这样易熟且可减少其中维生素 C 的流失。
2. 在烹饪白菜时，适当放点醋，可促进营养素的吸收。

• 这样搭配更健康

白菜 + 木耳  **降血压**

两者搭配，能减少胆固醇在血管壁上的积淀，有协同降血压之效，适合痛风合并高血压者食用。

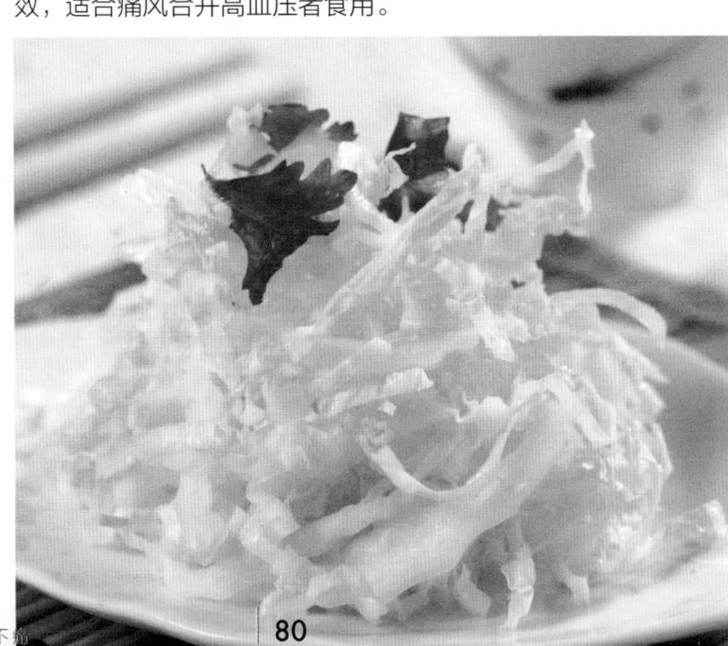

凉拌白菜心

白菜心切丝凉拌直接食用，有利于保护维生素C。

最佳食谱

醋熘白菜

预防痛风并发心血管疾病

材料 · 白菜 200 克。

调料 · 醋 5 克，盐 2 克，葱花、花椒各适量。

做法 ·

1. 白菜洗净，切成条。
2. 锅内倒油烧热，下花椒、葱花炸至表面开始变黑，捞出，放白菜条翻炒至熟，加醋、盐调味即可。

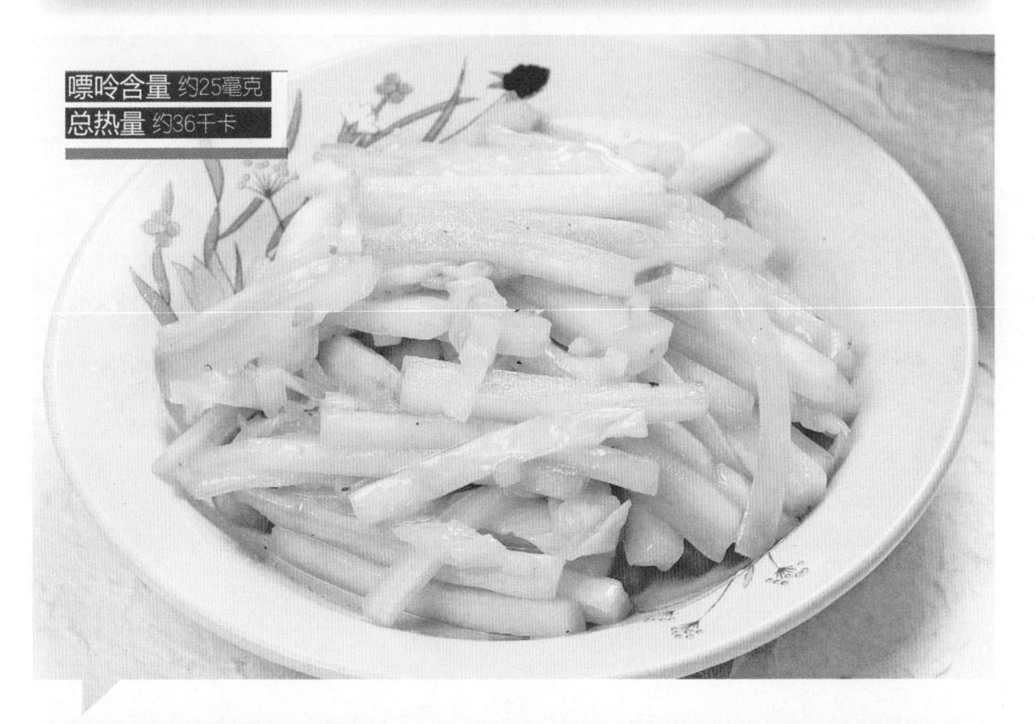

有益健康的食物组合			
菜名	食物组合	菜名	食物组合
青椒炒白菜	白菜+青椒	海蜇拌白菜心	白菜+海蜇
鸡片白菜	白菜+鸡肉	白菜炖豆腐	白菜+豆腐
炖大白菜	白菜+胡萝卜	白菜炖土豆	白菜+土豆

圆白菜

嘌呤含量

低

热量

24千卡

有利于尿酸盐溶解

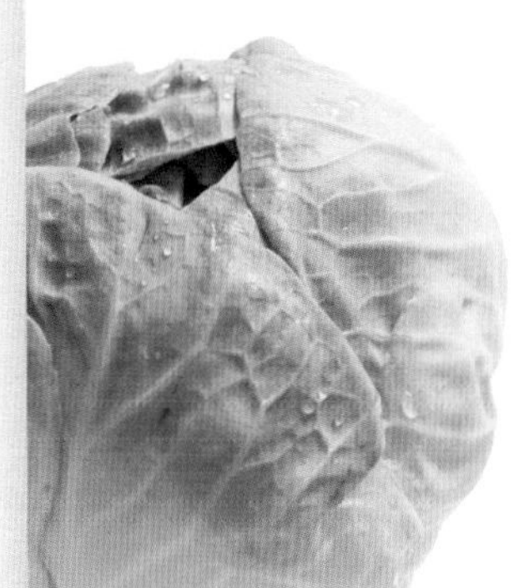

降尿酸功效全记录

圆白菜含适量维生素C和膳食纤维，有助于防止体内尿酸升高。中医认为，圆白菜有清热利尿、强壮筋骨、养胃护胃等作用。圆白菜适合痛风患者经常食用。

这样吃更降尿酸

痛风患者可将圆白菜凉拌、做沙拉或榨汁，这样能够更完全地摄取里面的营养成分，防止体内尿酸升高。

对哪种合并症有益

心脑血管疾病

圆白菜中含有丰富的维生素C、维生素E、β-胡萝卜素等，总的维生素含量比番茄还多，具有很强的抗氧化及抗衰老的功效，对心脑血管疾病有帮助。

特别提醒

圆白菜存放时间过长，维生素C会大量破坏，所以最好现买现吃。

这样搭配更健康

圆白菜 + 番茄  **抗血管硬化**

两者同食，可以促进维生素C的吸收，并能抗血管硬化和阻止糖类转变成脂肪，防止血尿酸、血清胆固醇沉积。

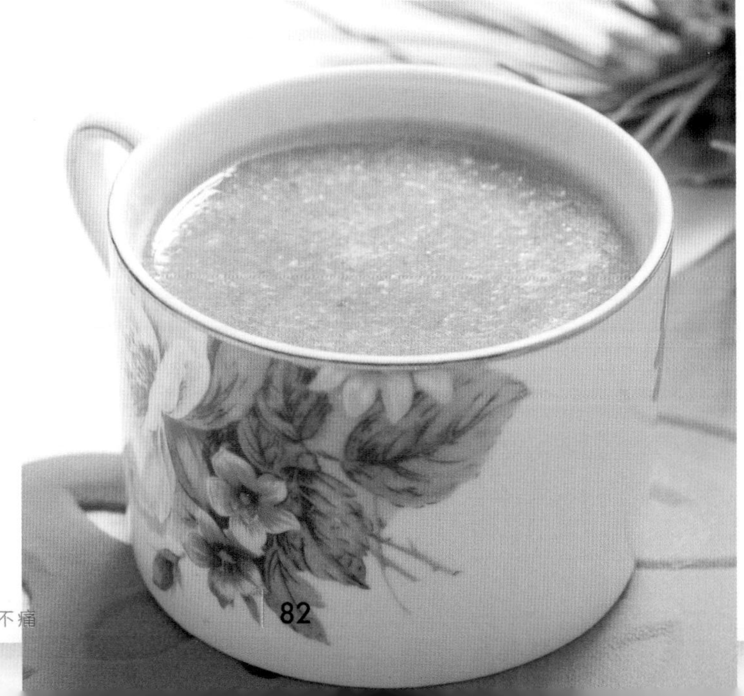

圆白菜汁

咽喉疼痛、外伤肿痛、胃痛、牙痛时，可以将圆白菜榨汁后饮下或涂于患处。

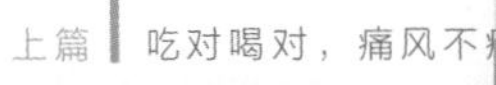

最佳食谱

柠檬菜卷

降血压，降尿酸

材料 · 胡萝卜 100 克，圆白菜、柠檬各 50 克。

调料 · 盐少许。

做法 ·

1. 圆白菜洗净，剥片，焯水备用；胡萝卜洗净，去皮，切细丝，焯水备用；柠檬洗净，切下皮，去子，皮切丝，肉取汁备用。
2. 将胡萝卜丝、柠檬丝放入盘中，加盐和柠檬汁，放入冰箱冷藏。
3. 将胡萝卜丝、柠檬丝卷入圆白菜叶中，用刀改数段，装盘即可。

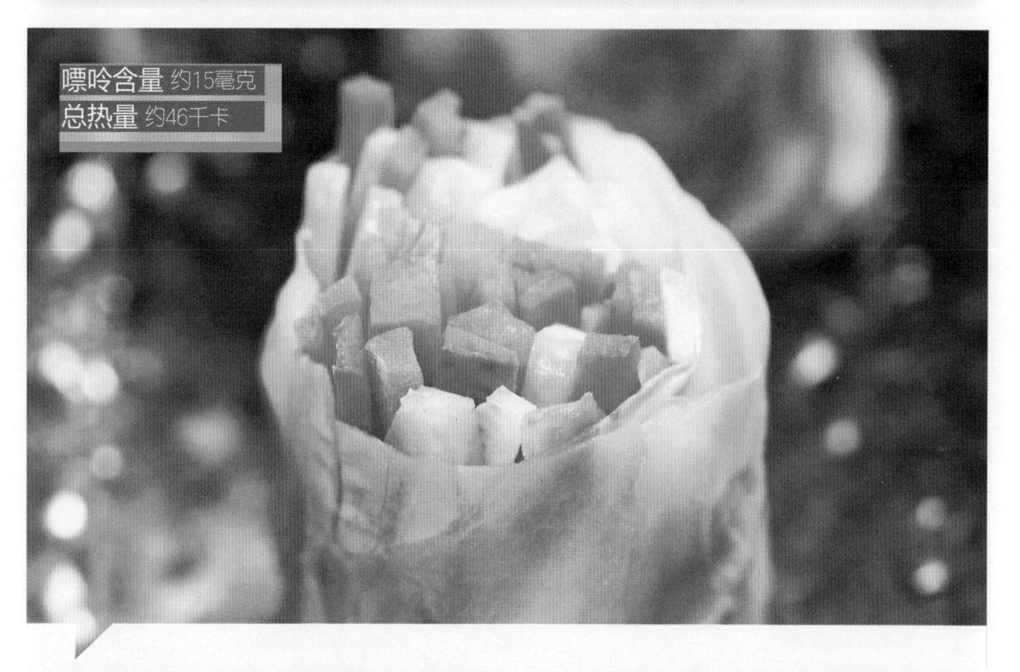

嘌呤含量 约15毫克
总热量 约46千卡

有益健康的食物组合			
菜名	食物组合	菜名	食物组合
圆白菜炒土豆	圆白菜+土豆	木耳炒圆白菜	圆白菜+木耳
番茄炒圆白菜	圆白菜+番茄	胡萝卜炒圆白菜	圆白菜+胡萝卜
鸡丝圆白菜	圆白菜+鸡肉	圆白菜炒黄瓜	圆白菜+黄瓜

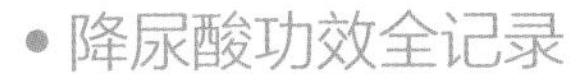

菜　花

嘌呤含量
低

热量
26千卡

降胆固醇，减少尿酸沉淀

● 降尿酸功效全记录

菜花富含维生素 C、胡萝卜素及叶酸。而维生素 C 有助于降低痛风患者体内的尿酸水平。

● 这样吃更降尿酸

痛风患者可以将菜花和不同蔬菜混在一起，如青椒、番茄、土豆都行，烹饪过程中加入柠檬汁或醋之类的调味品，这样有助于补充维生素 C、钾等营养成分，防止体内尿酸升高。

● 对哪种合并症有益

● 心血管疾病

菜花中所含的黄酮类化合物能够阻止胆固醇氧化，防止血小板凝结成块，从而降低心血管疾病的发生率。菜花中的维生素 C 能维护血管弹性，很适合用来预防痛风合并心血管病。

特别提醒

1. 购买菜花时，挑选颜色较深、略微泛黄、形状松散的更嫩。
2. 菜花不要炒过头，以免维生素 C 损失严重。

● 这样搭配更健康

菜花 ＋ 番茄  **促进维生素C的吸收，降尿酸**

番茄中所含的酸性物质能维持菜花中维生素 C 的稳定性，有助于促进维生素 C 的吸收，从而降低血液中的尿酸水平。

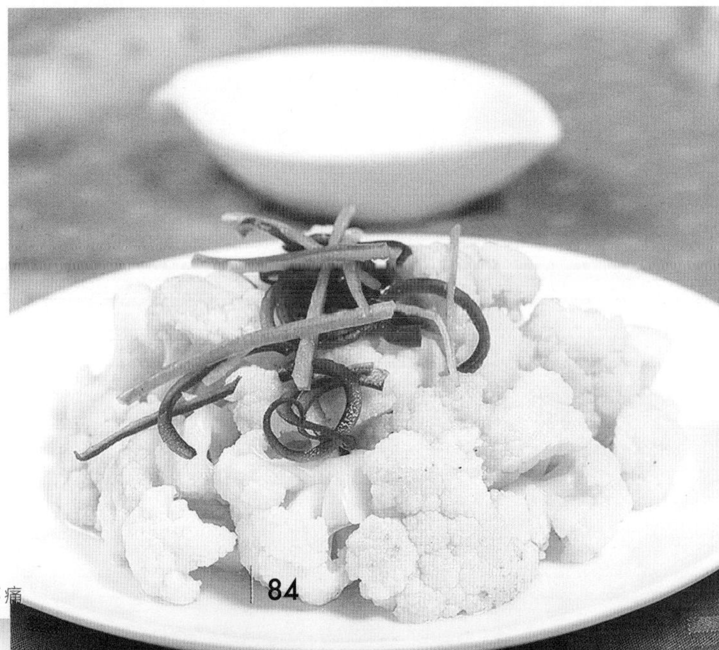

凉拌菜花
用盐水焯烫菜花，更能保持其清香脆嫩的口感。

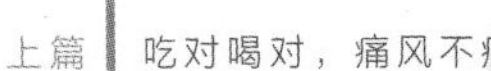

最佳食谱

番茄菜花

碱化尿液，防止尿酸沉积

材料 · 菜花 200 克，番茄 100 克。

调料 · 葱花、盐各 3 克。

做法 ·

1. 菜花洗净切成小朵；番茄洗净，去蒂切块。
2. 锅置火上，倒入清水烧沸，将菜花焯一下捞出。
3. 锅内倒油，烧至六成热，下葱花爆香，倒入番茄煸炒，下菜花，加盐翻炒至熟即可。

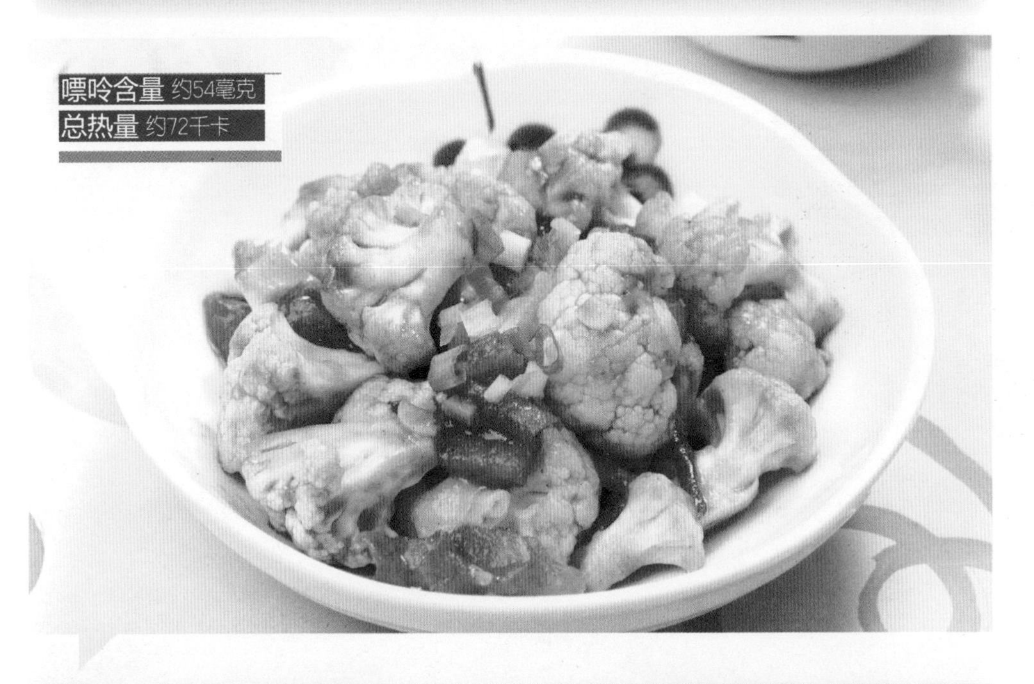

嘌呤含量 约54毫克
总热量 约72千卡

有益健康的食物组合			
菜名	食物组合	菜名	食物组合
青椒炒菜花	菜花+青椒	蛋炒菜花	菜花+鸡蛋
胡萝卜炒菜花	菜花+胡萝卜	鸡片炒菜花	菜花+鸡肉
木耳炒菜花	菜花+木耳	炝拌菜花	菜花+黄瓜

茄 子

嘌呤含量

低

热量

23千卡

缓解痛风急性期症状

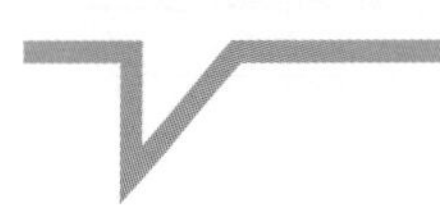

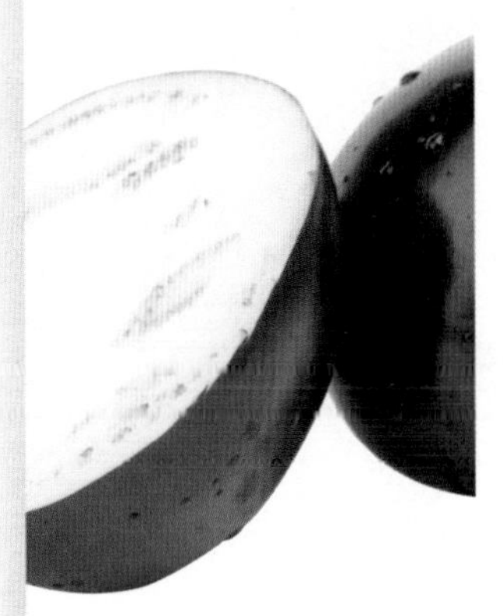

• 降尿酸功效全记录

中医认为，茄子性凉、味甘，有利尿、活血化瘀、清热、止痛消肿等功效。对于痛风患者来说，尿酸沉积于趾关节，容易形成红肿热痛的症状，食用茄子有助于缓解这些症状。

• 这样吃更降尿酸

茄子皮中含有丰富的 B 族维生素，B 族维生素有助于促进维生素 C 的吸收，痛风患者应带皮吃，这样有助于防止体内尿酸升高。

• 对哪种合并症有益

• 心血管疾病

茄子含丰富的芦丁，能增强人体细胞间的黏着力及毛细血管弹性，使毛细血管更强健，防止出现微血管破裂出血，保持心血管正常功能。

特别提醒

1. 多采用低温烹饪、减少用油量等方法烹调茄子，避免煎炸等烹饪方式。
2. 如想吃烧茄子，最好将茄子先蒸几分钟再烹炒，并注意减少用油量。

• 这样搭配更健康

茄子 + 苦瓜  **保护心血管**

茄子能止痛活血、清热利尿，还能防止血管破裂；苦瓜能消除疲劳、清心明目。二者搭配食用，能很好地保护痛风患者的心血管。

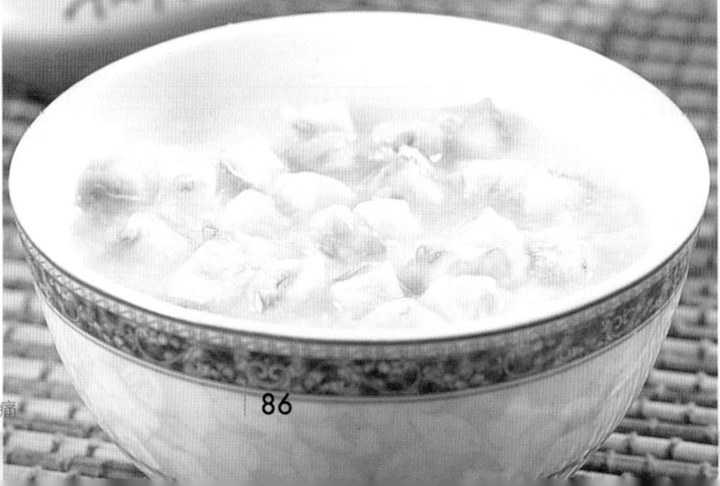

茄子粥

大米70克，茄子100克，共煮粥。

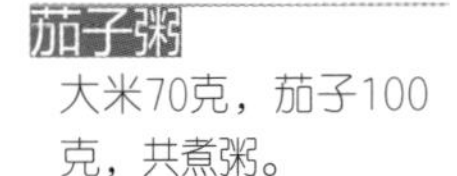

最佳食谱

蒜末茄子

溶解尿酸盐

材料 · 茄子 500 克，大蒜 20 克。

调料 · 香菜末、盐、酱油各适量，香油 3 克。

做法 ·

1. 茄子洗净，切条，放入蒸锅中蒸熟，取出，凉凉；大蒜去皮，拍碎，加少许盐，捣成蒜末，放入碗内，加入盐、香油、酱油拌匀，制成调味汁。
2. 将调味汁浇在茄子上，撒上香菜末拌匀即可。

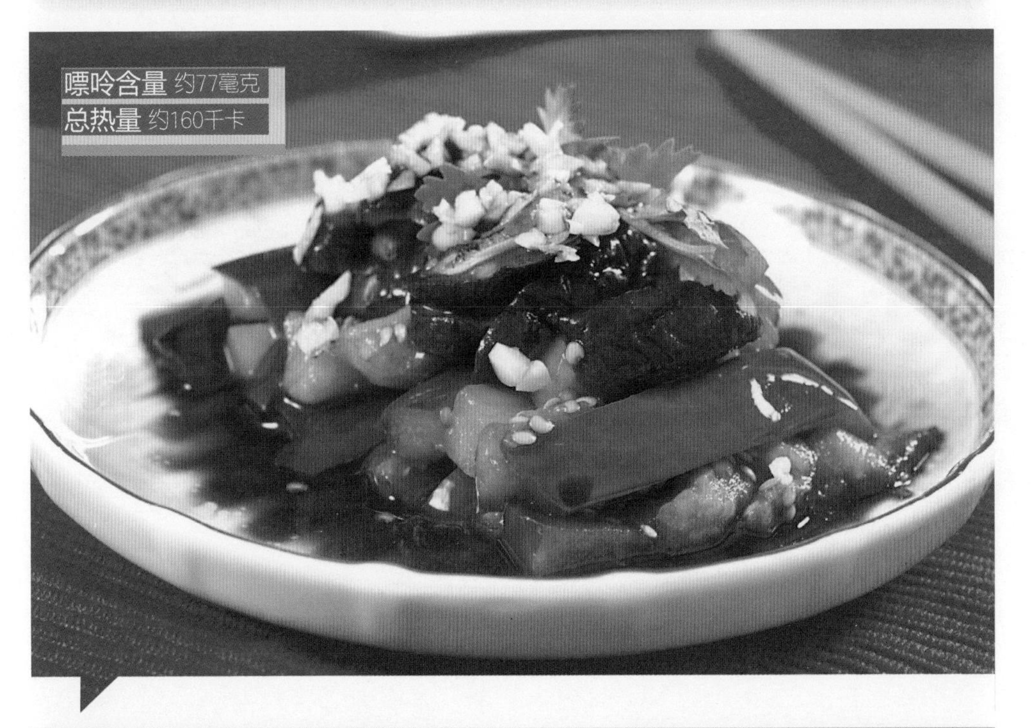

有益健康的食物组合

菜名	食物组合	菜名	食物组合
青椒炒茄子	茄子+青椒	番茄炒茄子	茄子+番茄
茄子煎蛋	茄子+鸡蛋	豆角烧茄子	茄子+豆角
茄子焖面	茄子+面条	茄子烧土豆	茄子+土豆

荠 菜

嘌呤含量

低

热量

31千卡

缓解痛风引起的炎症

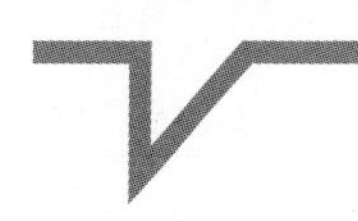

• 降尿酸功效全记录

荠菜含植物蛋白质和维生素 C，有助于降低痛风患者体内的尿酸水平。中医认为，荠菜有清热止血、利尿消肿之功，从而帮助痛风患者排出体内的尿酸，并缓解急性期出现的红、肿、热、痛症状。

• 这样吃更降尿酸

荠菜适合凉拌，先择去黄叶老根，洗净后用沸水焯一下，待颜色变得碧绿后捞出，沥干水分，加盐、醋调味即可，这样能减少维生素 C 的损失，从而预防体内尿酸升高。

• 对哪种合并症有益

• 高血压

荠菜中所含的胆碱、维生素 C、膳食纤维、胡萝卜素、钾等有降血压作用。

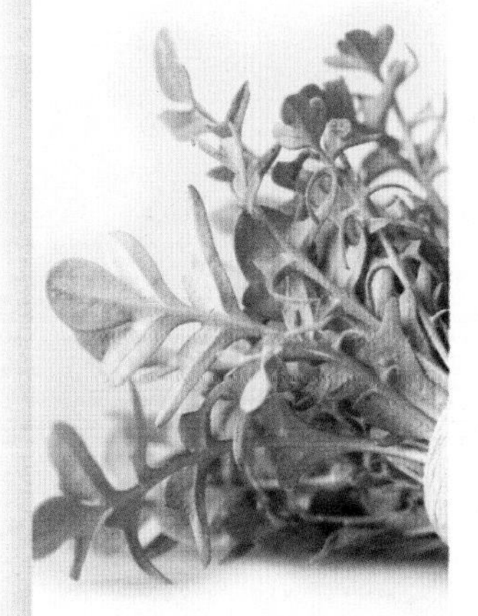

特别提醒

1. 烹调时，荠菜不宜烧煮太久，时间过长会破坏其营养成分。
2. 荠菜做菜时，不要加姜、料酒来调味，以免破坏荠菜本身的清香味。

• 这样搭配更健康

荠菜 + 鸡蛋  **清热降压**

营养上互补，荠菜富含膳食纤维，食用后可促进排泄，从而增进新陈代谢；鸡蛋富含优质蛋白质。两者搭配，可清热降压，适合痛风合并高血压者食用。

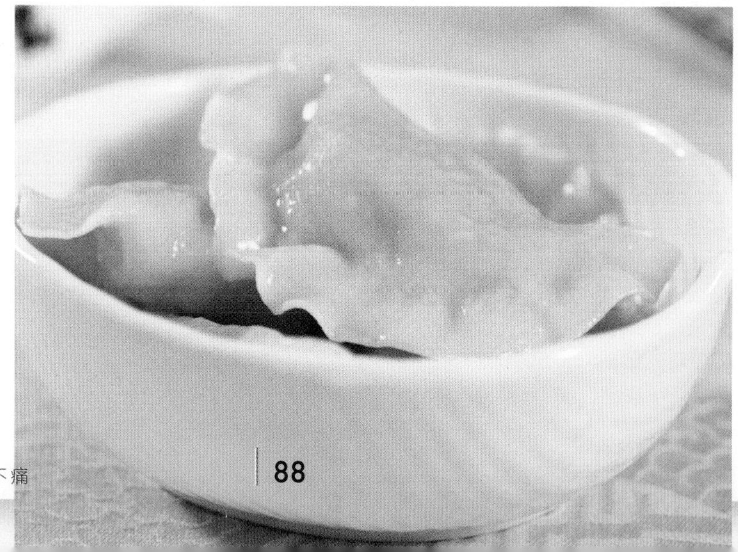

荠菜鸡蛋饺

要挑选不带花的荠菜，这样做馅比较鲜嫩、好吃。

最佳食谱

荠菜大米粥

利尿，开胃

材料 · 大米 40 克，荠菜 50 克。

调料 · 香油、盐各 2 克。

做法 ·

1. 大米淘洗干净；荠菜洗净，切碎。
2. 锅置火上，倒入适量清水烧开，放入大米，用大火煮沸后转用小火熬煮，将熟时加入荠菜碎煮沸，加盐、香油调味即可。

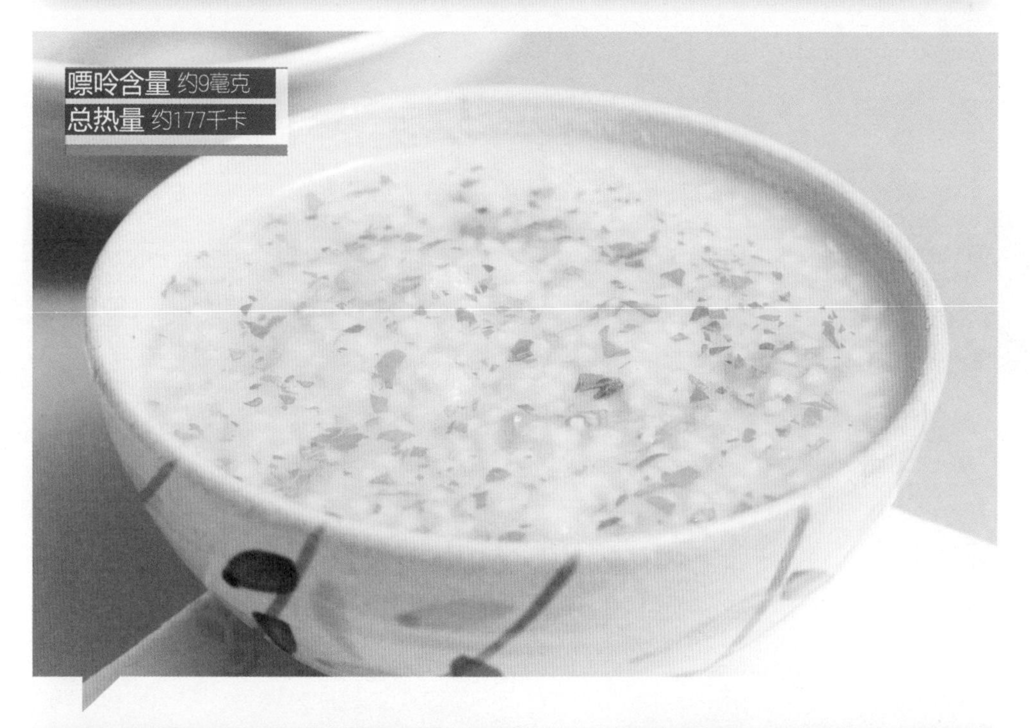

有益健康的食物组合			
菜名	食物组合	菜名	食物组合
春笋荠菜	荠菜+春笋	荠菜春卷	荠菜+鸡肉+春卷皮
荠菜炒鸡蛋	荠菜+鸡蛋	凉拌荠菜	荠菜+胡萝卜
荠菜炒年糕	荠菜+年糕	荠菜土豆泥	荠菜+土豆

胡萝卜

嘌呤含量

低

热量

46千卡

活血养血
排尿酸

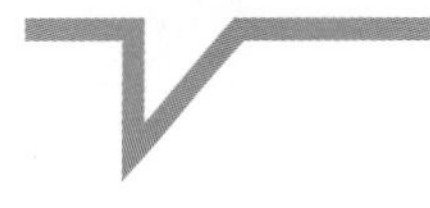

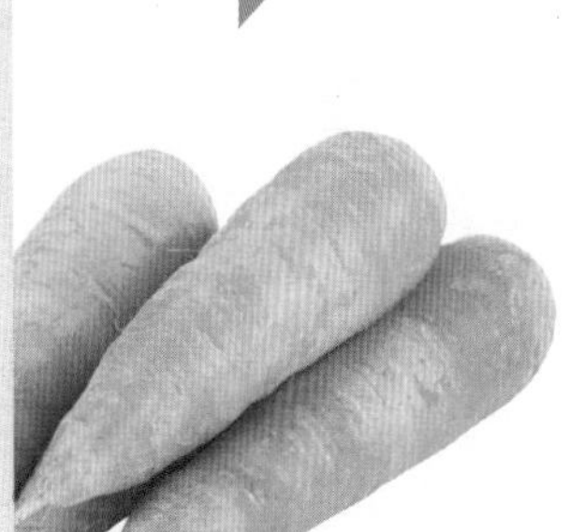

降尿酸功效全记录

中医认为，胡萝卜可以补中气、活血养血、壮元阳、安五脏。痛风患者吃胡萝卜能够增强体力和免疫力，激活内脏功能，从而达到调理内脏、促进代谢的目的，有助于体内尿酸的排泄。

这样吃更降尿酸

痛风患者可将胡萝卜切成块状，用油炒，且食用时宜细嚼慢咽。这样能更好地发挥胡萝卜素的解毒作用，从而有助于新陈代谢，促进尿酸的排出。

对哪种合并症有益

● 心血管疾病及糖尿病

胡萝卜中含有大量的 β－胡萝卜素，可以清除体内的自由基，保护胰岛细胞免受自由基的侵害，还能保护心血管，辅助治疗糖尿病和慢性心血管合并症。其所含丰富的果酸有利于糖分和脂肪的代谢，有明显调节血糖的作用。

特别提醒

炒胡萝卜时不要加醋，因为加热后，醋酸会破坏胡萝卜素，造成营养浪费。

这样搭配更健康

胡萝卜 ＋ 苦瓜  **降压控糖**

苦瓜和胡萝卜中均含具有控糖功能的成分，两者搭配着吃，可以促进肾上腺素的合成，起到降压、控糖、降脂及强心的作用，预防痛风并发症。

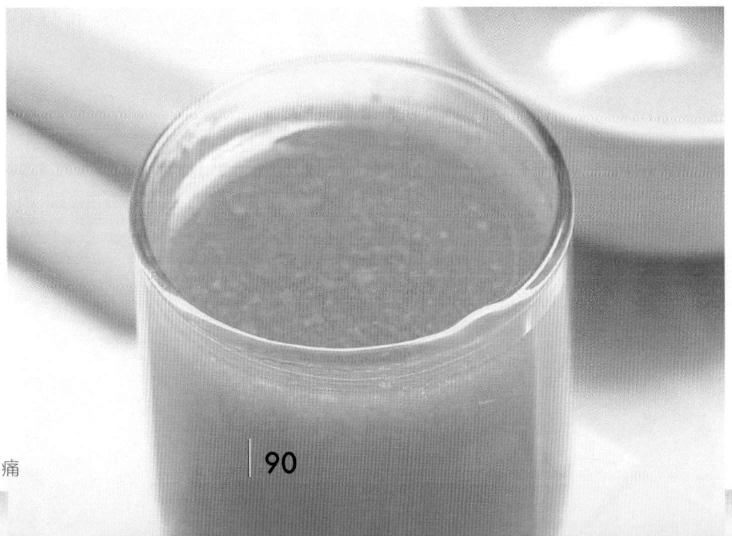

胡萝卜汁

每天喝上一定数量的鲜胡萝卜汁，可以提高免疫力，保护心肺。

最佳食谱

胡萝卜炒肉丝

促进尿酸的排出

材料 · 胡萝卜 200 克，猪瘦肉 50 克。

调料 · 葱末、姜末各 3 克，盐 3 克，生抽、料酒各 5 克，淀粉适量。

做法 ·

1. 猪瘦肉洗净，切丝，用生抽、淀粉抓匀腌渍10分钟；胡萝卜洗净，去皮，切丝。
2. 锅中油烧热，爆香葱末、姜末，倒肉丝、料酒翻炒，倒胡萝卜丝、盐炒熟即可。

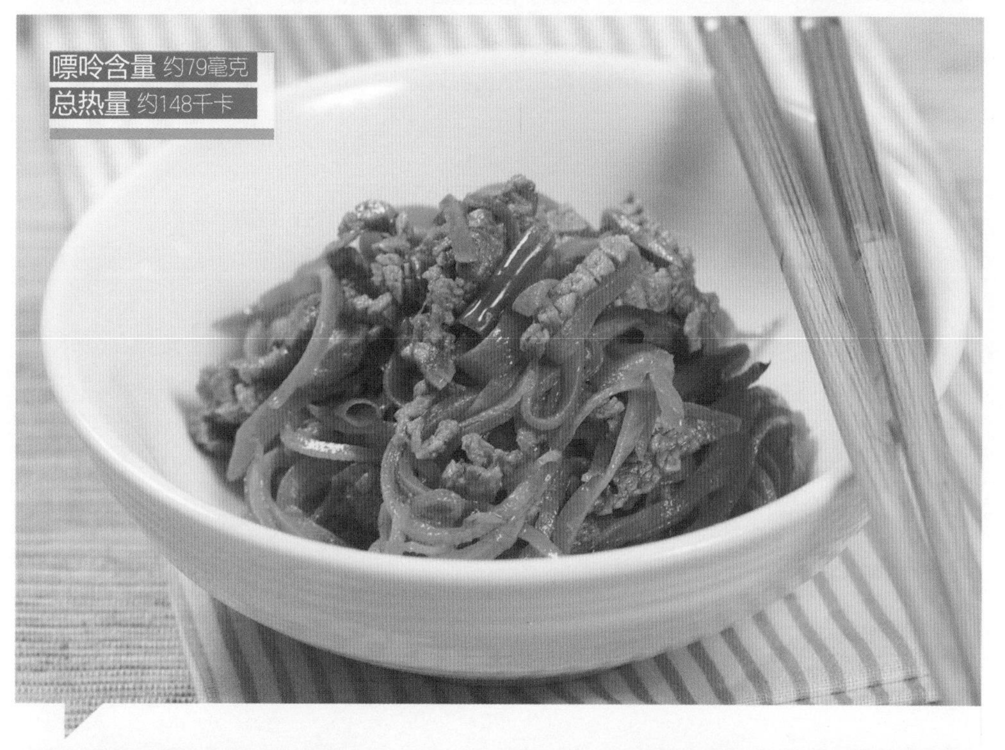

有益健康的食物组合			
菜名	食物组合	菜名	食物组合
木耳炒胡萝卜	胡萝卜+木耳	胡萝卜饼	胡萝卜+面粉
胡萝卜苹果汁	胡萝卜+苹果	山药炒胡萝卜	胡萝卜+山药
胡萝卜米糊	胡萝卜+大米	胡萝卜煎蛋	胡萝卜+鸡蛋

白萝卜

嘌呤含量

低

热量

23千卡

低嘌呤，补水又利尿

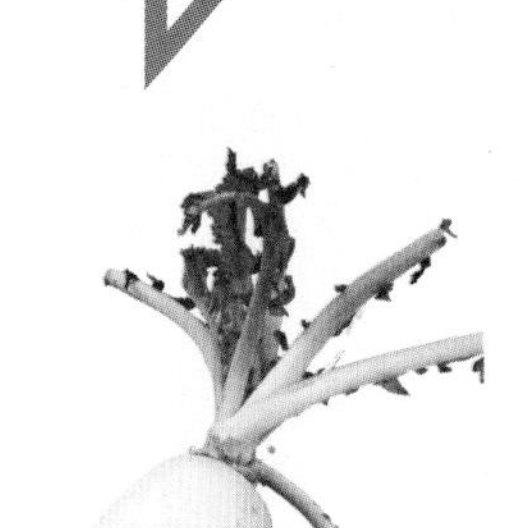

降尿酸功效全记录

白萝卜富含钾、镁等矿物质，还含有维生素C，且嘌呤成分很少，是痛风患者良好的食材选择。而且白萝卜还含有大量水分，有利尿作用，可促进尿酸的排泄。

这样吃更降尿酸

白萝卜的维生素C含量在顶部3～5厘米处最多，宜切丝、切条，快速烹调。这样能更好地保存白萝卜中的维生素C和水分，从而利于尿酸的排出。

对哪种合并症有益

糖尿病

白萝卜中可溶性膳食纤维含量非常可观，可帮助人体延缓对食物的吸收，调节餐后血糖，还能促进肠蠕动，防止便秘。所含香豆酸也有调节血糖的功效。

特别提醒

白萝卜皮中维生素和矿物质的含量也很高，所以，白萝卜最好带皮吃。

这样搭配更健康

白萝卜 + 海蜇 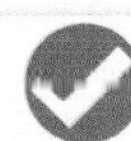 清热解毒，消肿痛

两者都能清热解毒。海蜇还具有祛风除湿等功能，可用于辅助治疗风湿性关节炎等。两者同食，有助于缓解痛风急性期出现的症状。

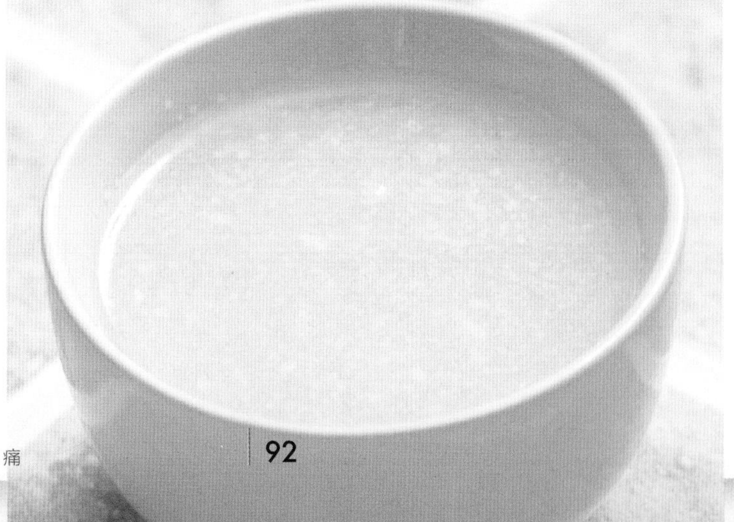

白萝卜汁

白萝卜洗净切块，放榨汁机内搅拌，滤出汁液即可。

最佳食谱

葱油萝卜丝

利尿消肿

材料 · 白萝卜 300 克，大葱 20 克。

调料 · 盐 3 克。

做法 ·

1. 白萝卜洗净，切丝，用盐腌渍，沥水，挤干；大葱切丝。
2. 锅置火上，倒油烧至六成热，下葱丝炸出香味，将葱油浇在萝卜丝上拌匀即可。

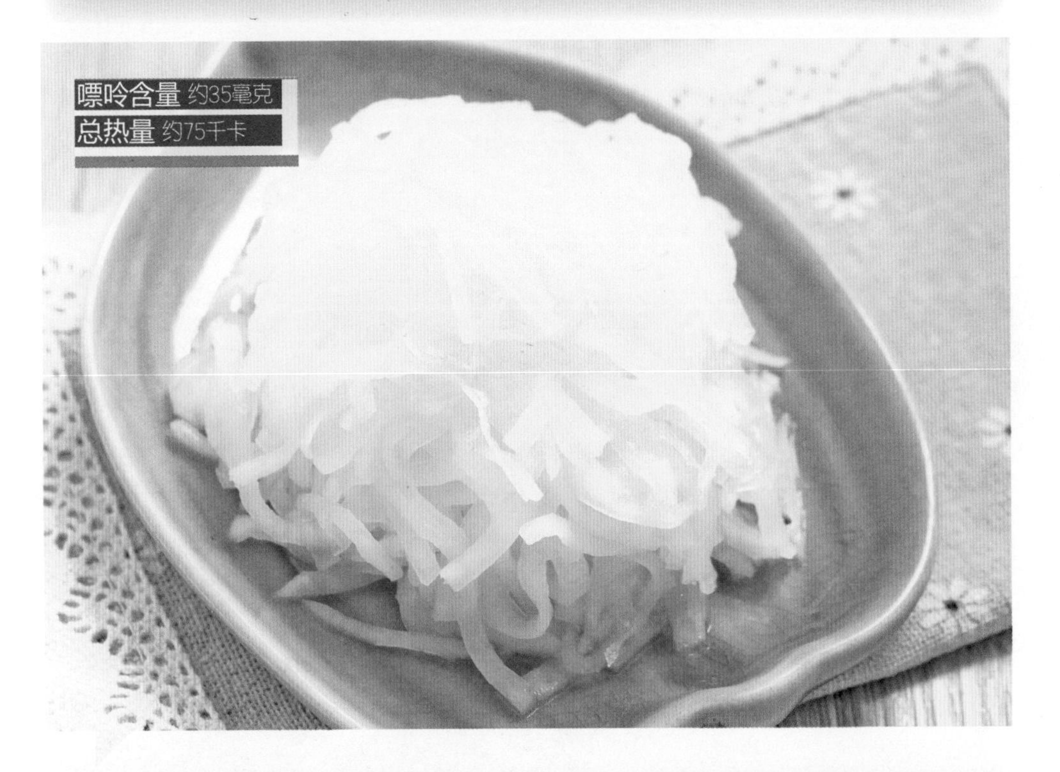

有益健康的食物组合

菜名	食物组合	菜名	食物组合
萝卜丝汤	白萝卜+香菜	蛋香萝卜丝	白萝卜+鸡蛋
枸杞萝卜汤	白萝卜+枸杞子	紫菜萝卜丝汤	白萝卜+紫菜
白萝卜山药粥	白萝卜+山药+大米	鸡丁炒白萝卜	白萝卜+鸡肉

青椒

嘌呤含量

低

热量

27千卡

解热镇痛好帮手

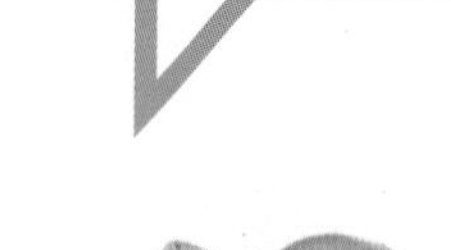

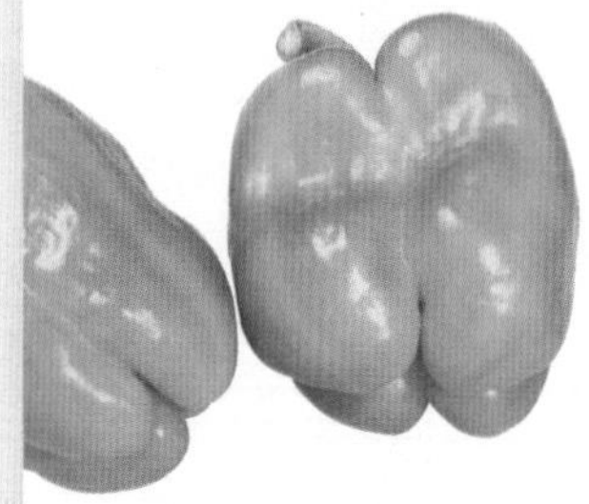

降尿酸功效全记录

青椒含有丰富的维生素 C，可以帮助降低痛风患者体内的尿酸含量。中医认为青椒性温、味辛，能够通过发汗而降低体温，还能缓解肌肉疼痛，因此具有较强的解热镇痛作用。

这样吃更降尿酸

青椒切成丝凉拌吃能更好地发挥镇痛之功，并能保护维生素 C 不受损失，从而防止体内尿酸升高。

对哪种合并症有益

动脉硬化及肥胖症

青椒中的硒元素能防止糖、脂肪等物质在血管壁上的沉积，从而降低血液黏稠度，防治动脉硬化。青椒还含有特殊的抗氧化物质——辣椒素，能有效地燃烧体内的脂肪，促进新陈代谢，从而达到减肥的效果。

特别提醒

青椒性温燥，不宜一次吃得过多。另外，用酱油烹调青椒会使菜色变暗，也会遮盖青椒的清香。

这样搭配更健康

青椒 + 鸡蛋 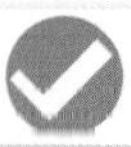 **促进代谢**

青椒中的维生素 C 能促进鸡蛋中铁的吸收，从而促进新陈代谢，减少痛风合并高血压、冠心病的发生。

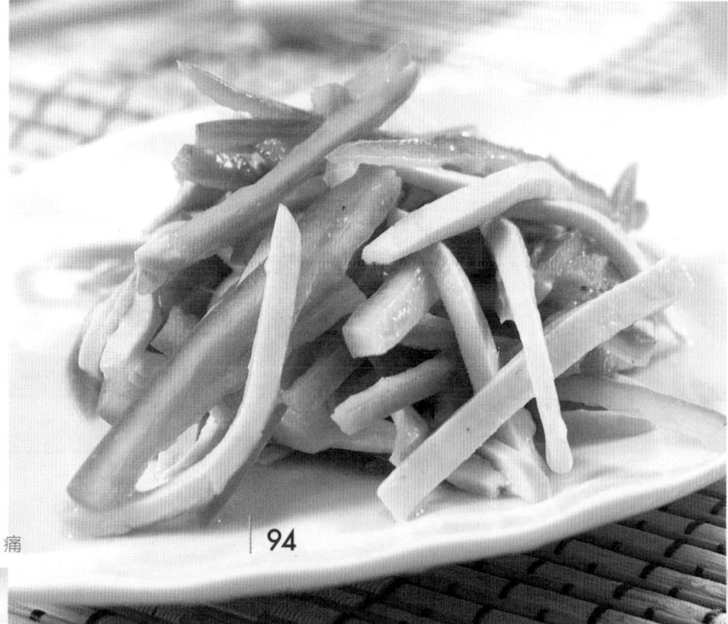

青椒豆腐丝

豆腐丝焯水后和青椒丝一起凉拌，营养上相互补充。

最佳食谱

玉米炒青椒

降血压，降尿酸

材料 · 玉米粒 250 克，青椒 50 克，红甜椒 20 克。

调料 · 盐、白糖各适量。

做法 ·

1. 玉米粒洗净；青椒、红甜椒洗净，去蒂去子，切丁。
2. 锅置火上，放入油烧至八成热，放入玉米粒炒匀至玉米粒表面略微皱。
3. 放入青椒丁、红甜椒丁一起翻炒半分钟左右，放入盐和白糖调味即可。

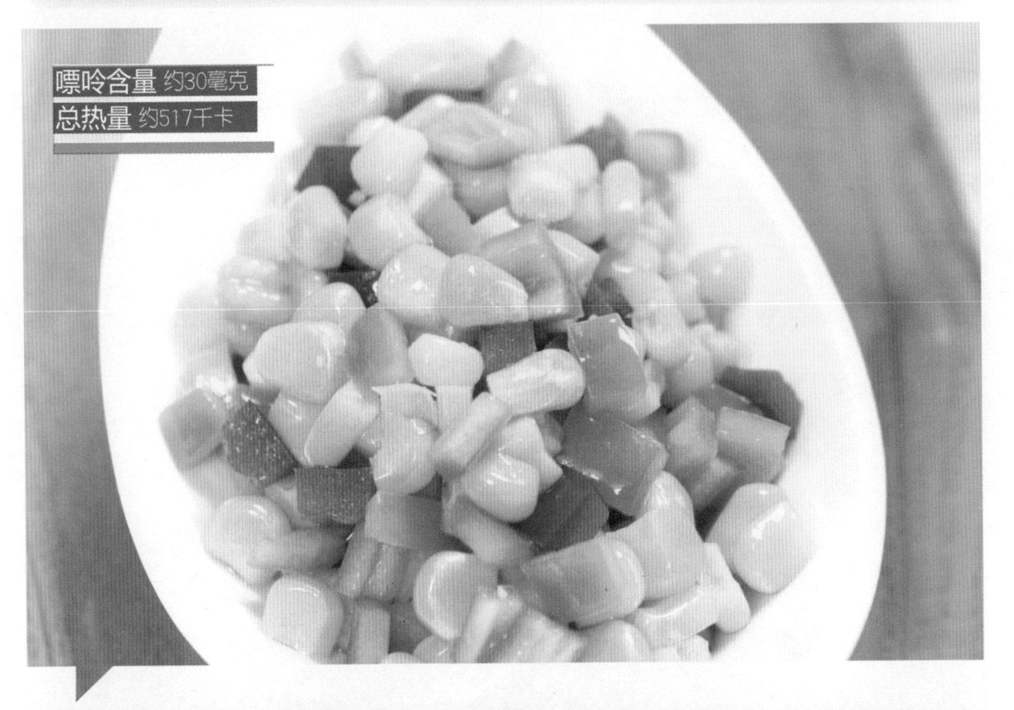

有益健康的食物组合			
菜名	食物组合	菜名	食物组合
青椒藕丁	青椒+莲藕	青椒炒蛋	青椒+鸡蛋
青椒茄片	青椒+茄子	青椒肉丝	青椒+猪瘦肉
青椒土豆片	青椒+土豆	青椒炒豆芽	青椒+绿豆芽

洋 葱

嘌呤含量

低

热量

40千卡

缓解痛风病情

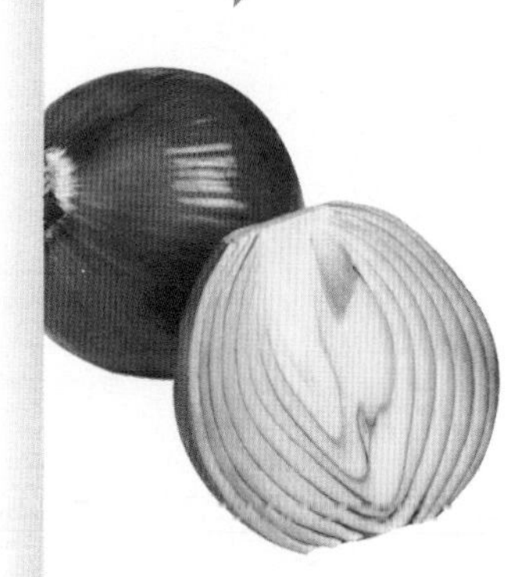

降尿酸功效全记录

洋葱不仅嘌呤含量低，而且含有前列腺素A和较多的钾，能有效降低血压和血尿酸水平。中医认为洋葱有祛痰利尿、健胃润肠、解毒杀虫等功能，有利于缓解痛风病情。

这样吃更降尿酸

痛风患者在享用高脂肪食物时，如果能搭配些洋葱，将有助于消脂排毒，防止体内尿酸的升高。

对哪种合并症有益

高血压及糖尿病

洋葱作为含前列腺素A的植物，能扩张血管、降低血液黏度，起到降压、增加冠状动脉血流量的作用。洋葱还含有槲皮素，与降血糖药“甲苯磺丁脲”作用相同，具有维持正常糖代谢的功能。

特别提醒

1. 洋葱一次不宜食用过多，否则容易引起眼睛不适和发热。
2. 洋葱味辛辣，有皮肤瘙痒性疾病及胃病的患者，不要吃太多。

这样搭配更健康

洋葱 + 苦瓜  增加胰岛素敏感性

两者搭配食用，能提高胰岛素的敏感性，有助于控制血糖，防止脂代谢、嘌呤尿酸代谢紊乱。

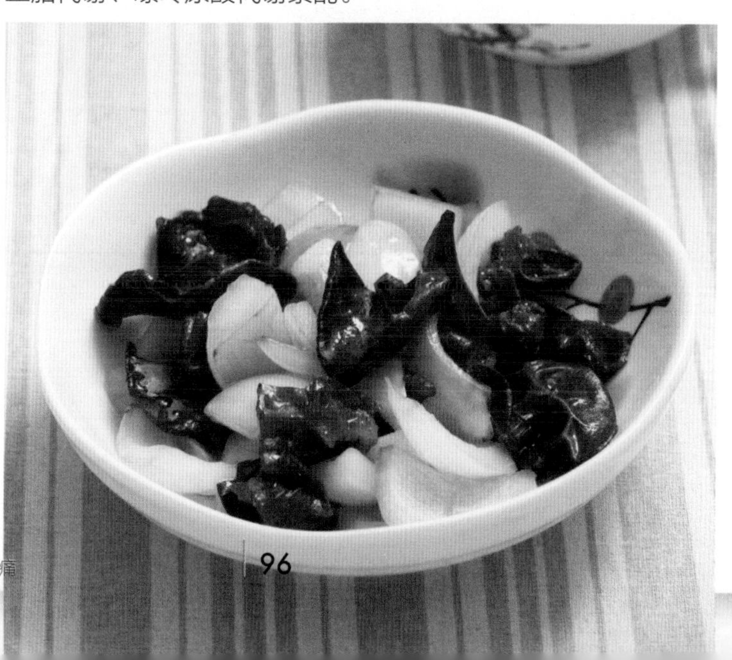

洋葱炒木耳

水发木耳150克，洋葱100克，快炒，降血脂功效较好。

最佳食谱

美极洋葱

减少尿酸在软组织中的沉积

材料 · 洋葱 350 克。

调料 · 美极鲜酱油、醋各 10 克，盐 3 克，香油、香菜叶各少许。

做法 ·

1. 洋葱剥去外皮，洗净，切丝。
2. 将美极鲜酱油、醋、盐、香油倒入碗中调成味汁，浇在洋葱丝上拌匀，放入香菜叶即可。

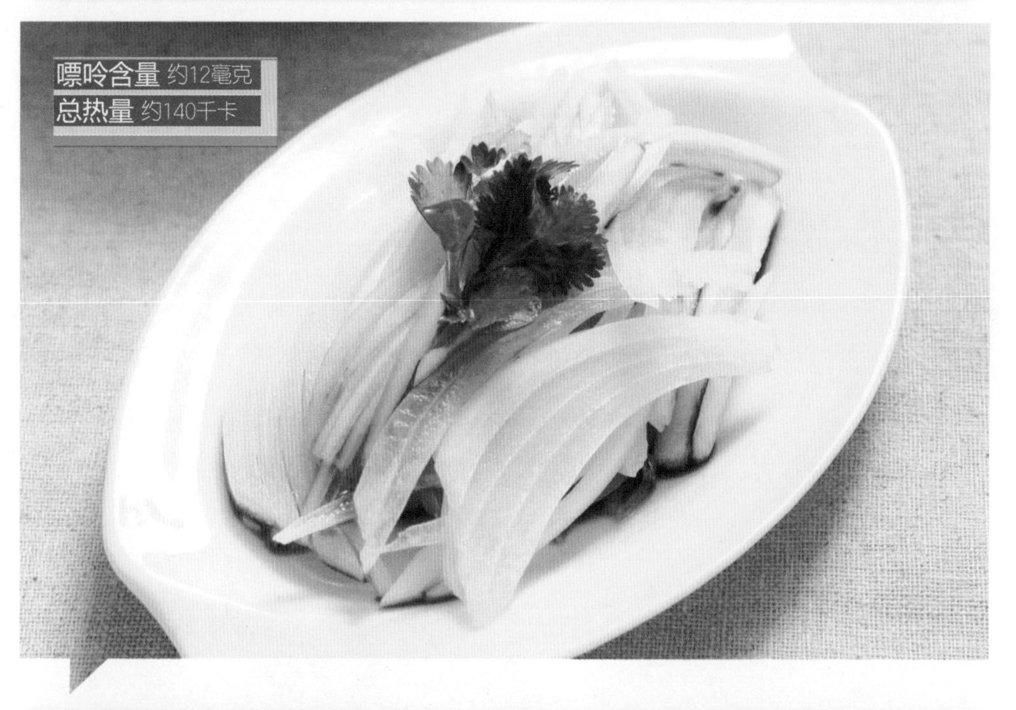

有益健康的食物组合			
菜名	食物组合	菜名	食物组合
番茄炒洋葱	洋葱+番茄	洋葱土豆片	洋葱+土豆
凉拌洋葱	洋葱+青椒+红甜椒	洋葱炒鸡蛋	洋葱+鸡蛋
洋葱炒丝瓜	洋葱+丝瓜	洋葱炒木耳	洋葱+木耳

莴 笋

嘌呤含量

低

热量

15千卡

利尿，消炎，降糖

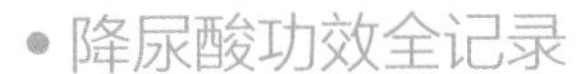

• 降尿酸功效全记录

人体内胰岛素抵抗会导致肾小管吸收尿酸增加，造成尿酸排泄障碍，致使血尿酸增高。而莴笋中含有一种类似胰岛素的活性物质，可以激活胰岛素，从而防止高尿酸的出现。另外，莴笋中含钾量较高，有利于促进排尿。

• 这样吃更降尿酸

烹饪莴笋时要少放盐，因为盐会阻碍尿酸的排出，可加点苹果醋，不仅味道更好，还能缓解痛风。

• 对哪种合并症有益

• 糖尿病及高血压

莴笋中含有烟酸，是胰岛素的激活剂，能有效调节血糖，帮助糖尿病患者改善糖代谢功能。而且莴笋中的钾是钠的 5.8 倍，能促进排尿、维持水平衡，对高血压患者很有帮助。

特别提醒

许多人吃莴笋时总是把叶子扔掉，其实莴笋叶富含维生素 C 和叶酸，其营养价值高于莴笋茎。莴笋叶可生食，适合凉拌。

• 这样搭配更健康

莴笋 + 蒜薹  **清热解毒**

莴笋能顺气通经，强健筋骨，清热解毒，而蒜薹能解毒杀菌，二者同食，有助于缓解痛风急性期出现的红肿热痛症状。

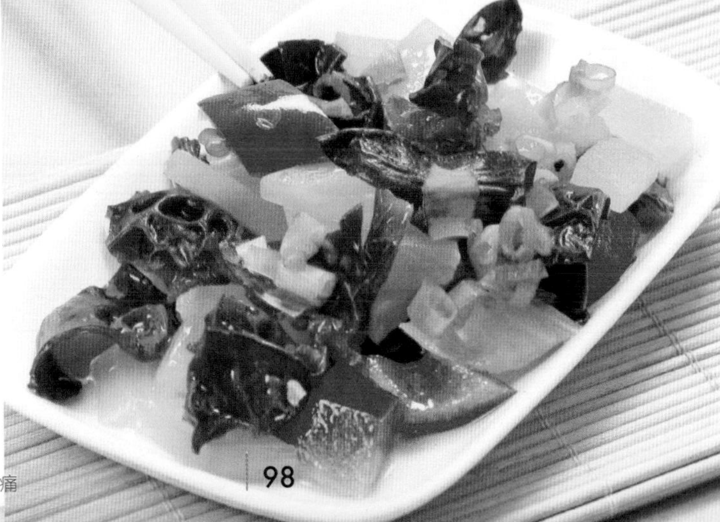

木耳炒莴笋

为了避免维生素流失，应以大火快炒。

最佳食谱

海蜇拌莴笋

预防痛风合并冠心病

材料 · 海蜇皮、莴笋各150克，红甜椒20克。

调料 · 盐2克，醋10克，香油3克。

做法 ·

1. 海蜇皮用清水浸泡去盐分，洗净，切丝；莴笋去皮和叶，洗净，切丝，入沸水中焯透，捞出，沥干水分，凉凉备用；红甜椒洗净，切丝。
2. 取盘，放入莴笋丝和海蜇丝，用盐、醋和香油调味，最后用红甜椒丝点缀即可。

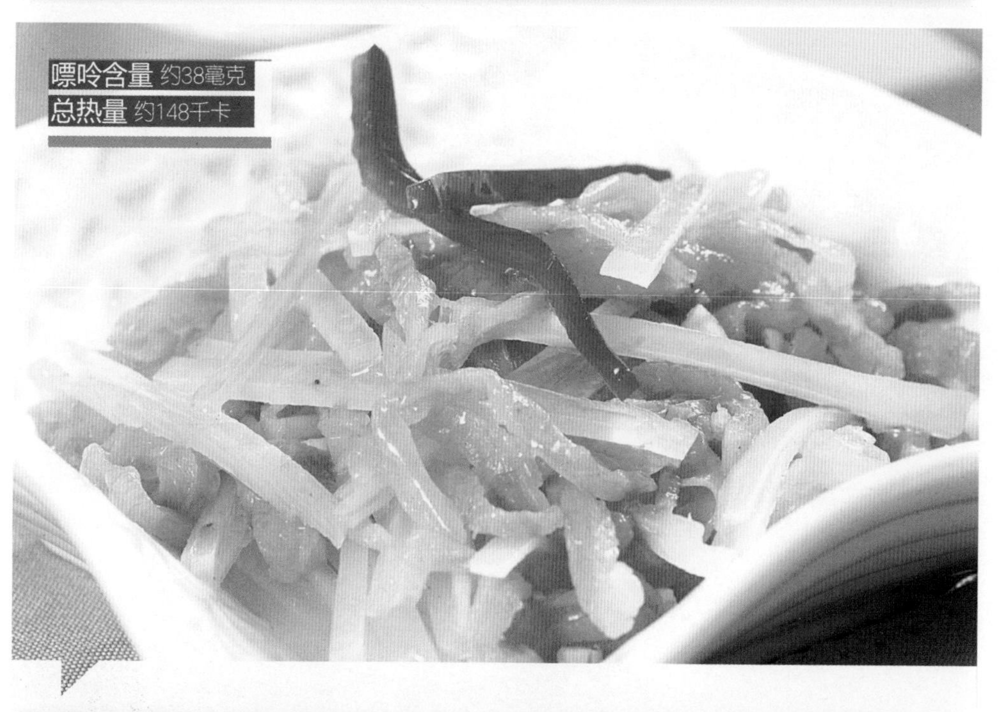

有益健康的食物组合			
菜名	食物组合	菜名	食物组合
鸡蛋炒莴笋	莴笋+鸡蛋	木耳炒莴笋	莴笋+木耳
肉丝炒莴笋	莴笋+猪瘦肉	花生拌莴笋	莴笋+花生
莴笋炝拌绿豆芽	莴笋+绿豆芽	莴笋炒胡萝卜	莴笋+胡萝卜

莲　藕

嘌呤含量

低

热量

73千卡

促进尿酸快速排出

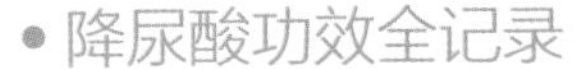

降尿酸功效全记录

莲藕含有的淀粉成分可以为痛风患者补充碳水化合物，碳水化合物可以促进尿酸排泄；而莲藕富含的维生素 C 可以防止体内尿酸升高。

这样吃更降尿酸

生藕味甘性寒，可以清热除烦、消瘀凉血、利尿，适合痛风急性期食用。熟藕味甘性温，能健脾补血、益胃润肺，适合痛风缓解期食用。而莲藕煮汤饮用能通利小便，促进尿酸排出。

对哪种合并症有益

高脂血症

莲藕中含有丰富的膳食纤维，膳食纤维能减少胆固醇的吸收，从而降低血胆固醇水平。

特别提醒

莲藕藕尖部分较薄，可以拌着吃；中间的部分适合炒着吃；较老的可加工制成藕粉、甜食。

这样搭配更健康

莲藕 ＋ 糯米  补充碳水化合物

碳水化合物不仅可防止脂肪分解产生酮体，而且还能促进尿酸排出，两者搭配，可作为痛风患者膳食中热量的来源。

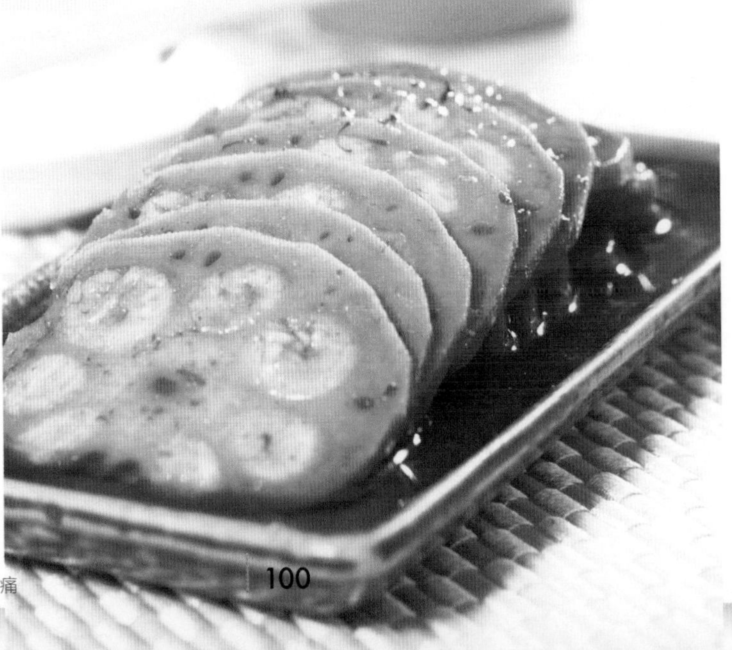

桂花糖藕

把泡好的糯米塞入莲藕的孔洞中，再蒸熟，最后浇上桂花调味汁。

最佳食谱

凉拌藕片

清热利尿

材料 · 莲藕 500 克。

调料 · 盐、醋、白糖、姜末、香油各 2 克，葱花 1 克。

做法 ·

1. 将莲藕洗净，去皮，切成薄片，入沸水锅中焯水断生，捞出过凉，装入盘中。
2. 将盐、白糖、醋、白开水、葱花、姜末混合调匀，浇在藕片上，再淋上香油即可。

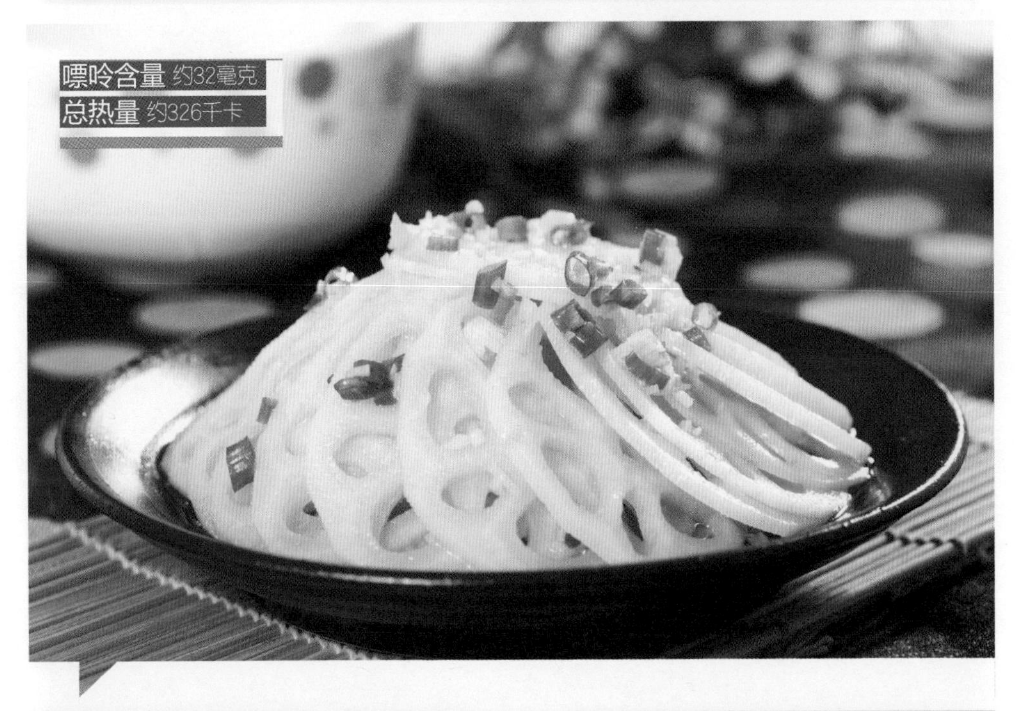

有益健康的食物组合			
菜名	食物组合	菜名	食物组合
莲藕桃仁汤	莲藕+核桃仁	莲藕梨汁	莲藕+梨
木耳拌莲藕	莲藕+木耳	脆炒莲藕	莲藕+小白菜
莲藕荸荠汁	莲藕+荸荠	莲藕豆浆	莲藕+黄豆

适量吃的中嘌呤蔬菜

韭菜

嘌呤含量

中

热量

29千卡

适合痛风合并高脂血症

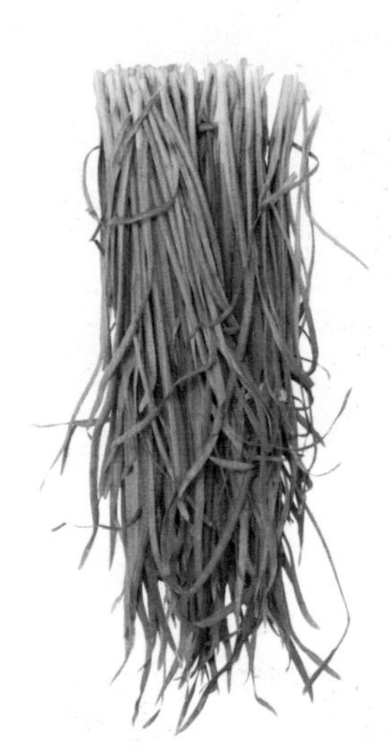

降尿酸功效全记录

韭菜中所含的挥发油、含硫化合物以及钙、磷、镁、锌等元素具有促进血液循环、提高胰岛素敏感性等作用，从而有助于控制体内尿酸水平的升高。

这样吃更降尿酸

韭菜可以和猪血或鸡蛋一起搭配快炒，既美味又能均衡营养，还能促进尿酸排出。

每 100 克韭菜含嘌呤 25 克，建议痛风患者每天的食用量不超过 200 克。

对哪种合并症有益

• 高脂血症

现代医学研究证明，韭菜除含有较多的膳食纤维，能增加胃肠蠕动，还含有挥发油及含硫化合物，具有促进食欲、杀菌和降低血脂的作用。因此，对痛风合并高脂血症患者有益。

特别提醒

《本草纲目》中说："韭菜多食则神昏目暗，酒后尤忌"。所以吃韭菜，最好控制在一顿 100 ~ 200 克。此外，韭菜性温，有阳亢及热性病症的人不宜食用。

这样搭配更健康

韭菜 + 鸡蛋  **保护心脑血管**

韭菜和鸡蛋混炒，可以起到补肾、行气、壮阳的作用，有助于保护痛风患者的心脑血管。

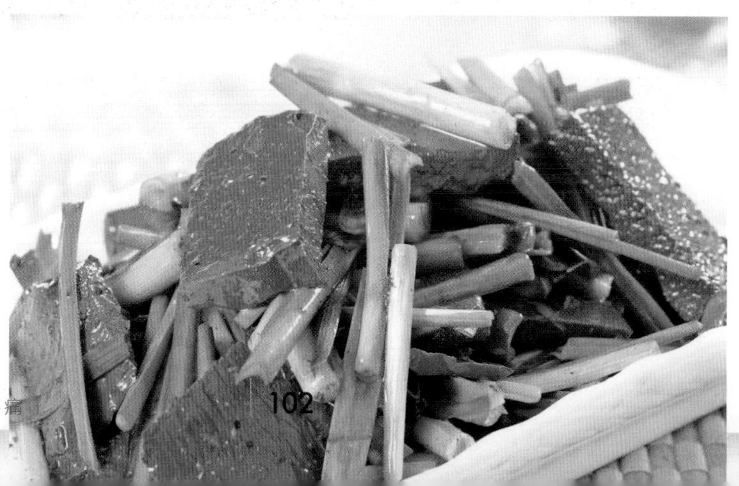

韭菜烧猪血

这是一道排毒菜，常吃能排出体内有害物质。

油　菜

嘌呤含量

中

热量

25千卡

散血消肿，降血脂

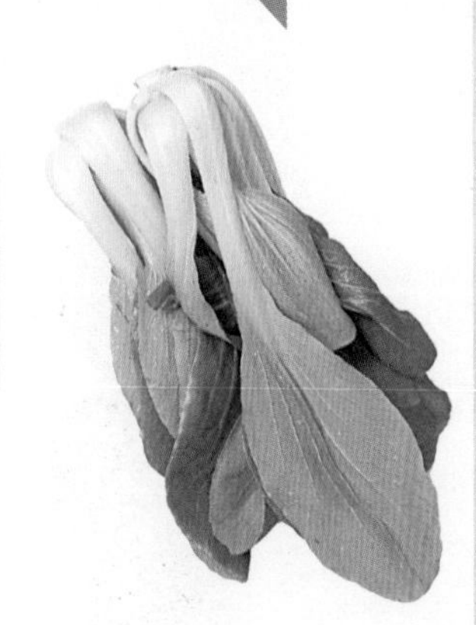

• 降尿酸功效全记录

油菜中维生素 C 的含量比较丰富，有助于降低痛风患者体内的尿酸水平。另外，中医认为，油菜有散血消肿、清热消毒之功效，可以帮助缓解痛风患者的不适。

• 这样吃更降尿酸

每 100 克油菜含嘌呤 30.2 克，建议痛风患者每天的食用量不超过 150 克。

痛风患者可以将整棵油菜焯烫后烹饪食用，以减少嘌呤的含量。另外，烹制油菜时宜用大火爆炒，以减少维生素的流失。

• 对哪种合并症有益

• 高血压

油菜富含胡萝卜素、钙等，具有明目、降压、调脂的作用。此外，油菜中丰富的钾元素，对痛风合并高血压患者非常有益。

特别提醒

1. 油菜应先洗后切，减少维生素的流失，也不应切碎久放，防止维生素 C 的氧化。
2. 吃剩的熟油菜过夜后勿食，以免造成亚硝酸盐沉积，食用后对身体造成不利影响。

• 这样搭配更健康

油菜 + 洋葱  **清热活血**

两者搭配，可以清热消毒，促进排便，使代谢废物排出体外，还可调节血浆胆固醇，对痛风合并高脂血症患者有益。

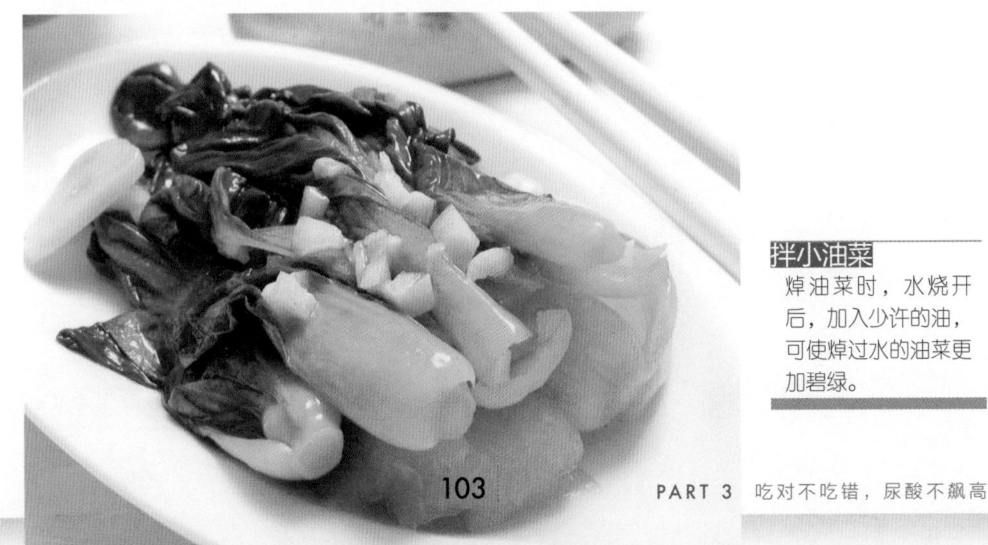

拌小油菜

焯油菜时，水烧开后，加入少许的油，可使焯过水的油菜更加碧绿。

水果类

樱　桃

嘌呤含量

低

热量

46千卡

缓解痛风关节炎

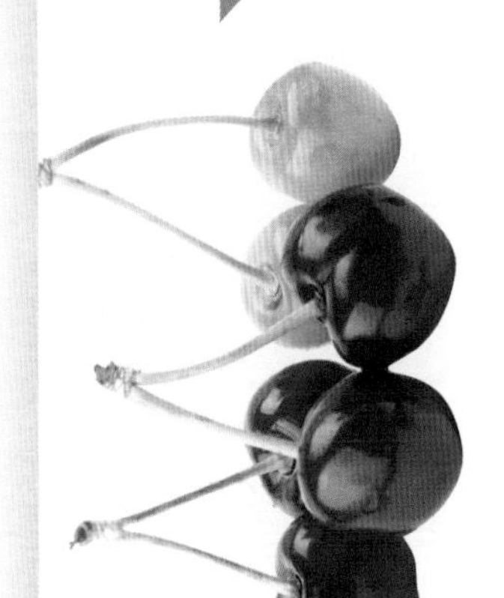

放心吃的低糖水果

糖分摄入增多会导致嘌呤代谢失常，造成尿酸升高

• 降尿酸功效全记录

樱桃里的槲皮素等植物功能成分能抑制肿瘤生长，花青素则能降低痛风的发病概率。樱桃所含的有效抗氧化剂可以促进血液循环，有助尿酸的排泄，能缓解痛风性关节炎引起的不适。

• 这样吃更降尿酸

樱桃果肉柔软多汁，味甜而稍酸，直接生食能很好地保留维生素 C、花青素等有益成分，每天吃 10 ～ 20 颗能预防体内尿酸升高。

• 对哪种合并症有益

• 冠心病

尿酸沉积在血管，动脉会慢慢硬化，阻碍血液流动，增加心脏病危险。樱桃所含有的花青素是很有效的抗氧化剂，可以促进血液循环，保护心脏健康。

特别提醒

樱桃的颜色越深，其花青素的含量越多。所以紫色樱桃抗氧化作用最强，深红色樱桃次之，浅红色樱桃再次，黄色樱桃最少。

• 这样搭配更健康

樱桃 ＋ 番茄  **抑制尿酸上升**

樱桃搭配番茄，可以补充维生素 C、钾等，促进排尿，抑制尿酸上升；还能补充花青素、番茄红素等抗氧化剂，保护心血管健康。

樱桃汁

樱桃80克，白开水1杯。樱桃洗净后去核，放入果汁机中加白开水搅成樱桃汁。锻炼后喝上一杯樱桃汁可以减轻肌肉酸痛。

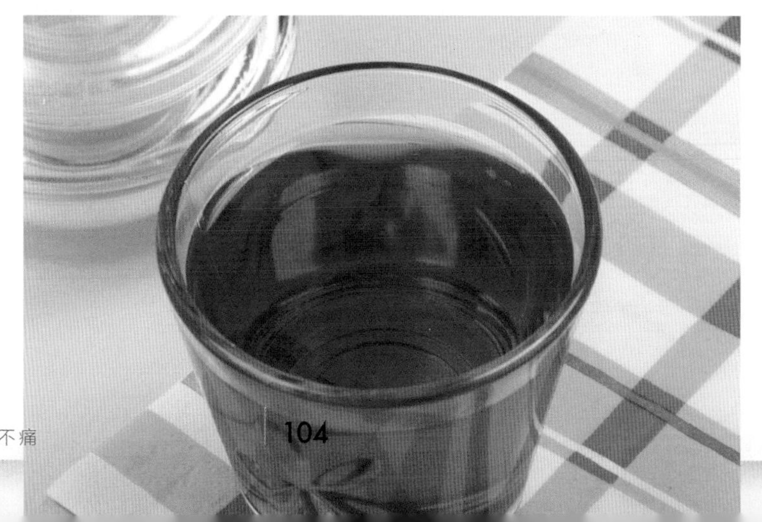

最佳食谱

樱桃粥

排毒降尿酸

材料 · 樱桃 7 颗，糯米 20 克，大米 50 克。

调料 · 白糖少许。

做法 ·

1. 大米和糯米洗净，煮粥。
2. 樱桃洗净，去核，切丁。
3. 加适量白糖入粥内，搅匀，加入樱桃丁即可。

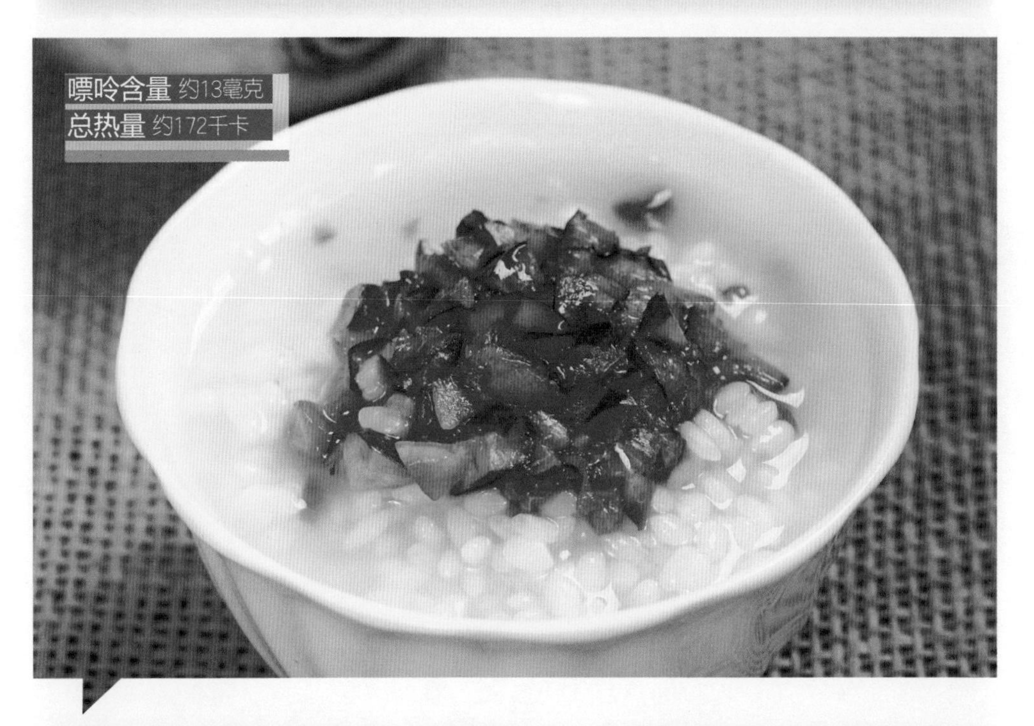

有益健康的食物组合			
菜名	食物组合	菜名	食物组合
樱桃柠檬水	樱桃+柠檬	樱桃黄瓜汁	樱桃+黄瓜
樱桃双皮奶	樱桃+牛奶+鸡蛋	草莓樱桃汁	樱桃+草莓
番茄樱桃汁	樱桃+番茄	樱桃火龙果排毒水	樱桃+火龙果+苏打水

柠 檬

嘌呤含量

低

热量

37千卡

促进结晶尿酸的溶解、排出

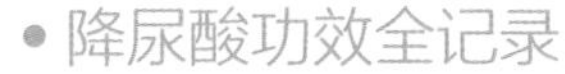

降尿酸功效全记录

柠檬富含维生素 C 和枸橼酸，能促造血、助消化、加速创伤恢复。其中所含的枸橼酸钾能抑制钙盐结晶，起到预防痛风性肾结石的功效，同时还能加速尿酸排出，预防尿酸盐的形成。

这样吃更降尿酸

柠檬最好切片泡水饮用，喝下后使体内维生素 C 维持在较高水平，从而防止体内尿酸升高。痛风患者不妨泡杯柠檬水当饮料。

对哪种合并症有益

• 高血压

柠檬水中富含钾及维生素 C，能帮助控制血压，缓解压力。柠檬水中还含有维生素 P，有助于增强毛细血管弹性，改善血液循环。

特别提醒

1. 柠檬干制以后即使仍有酸味，可主要营养成分都被破坏了。所以，要充分发挥柠檬的保健功效，应尽量食用鲜榨柠檬汁，少用干柠檬。
2. 胃酸过多者和胃溃疡者不宜饮用柠檬水。

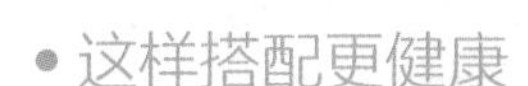

这样搭配更健康

柠檬 ＋ 绿茶  **抑制尿酸上升**

柠檬和绿茶都富含钾，有助于利尿降压。

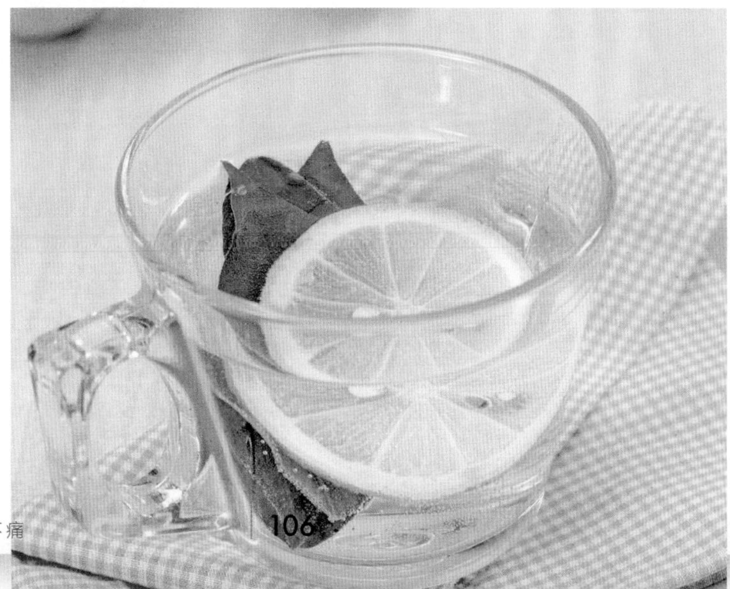

柠檬水

喝柠檬水要适量，每天不宜超过1000毫升。

最佳食谱

木瓜柠檬汁

改善关节肿痛，预防肾结石

材料 · 木瓜 150 克，柠檬 50 克。

做法 ·

1. 木瓜、柠檬分别去皮、去子，切小块。
2. 将备好的食材一同放入榨汁机中，加水搅打成汁后倒入杯中即可饮用。

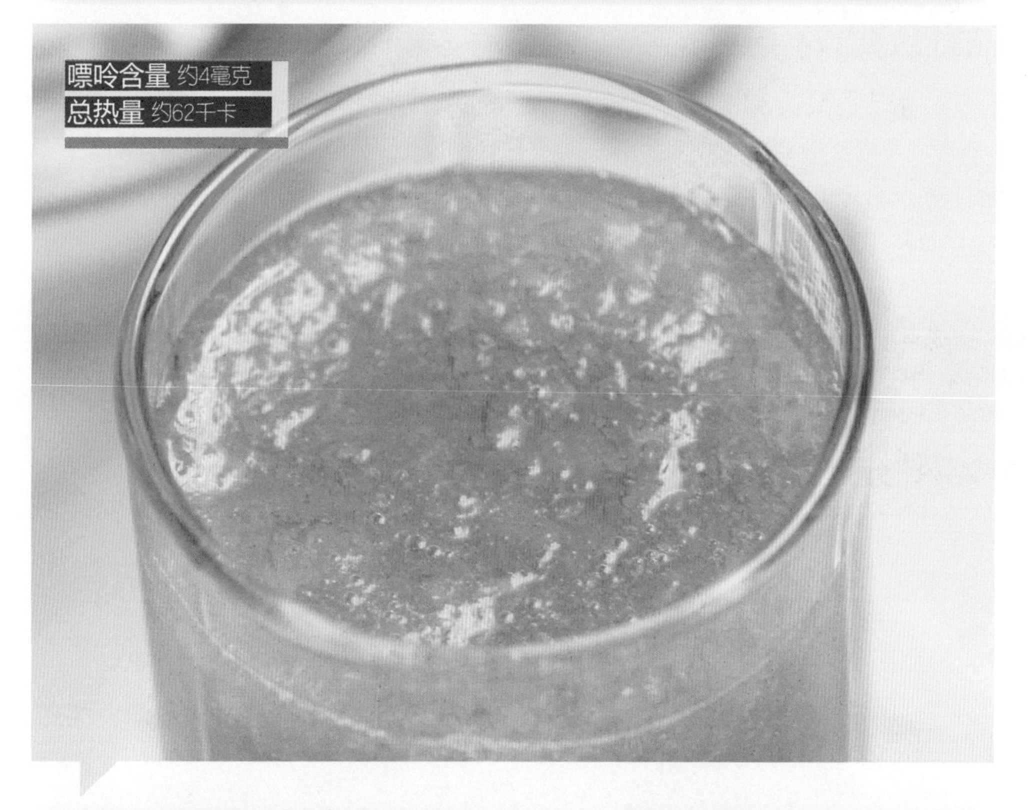

嘌呤含量 约4毫克
总热量 约62千卡

有益健康的食物组合

菜名	食物组合	菜名	食物组合
柠檬鸡	柠檬+鸡肉	蜂蜜柠檬苦瓜汁	柠檬+蜂蜜+苦瓜
草莓柠檬水	柠檬+草莓	柠檬冰红茶	柠檬+红茶
柠檬苹果醋	柠檬+苹果+白醋	柠檬番茄汁	柠檬+番茄

西瓜

嘌呤含量

低

热量

26千卡

低嘌呤的碱性好食材

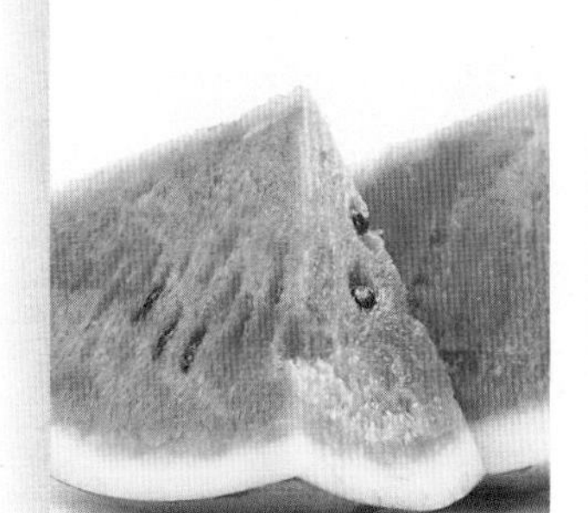

降尿酸功效全记录

西瓜含有的瓜氨酸是形成小便的主要成分，因此，西瓜有利尿作用，可以帮助降尿酸。而且西瓜嘌呤含量很低，还能降血脂、软化血管、保护心血管，非常适宜痛风急性期或痛风伴有高血压患者食用。

这样吃更降尿酸

西瓜去皮、子，直接榨汁，或加其他水果做沙拉，都能给身体快速补充水分，促进排尿，防止尿酸升高。

对哪种合并症有益

高血压

西瓜中富含水分，几乎不含脂肪，所以吃西瓜能够加快新陈代谢，有排毒、利尿的作用。另外，西瓜中所含的配糖体具有降血压的作用，有助于预防痛风合并高血压。

特别提醒

1. 西瓜皮具有利尿作用，鲜嫩的瓜皮还可润泽皮肤，因此西瓜皮最好不要丢弃。
2. 一次不宜食入过多西瓜。因为西瓜中的大量水分会冲淡胃液，引起消化不良和胃肠道抵抗力的下降。

这样搭配更健康

西瓜 + 薄荷  **清热利尿**

西瓜和薄荷，有清热解毒之功，而薄荷还有提神醒脑、镇静情绪的作用，搭配榨汁饮用，可清热利尿，抑制尿酸快速升高。

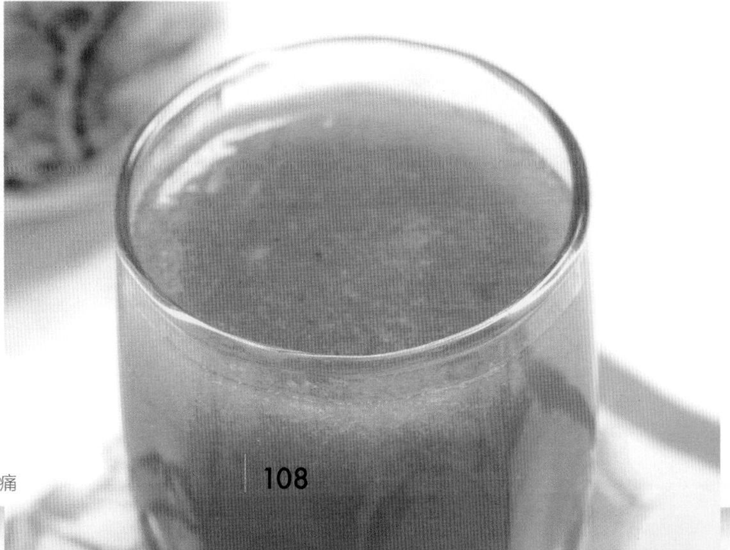

西瓜汁

西瓜汁具有明显的利尿作用，可以促进尿酸更快地排泄出体外。

最佳食谱

鸡蛋西瓜皮汤

健脑降压，抑制尿酸上升

材料 · 西瓜皮 200 克，鸡蛋 1 个，番茄 1 个。

调料 · 香油 1 克，盐适量。

做法 ·

1. 番茄洗净，去蒂去皮，切片；鸡蛋打散；西瓜皮洗净，去外层绿皮，切细条。
2. 汤锅加水，加入西瓜皮细条，煮软后，依次加番茄片、鸡蛋液，加盐，淋香油调味即可。

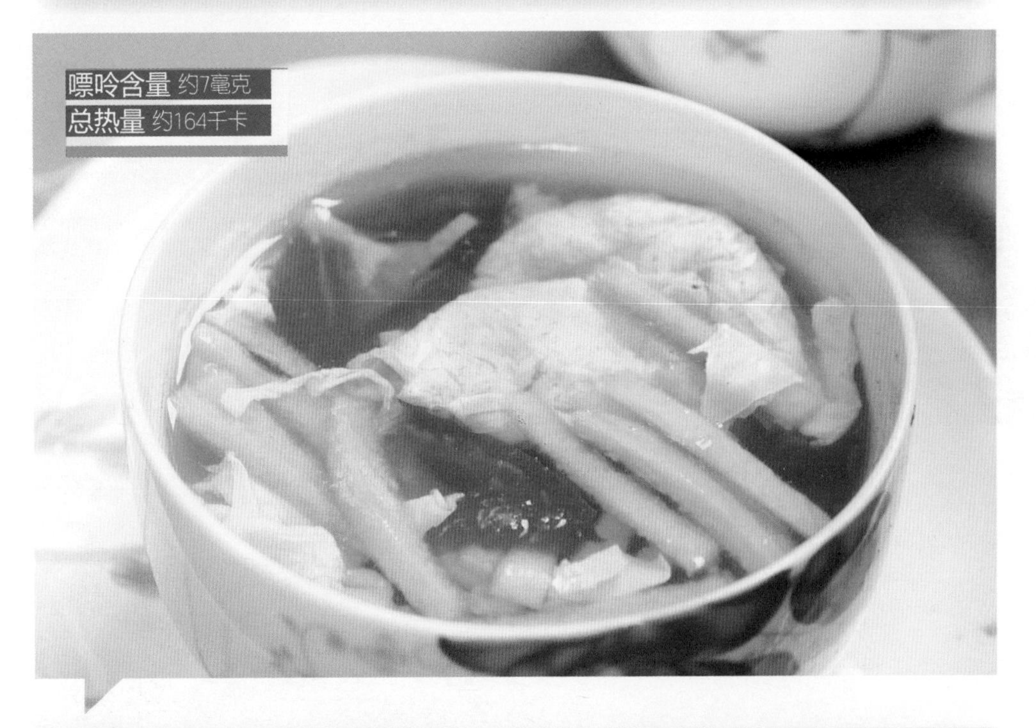

有益健康的食物组合

菜名	食物组合	菜名	食物组合
西瓜拼盘	西瓜+苹果+樱桃	西瓜西柚汁	西瓜+西柚
西瓜芹菜汁	西瓜+芹菜	西瓜皮饺子	西瓜皮+鸡蛋+面粉
西瓜橙子汁	西瓜+橙子	西瓜米露	西瓜+西米+牛奶

草 莓

嘌呤含量

低

热量

32千卡

为痛风患者排毒

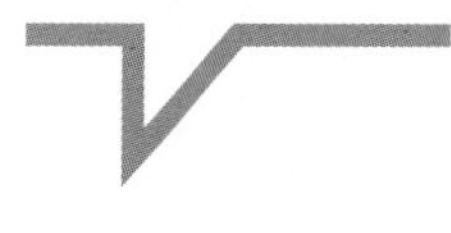

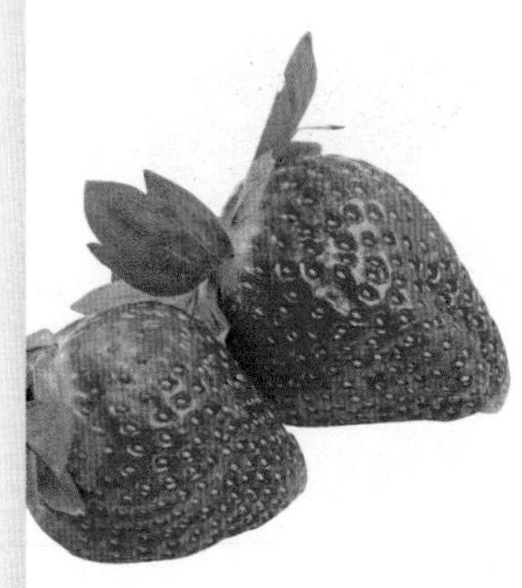

• 降尿酸功效全记录

草莓中富含维生素C和钾。维生素C除了可以预防坏血病、高血压、高脂血症等疾病外，还可以预防体内尿酸水平升高，所以痛风患者可以常食草莓。

• 这样吃更降尿酸

将草莓切半，再放些新鲜的绿叶蔬菜（如生菜）、新鲜的薄荷和少许苹果醋，可以很好地降尿酸。

• 对哪种合并症有益

• 糖尿病、高脂血症及心血管疾病

草莓中富含花青素，还含有鞣花酸、果胶、多酚等多种生理活性成分，常吃草莓可以降低“坏胆固醇”和甘油三酯水平，并能增强红细胞抗氧化能力，对糖尿病、高脂血症、动脉硬化、高血压、冠心病等疾病，都有积极的预防和改善作用。

特别提醒

草莓越新鲜，维生素C的含量就越高，现买现吃是一种既简便又科学的食用方法。

• 这样搭配更健康

草莓 + 牛奶  **预防心血管疾病**

草莓富含维生素C和膳食纤维，牛奶富含优质蛋白质和钙，两者搭配，营养上互相补充，而且还能帮助痛风患者预防心血管疾病的发生。

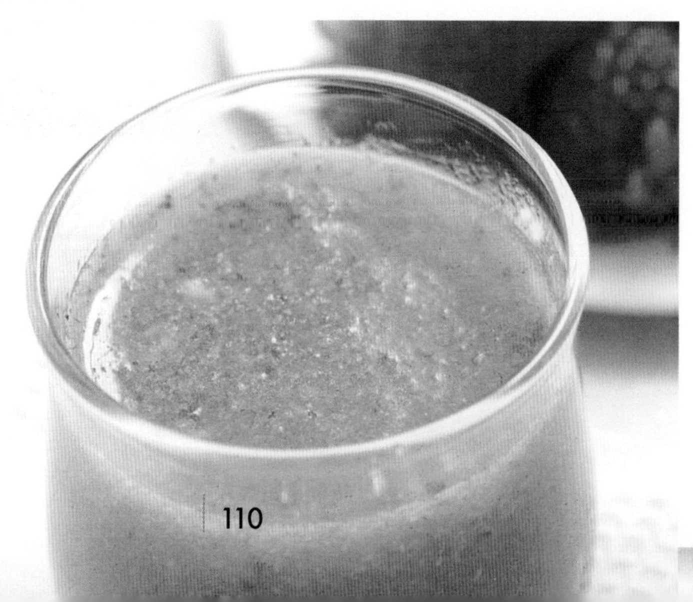

草莓汁

草莓榨汁前一定要仔细、彻底地清洗干净，可采用流水冲洗法。

最佳食谱

草莓杏仁奶

降尿酸，调血脂

材料 · 草莓 100 克，杏仁 20 克，牛奶 100 毫升。

做法 ·

1. 草莓去蒂，洗净，切块；杏仁洗净，切碎。
2. 将备好的材料一起放入果汁机中，搅打均匀即可。

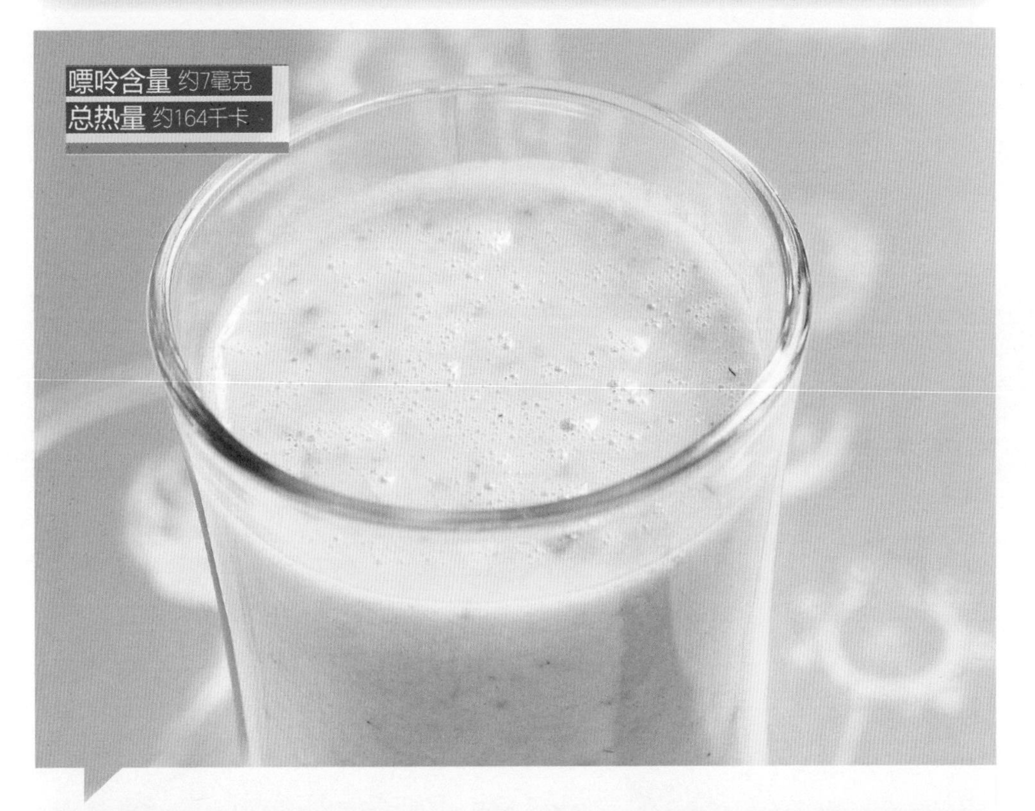

有益健康的食物组合

菜名	食物组合	菜名	食物组合
草莓柠檬水	草莓+柠檬	草莓椰汁	草莓+椰子
草莓粥	草莓+大米	草莓樱桃汁	草莓+樱桃
草莓山药	草莓酱+山药	草莓牛奶	草莓+牛奶

猕猴桃

嘌呤含量

低

热量

16千卡

补充维生素C 降尿酸

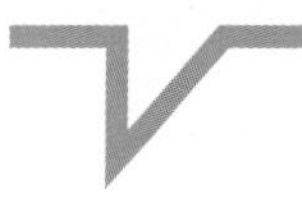

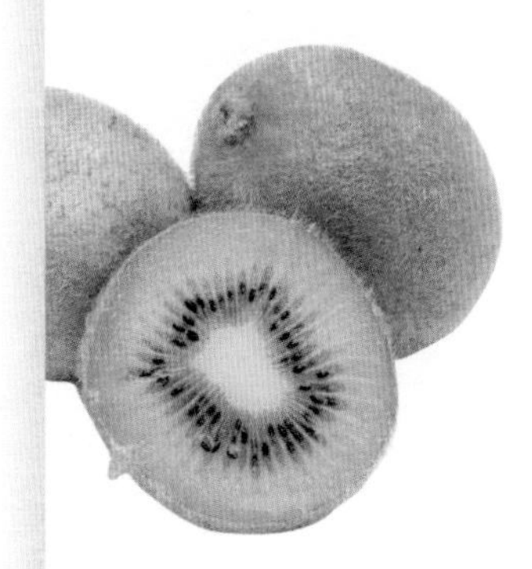

• 降尿酸功效全记录

猕猴桃被称为“维生素 C 之王”，其所含维生素 C 在人体内利用率高达 94%。维生素 C 有助于降低体内尿酸水平。另外，猕猴桃含较多的钾，有利尿通淋的功效，可以促进尿酸的排泄。

• 这样吃更降尿酸

痛风患者每天只需吃一个中等大小的猕猴桃鲜果或饮一杯猕猴桃汁即可使体内维生素 C 水平维持在一定浓度，从而有效调节血尿酸。

• 对哪种合并症有益

• 心血管疾病及关节炎

尿酸沉积在关节处，会加重关节炎的疼痛。猕猴桃富含膳食纤维，能降低血液中脂质含量，从而防止动脉粥样硬化、心血管疾病。另外，猕猴桃富含的维生素 C 可以使关节炎的发病风险大大降低。

特别提醒

猕猴桃食用时间以饭后 1 ~ 3 小时较为合适（因为猕猴桃富含蛋白酶，可以帮助消化），不宜空腹吃。

• 这样搭配更健康

猕猴桃 + 薏米  **利尿消肿**

猕猴桃和薏米都具有利尿作用，搭配食用，不仅营养上互相补充，而且薏米健脾止泻，能防止脾胃虚寒的人吃多了猕猴桃造成的腹泻。

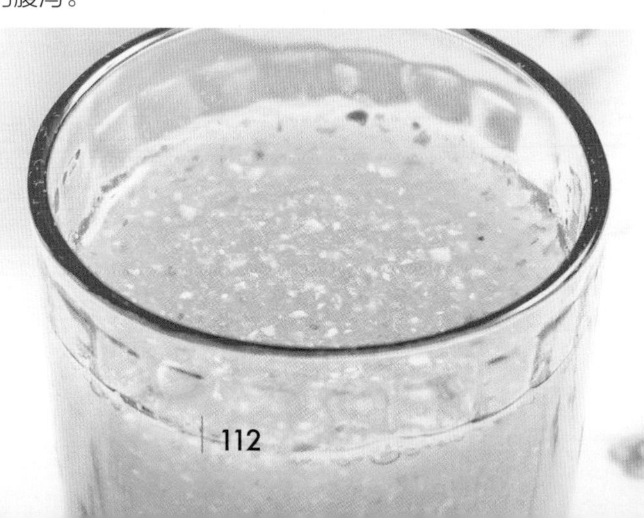

猕猴桃汁

打汁时也要将猕猴桃子嚼碎吃掉，更有利于营养成分的吸收。

最佳食谱

银耳猕猴桃羹

预防痛风合并高血压

材料 · 猕猴桃 100 克，银耳 10 克，莲子 20 克。

调料 · 冰糖少许。

做法 ·

1. 猕猴桃去皮，切丁；莲子洗净；银耳用水泡发30分钟，去蒂，撕成小朵。
2. 锅内放水，加入银耳，大火烧开，加入莲子，转中火熬煮40分钟。
3. 加入适量冰糖，倒入猕猴桃丁，搅拌均匀即可。

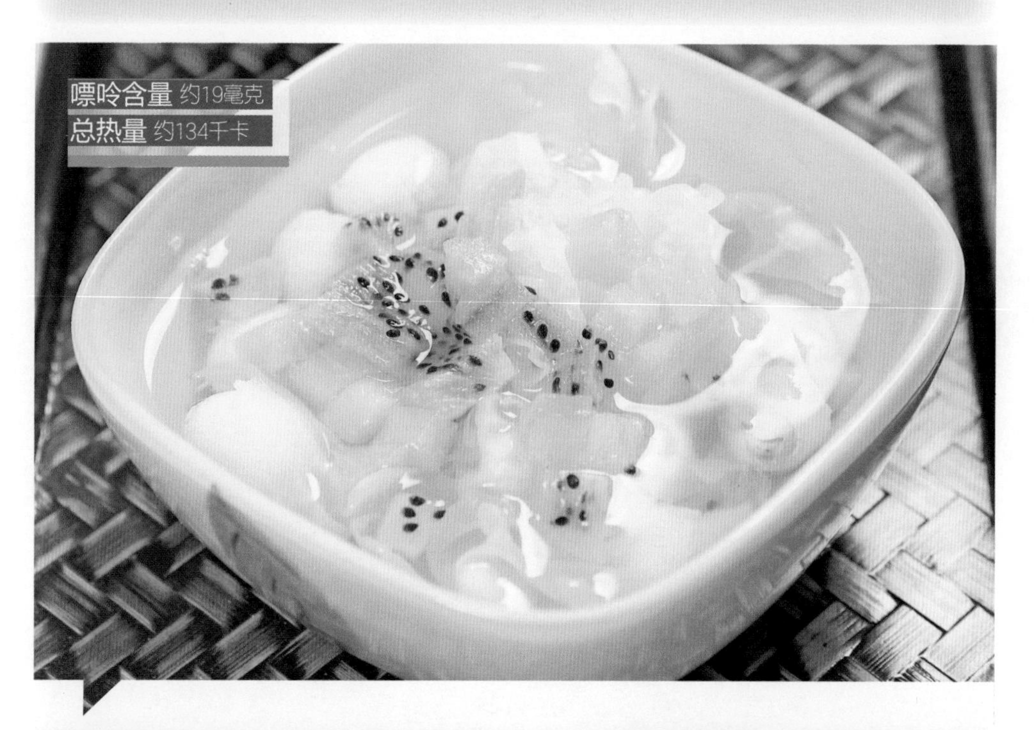

有益健康的食物组合

菜名	食物组合	菜名	食物组合
猕猴桃奶	猕猴桃+牛奶	猕猴桃黄瓜汁	猕猴桃+黄瓜
猕猴桃橙汁	猕猴桃+橙子	猕猴桃苹果汁	猕猴桃+苹果
猕猴桃梨汁	猕猴桃+梨	猕猴桃米酪	猕猴桃+大米

梨

嘌呤含量

低

热量

50千卡

有助于肾脏排泄尿酸

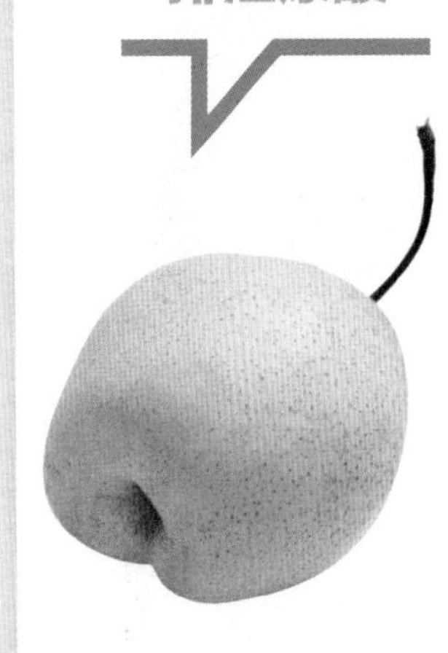

梨汁

梨汁能利尿通便和解热止咳，选择新鲜饱满的梨榨汁为好。

• 降尿酸功效全记录

梨有“百果之宗”的美称，具有生津止渴、清热化痰的功效。梨富含的维生素和果胶能保护心脏并促进尿酸排出，对预防痛风性关节炎等有很大帮助，被称为“抗风使者”。

• 这样吃更降尿酸

梨除了当水果吃，还能榨汁、煲汤食用。痛风患者最好煮梨水喝，并且把梨肉也吃下去，既能发挥利尿作用，又能保证足够的营养摄入。

• 对哪种合并症有益

• 高血压及高脂血症

研究发现，梨有降压、镇静作用，适合肝阳上亢型高血压患者常食。另外，梨富含膳食纤维，膳食纤维能减少胆固醇的吸收，能降低血中胆固醇的水平，有助于预防痛风合并高脂血症。

特别提醒

1. 炖梨以香梨、鸭梨为好，而沙梨等过于粗糙，不宜用来炖食，直接食用更佳。
2. 脾胃虚寒、畏冷食的人应少吃梨。

• 这样搭配更健康

梨 + 百合  预防痛风关节炎

百合同梨搭配，有助于肾脏排出尿酸，可防治痛风性关节炎。

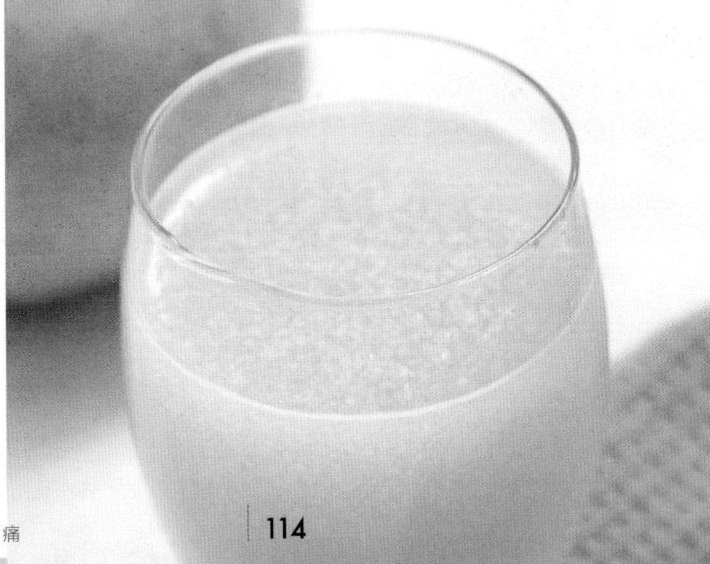

最佳食谱

冰糖蒸梨

有助于肾脏排出尿酸

材料 · 梨 200 克，冰糖 5 克。

做法 ·

1. 梨洗净，去皮，切半去核。
2. 将冰糖放在梨核的位置，放入碗里，上锅隔水蒸15分钟左右即可。

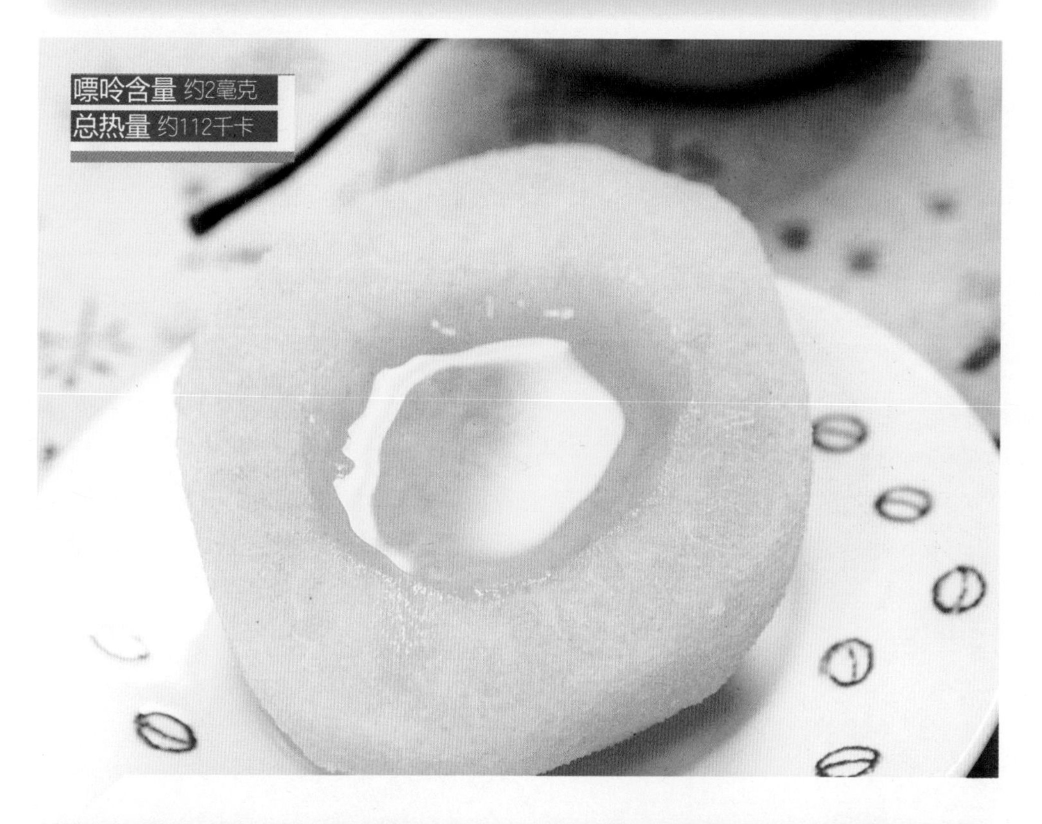

有益健康的食物组合			
菜名	食物组合	菜名	食物组合
梨藕汁	梨+莲藕	石榴梨汁	梨+石榴
柠檬梨汁	梨+柠檬	红酒雪梨	梨+红酒
川贝梨汤	梨+川贝	雪梨蒸蛋	梨+鸡蛋

菠萝

嘌呤含量
低

热量
44千卡

高钾利尿，消炎消肿

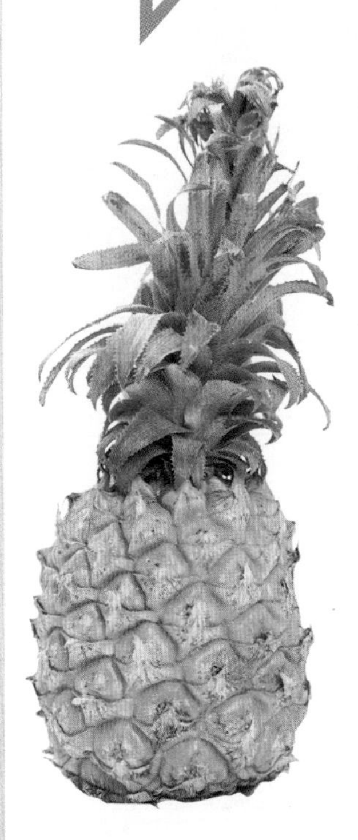

菠萝汁
感冒或发热的时候喝上一杯鲜榨的菠萝汁，可帮助退热，增强免疫力。

降尿酸功效全记录

菠萝味甘、微酸，性平，含有碳水化合物、维生素C及钾元素等，能够生津止渴、消炎消肿，降低血尿酸水平，适于痛风患者食用。

这样吃更降尿酸

痛风患者可将60克菠萝肉和30克鲜白茅根煎水，代茶饮用有利尿、促进尿酸排出的作用。

对哪种合并症有益

肥胖症

菠萝含有丰富的果汁，其成分能有效地分解脂肪，有助于减肥，还能利尿降压。另外，菠萝所含的菠萝蛋白酶能有效分解肉类食物中的蛋白质，增加肠胃蠕动，有助于营养吸收。

特别提醒

患口腔溃疡、溃烂性胃炎、消化性溃疡及脾胃虚寒的人应少吃或不吃菠萝，以免引起身体不适。

这样搭配更健康

菠萝 + 猪瘦肉  **补充优质蛋白质**

菠萝中含有菠萝蛋白酶，有助于分解猪肉蛋白，两者搭配食用，能促进痛风患者对猪肉蛋白的消化吸收，提高痛风患者免疫力。

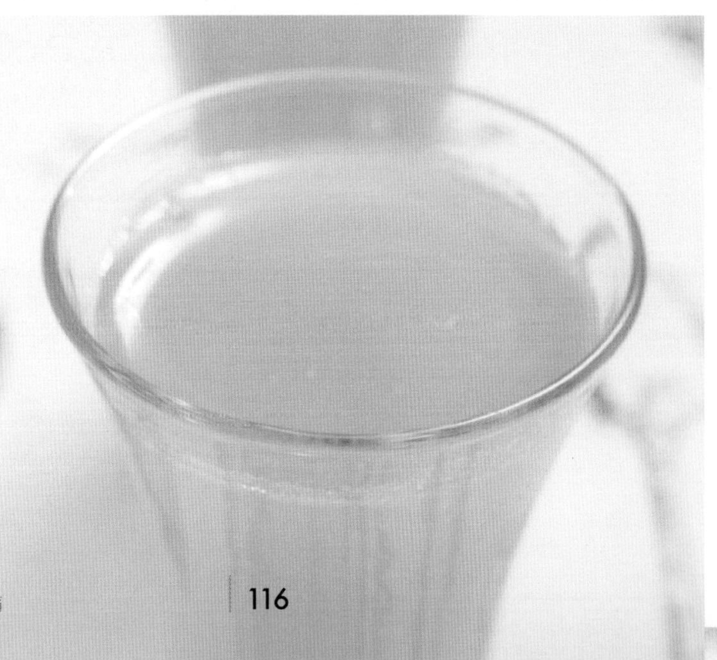

最佳食谱

番茄菠萝苹果汁

利尿护心，预防痛风合并心血管疾病

材料 · 菠萝、番茄各 100 克，苹果 75 克。

调料 · 柠檬汁适量。

做法 ·

1. 菠萝用盐水浸泡 30 分钟，再用白开水浸泡后切块；苹果洗净，去核。
2. 将番茄洗净，在表面切一个小口，用开水烫一下，剥去表皮，切成小块。
3. 将处理好的菠萝、苹果、番茄倒入榨汁机中榨汁，加入柠檬汁拌匀即可。

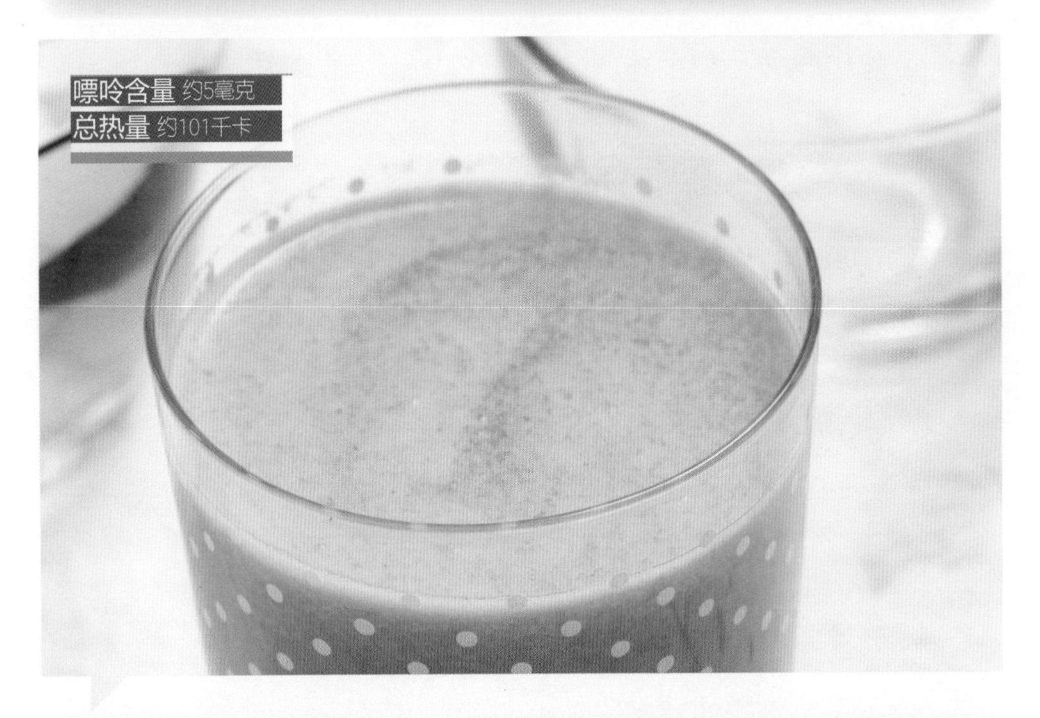

有益健康的食物组合			
菜名	食物组合	菜名	食物组合
菠萝橙汁	菠萝+橙子	菠萝鸡	菠萝+鸡肉
菠萝饭	菠萝+玉米+糯米	水蜜桃菠萝汁	菠萝+水蜜桃
菠萝粥	菠萝+大米	菠萝雪梨汁	菠萝+雪梨

适量吃的中糖水果

葡萄

嘌呤含量
低

热量
44千卡

低嘌呤的碱性好食材

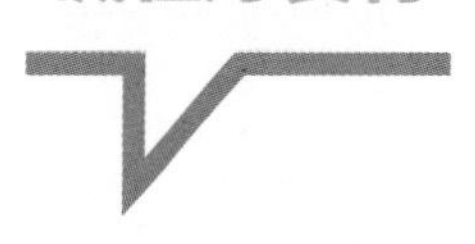

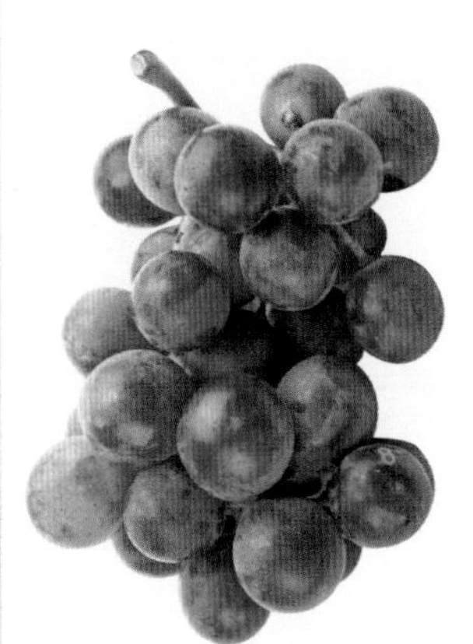

• 降尿酸功效全记录

葡萄能补气血、利小便、舒筋活血，可以促进体内的新陈代谢，有助于尿酸的排泄，且葡萄是一种嘌呤含量很低的碱性水果（碱性环境中尿酸盐易溶解，在酸性条件下易结晶），故适合痛风患者食用。

• 这样吃更降尿酸

葡萄的含糖量在 10% ~ 15%，糖分摄入增多会导致嘌呤代谢失常，造成尿酸升高。建议痛风患者每天食用葡萄的量在 100 克左右为宜。

葡萄汁不仅可以利尿，还可以降低肾脏的白蛋白和氯化钠，痛风患者最好带皮和子榨汁过滤后饮用，以便更好地利用葡萄中所含的营养成分，起到降尿酸、保护肾脏的作用。

• 对哪种合并症有益

• 心血管疾病

在葡萄的皮、子和汁中有一种天然的抗胆固醇物质，能对抗人体血清胆固醇和降低血小板的凝集力，对防止血管硬化、冠心病、高胆固醇血症都有一定食疗作用，从而可以预防痛风合并心血管疾病。

特别提醒

1. 吃完葡萄不宜马上喝水，以免导致腹泻。
2. 葡萄最好在饭前或饭后 1 小时吃。

• 这样搭配更健康

葡萄 ＋ 枸杞子  **补肾利尿**

枸杞子含有丰富的 B 族维生素、天然多糖，葡萄中含维生素 C 与铁，两者搭配是很好的补血、补肾利尿组合。

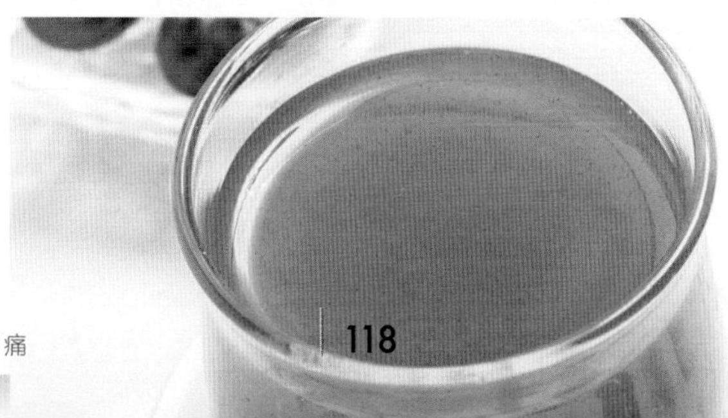

紫葡萄汁
紫葡萄汁中的抗氧化物质含量较高，能降低心脏病的发病风险。

香蕉

嘌呤含量

低

热量

46千卡

低脂肪、高钾，促进尿酸排出

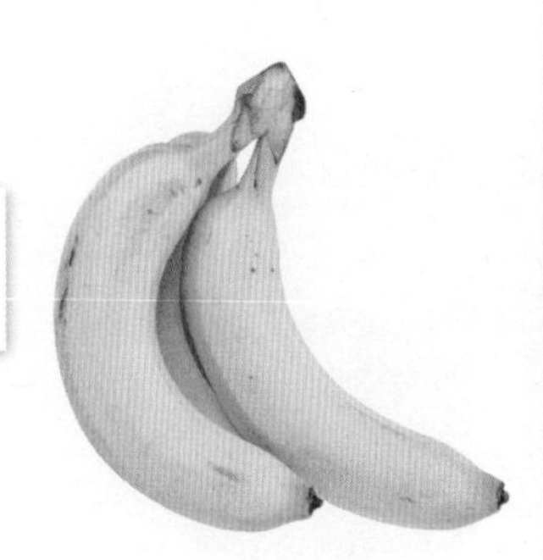

- 降尿酸功效全记录

香蕉钠少钾多，可促进尿酸排出体外，而且香蕉可以适当用来替代主食，适合痛风伴肥胖患者食用。

- 这样吃更降尿酸

香蕉含糖量高达 20%，吃多了会升高血糖影响嘌呤代谢，建议痛风患者每天的食用量以不超过 65 克为宜（1 根小香蕉重约 110 克，可食部分约 65 克）。

香蕉搭配橙子、木瓜、苹果、雪梨等榨汁，可以补钾利尿，促进尿酸的排出，还对人的心脏和肌肉功能很有好处。

- 对哪种合并症有益

- **高血压**

香蕉中含有血管紧张素转换酶抑制物质，可抑制血压升高。香蕉含钠量极低，富含具降压作用的钾离子，可减缓钠离子过多造成的血压升高和血管损伤，钾离子还具有保护心肌细胞、改善血管功能的作用。

特别提醒

香蕉含有很高的钾（会通过肾小管排出），肾功能不全者一定要少吃，以免加重肾脏的负担。

- 这样搭配更健康

香蕉 + 牛奶  **通便降压**

两者搭配，不仅能为身体提供丰富的钾，同时还能提供优质蛋白质。香蕉和牛奶还有润肠通便之功，减少因便秘而造成痛风急性发作的概率。

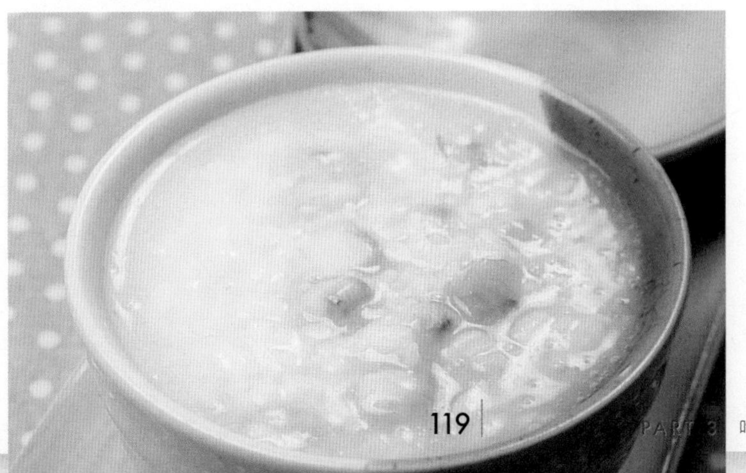

香蕉粥

香蕉2根，大米50克，共煮粥。

苹 果

嘌呤含量

低

热量

54千卡

抗炎降压“佼佼者”

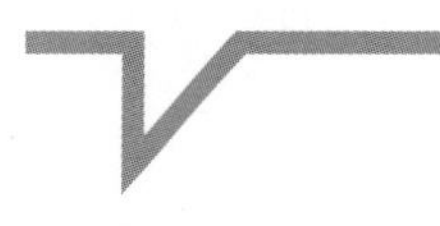

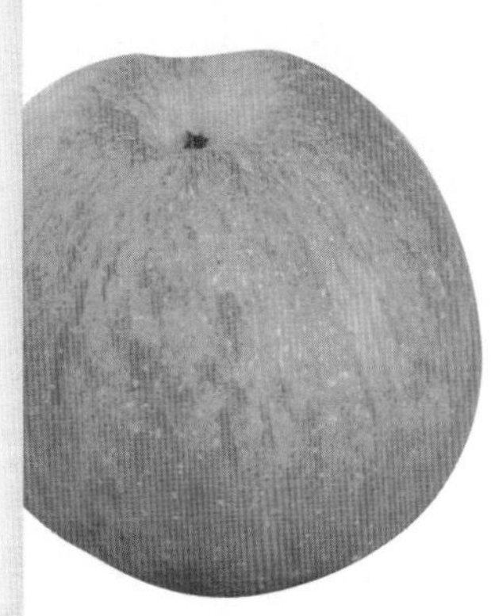

• 降尿酸功效全记录

苹果富含碱性成分，被称作“水果之王”，其含有多种维生素，同时富含钾，能帮助中和体内过多的酸，从而碱化尿液，还能促进结晶尿酸的溶解、排出。

• 这样吃更降尿酸

苹果含糖量达 10% ~ 14%，吃多了会升高血糖影响嘌呤代谢，建议痛风患者每天的食用量在 100 克为宜。苹果与土豆一起榨汁饮用，有助于补钾利尿，并有助于预防痛风并发症，痛风患者可以适当饮用。

• 对哪种合并症有益

• 肥胖及高脂血症

一个中等大小的苹果中约含有 5 克的膳食纤维，吃苹果的时候细嚼慢咽会产生“饱腹感”。膳食纤维能起到降低血脂的作用，还可增加饱腹感。痛风合并肥胖的患者在饭前适量吃些苹果，能达到减肥的效果。

特别提醒

苹果分富士、黄香蕉、国光等品种，富士苹果偏甜，国光苹果偏酸。对于痛风合并糖尿病患者而言，不要吃太甜的苹果，应选青色的酸味水果。因为酸度高的水果，血糖生成指数相对较低。

• 这样搭配更健康

苹果 + 魔芋  **帮助减肥**

魔芋是低热量高膳食纤维的食物，与苹果同食可以促进肠道蠕动，并可减少刺激性食物或油腻食物的摄入，是痛风合并肥胖症患者的理想菜肴。

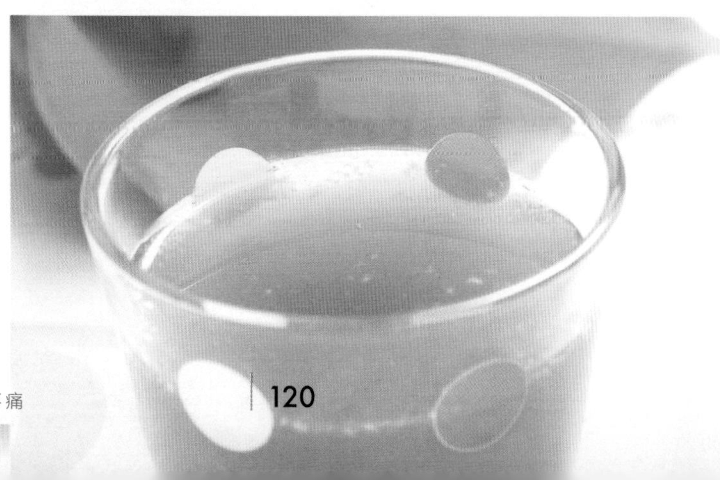

苹果汁

苹果皮中不仅含有丰富的膳食纤维，还含有丰富的抗氧化成分及生物活性物质。所以，苹果宜带皮榨汁。

橙子

嘌呤含量
低

热量
48千卡

预防
痛风结石

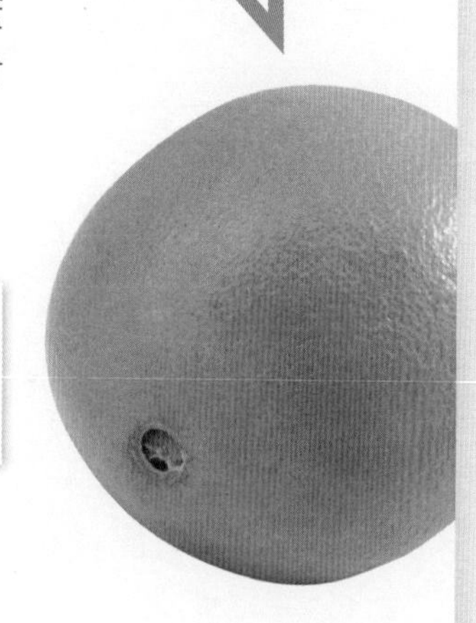

降尿酸功效全记录

橙子性凉，维生素 C 的含量比橘子高，有清火、解毒的功效，是适合痛风患者急性期和缓解期食用的水果。此外，橙子中也富含钾及水分，能促进尿酸的排出。

这样吃更降尿酸

橙子含糖量达 9% ~ 13%，为避免血糖升高进而诱发嘌呤代谢紊乱，建议痛风患者每天的食用量在 100 克为宜。橙子可直接生食，也可榨汁喝。若榨汁应立即饮用，否则其维生素 C 很快就会被氧化。

对哪种合并症有益

心血管疾病及高脂血症

橙子中维生素 C、胡萝卜素的含量高，能软化和保护血管、降低胆固醇和血脂。另外，橙子中果胶能帮助身体尽快排泄废物、脂类及胆固醇，并减少外源性胆固醇的吸收，排毒的同时还可以降低血脂。

特别提醒

橙子不宜一次食用过量，以免产生恶心、呕吐等症状；且其中含有丰富的胡萝卜素，如果吃太多，容易使色素沉积在四肢末端，出现手脚皮肤发黄，但停止食用就会恢复正常肤色。

这样搭配更健康

橙子 + 樱桃  **预防结石**

橙子中丰富的维生素 C 可抑制胆固醇在肝内转化为胆汁酸，降低胆汁中胆固醇的浓度；樱桃富含的膳食纤维可促进胆汁酸和胆固醇的排出。两者搭配能够帮助痛风患者预防胆结石。

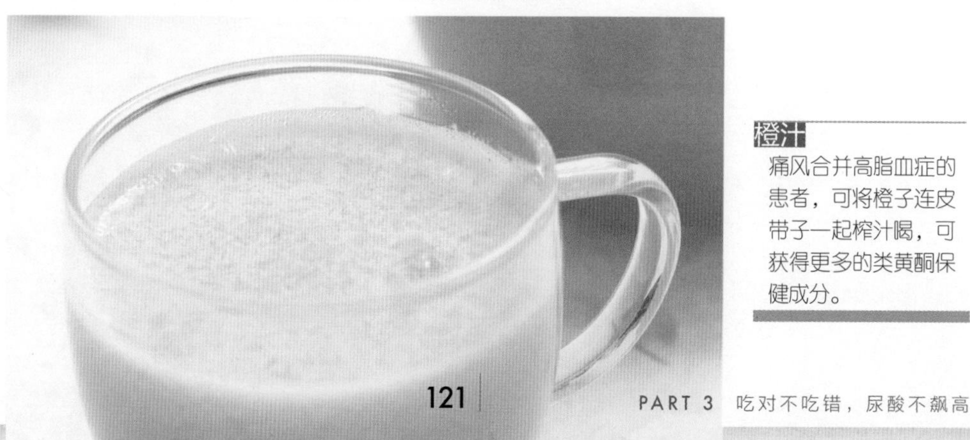

橙汁
痛风合并高脂血症的患者，可将橙子连皮带子一起榨汁喝，可获得更多的类黄酮保健成分。

肉蛋类

猪血

嘌呤含量

低

热量

55千卡

低嘌呤的“液态肉”

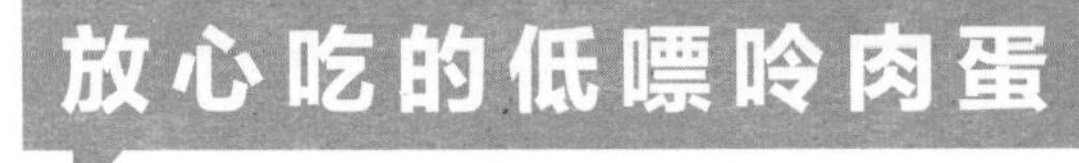

降尿酸功效全记录

猪血素有“液态肉”之称，也被叫作“血豆腐”，营养丰富。其所含蛋白质的氨基酸比例与人非常相似，很容易被人体吸收，而且猪血中嘌呤含量很低，因此，猪血很适合痛风患者食用。

这样吃更降尿酸

用大白菜、小白菜炒猪血，不仅嘌呤含量低，而且还利尿，有助于促进尿酸的排出。

对哪种合并症有益

• 心血管疾病、冠心病及高脂血症

猪血含有一定量的卵磷脂，有抑制低密度脂蛋白的作用，可预防动脉硬化，对痛风合并高血压、痛风合并冠心病、痛风合并高脂血症有益。

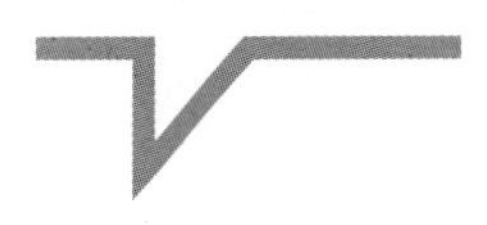

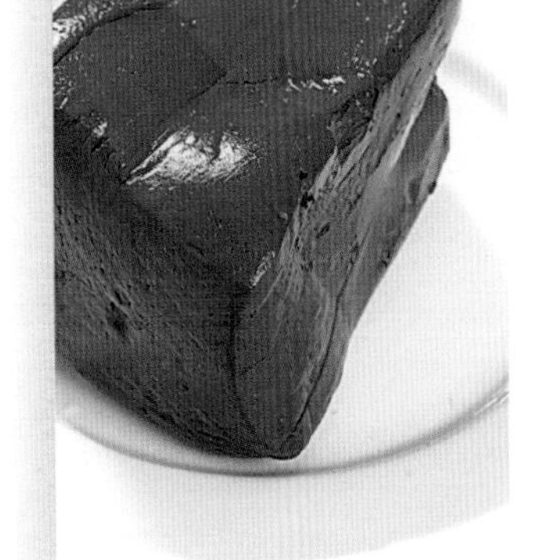

特别提醒

1. 猪血最好先用热水烫一下，这样可以去除腥味。需要注意的是，在烹饪时，一定要把猪血焯透、炒熟。
2. 猪血不宜单独烹饪，最好搭配木耳等。

这样搭配更健康

猪血 + 木耳  清肠排毒

两者同食，可清肠排毒，降低血液中的尿酸、脂质含量，保护血管。

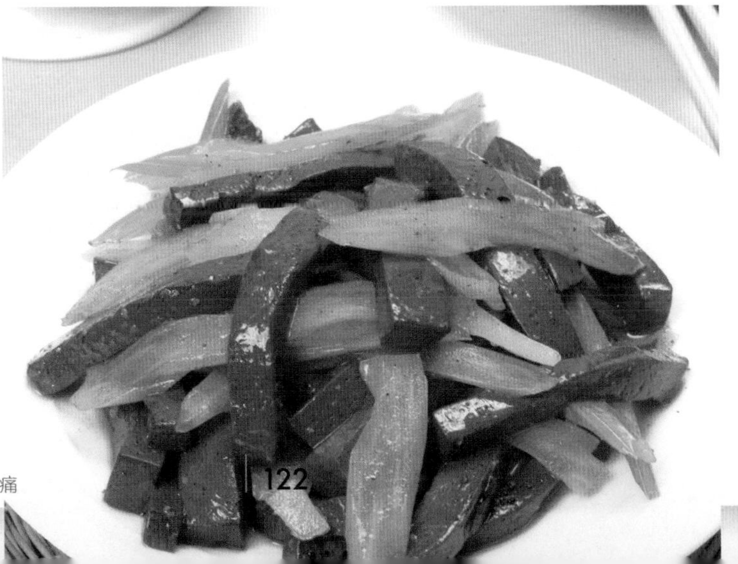

芹菜炒猪血

芹菜和猪血搭配，不仅味美，而且营养互补，有助于健康。

最佳食谱

香菜炒猪血

预防痛风合并冠心病

材料 · 猪血 200 克，香菜、红甜椒各 20 克。

调料 · 盐 2 克。

做法 ·

1. 猪血冲洗干净，切成条；香菜洗净，切成段；红甜椒洗净，切成丝。
2. 油锅烧热，放入红甜椒丝爆香，再放入猪血条翻炒至熟。
3. 放入香菜段，继续翻炒至断生即可。

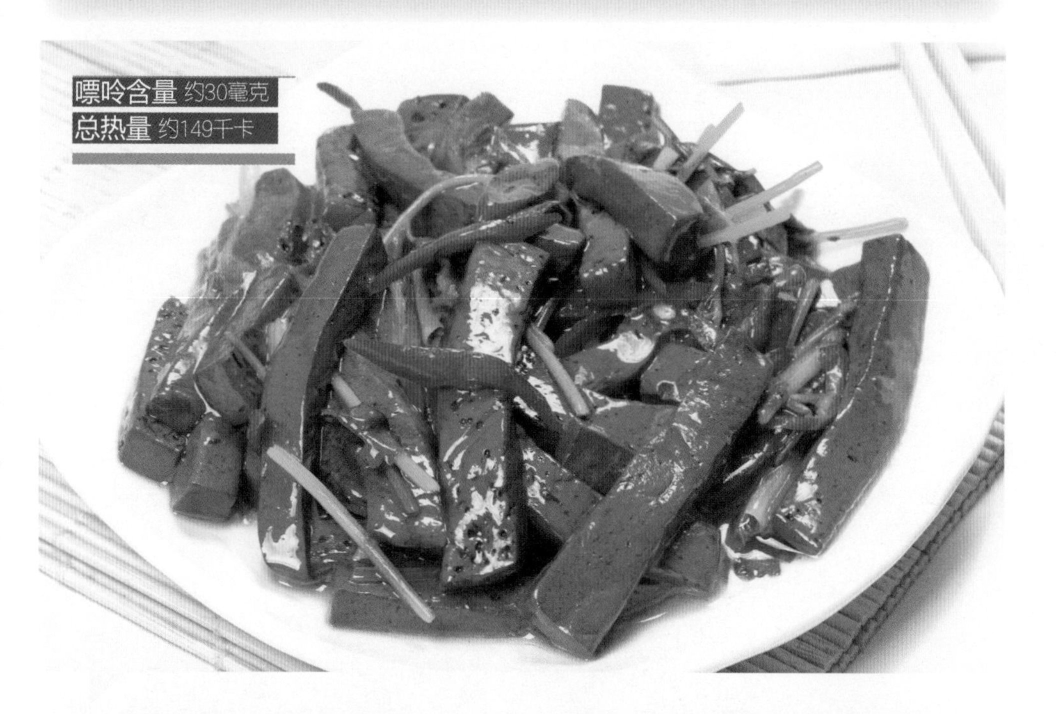

有益健康的食物组合			
菜名	食物组合	菜名	食物组合
空心菜炒猪血	猪血+空心菜	木耳烩猪血	猪血+木耳
白菜烧猪血	猪血+白菜	生菜猪血	猪血+生菜
小葱炒猪血	猪血+小葱	青椒炒猪血	猪血+青椒

鸡　蛋

嘌呤含量
低

热量
144千卡

低嘌呤，高蛋白，营养棒

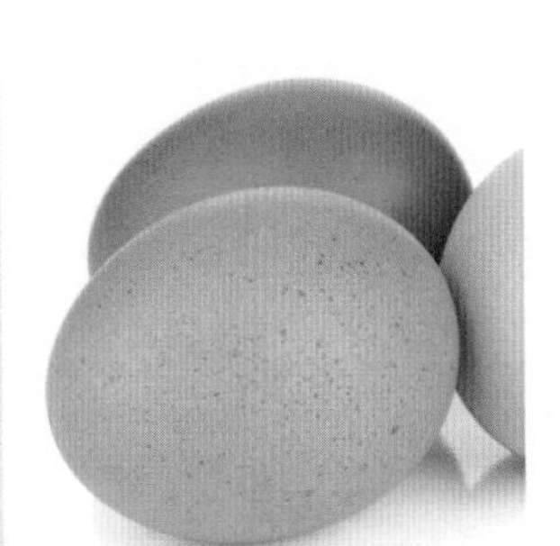

降尿酸功效全记录

现代营养学认为鸡蛋营养丰富，是优质蛋白质的最佳来源之一，还含有多种维生素和矿物质。而且鸡蛋含嘌呤较低，是痛风患者优选食材。

这样吃更降尿酸

鸡蛋与具有利尿作用的番茄、丝瓜、西葫芦等做成汤饮用，可以促进尿酸的排出。

对哪种合并症有益

心血管疾病及高脂血症

现代医学认为，蛋黄中含有丰富的卵磷脂，可以帮助脂类代谢，有助于调节血脂。而且鸡蛋中含有多不饱和脂肪酸，对预防心脏病有益。

特别提醒

1. 做带壳水煮蛋，鸡蛋应该冷水下锅，慢火升温，沸腾后微火煮 3 分钟，停火后再浸泡 5 分钟。
2. 吃鸡蛋最好是蛋清蛋黄一起吃，可以蒸煮着吃或者做蛋花汤吃，这样最容易消化。

这样搭配更健康

鸡蛋 ＋ 番茄  **保护血管，降血压**

鸡蛋缺乏维生素 C，所以搭配番茄来炒可以弥补不足。两者搭配，不仅营养更全面，还可以保护血管，降血压，防治动脉粥样硬化，很适合痛风合并高血压者食用。

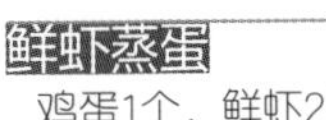

鲜虾蒸蛋

鸡蛋1个，鲜虾2只，蒸熟食用。

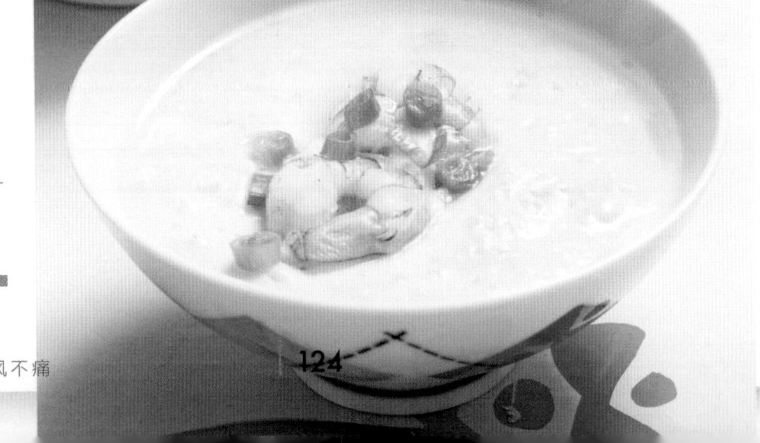

适量吃的中嘌呤肉蛋

鸡肉

嘌呤含量

中

热量

167千卡

适合痛风合并高脂血症患者

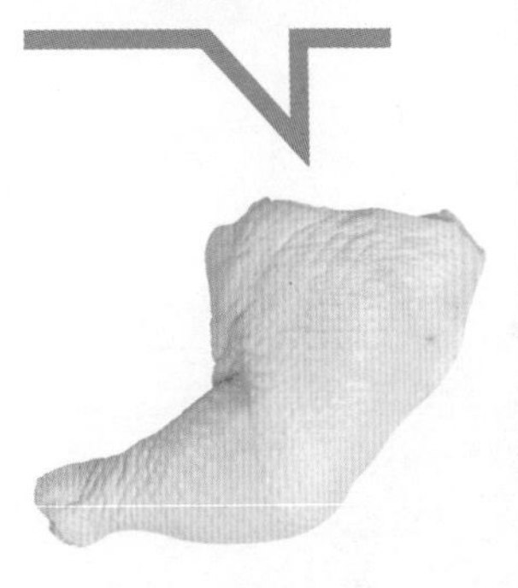

• 降尿酸功效全记录

鸡肉中含有丰富的氨基酸，能提高机体抵抗力，其含有的油酸和亚油酸能降低低密度脂蛋白含量，其嘌呤含量中等，适合痛风合并高脂血症患者在缓解期适量食用。

• 这样吃更降尿酸

每 100 克鸡胸肉约含 137 毫克嘌呤，建议痛风患者缓解期的食用量以 40 ~ 70 克 / 天为宜。鸡胸肉的脂肪含量很低，而且含有大量维生素，可用来炒青菜或凉拌，适合痛风患者适量食用。

• 对哪种合并症有益

• 高血压

鸡肉中所含的胶原蛋白有类似降血压药物 ACE（血管紧张素转化酶）抑制剂的作用。

特别提醒

1. 鸡皮中的脂肪较多，胆固醇较高，因此，痛风患者吃鸡时最好去掉鸡皮。
2. 吃鸡肉时不宜同时喝鸡汤，因为鸡汤中嘌呤含量较高，会加重痛风病情。

• 这样搭配更健康

鸡肉 + 青椒  加速脂肪燃烧

两者搭配食用，能够起到防止动脉硬化、加速脂肪燃烧等功效，适合痛风患者及有痛风合并症的患者缓解期适量食用。

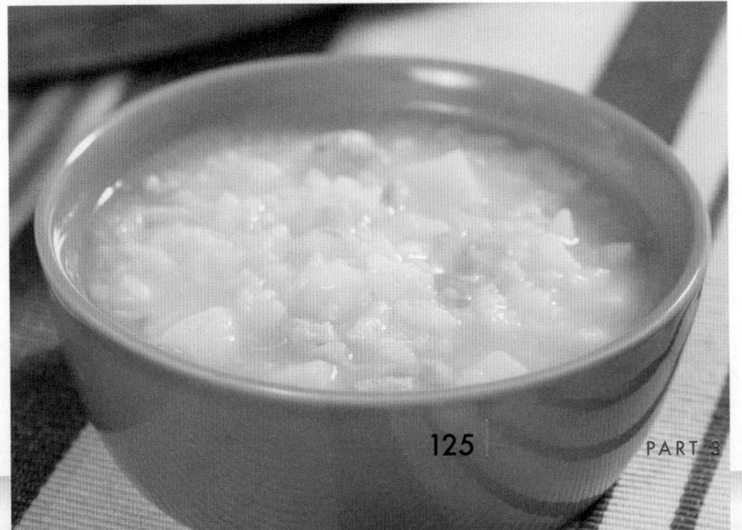

鸡肉山药粥

鸡肉先焯水后再用来煮粥。

牛肉

嘌呤含量

中

热量

125千卡

痛风缓解期的营养补给

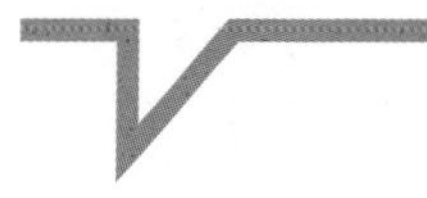

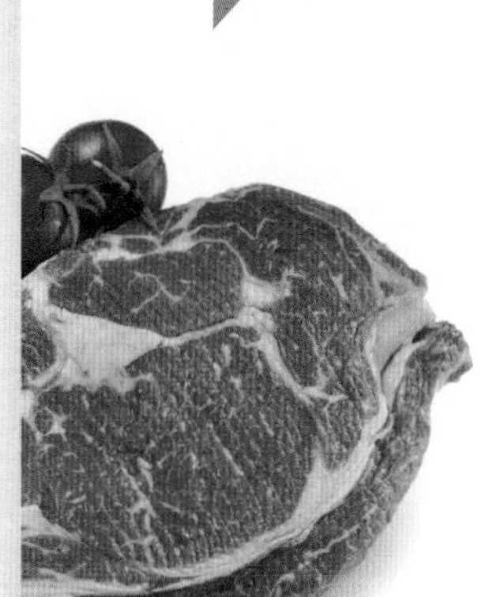

• 降尿酸功效全记录

牛肉有补精血、温经脉的作用，能滋养脾胃、强筋健骨、利尿消肿，适用于水肿、小便不利、腰膝酸软的患者。牛肉的嘌呤含量中等，痛风患者急性期不宜食用，但可以作为痛风缓解期患者的营养补充。

• 这样吃更降尿酸

每 100 克牛肉约含 84 毫克嘌呤，建议痛风患者缓解期的食用量以 30 克 / 天为宜。牛肉可以选择烧、蒸、焖等烹调方法，在烹饪时可选择加入适量洋葱，不仅味道更佳，而且还能避免摄入过多的胆固醇和脂肪，适合痛风合并高脂血症患者缓解期补充营养。

• 对哪种合并症有益

• 心血管疾病

牛肉热量低，富含亚油酸。亚油酸具有降低血液胆固醇、软化血管、促进微循环的作用，可预防痛风合并心血管病发作。

特别提醒

1. 牛肉不宜熏、烤、炸，以免产生苯并芘和亚硝胺等致癌物质。
2. 牛肉后腿部位脂肪含量少，胆固醇含量也低，更适合痛风合并高脂血症患者缓解期适量食用。

• 这样搭配更健康

牛肉 + 土豆  **补钾利尿**

两者都含钾，具有利尿之功。牛肉可补充蛋白质，土豆可提供足够的热量，两者营养互补，帮助痛风患者均衡营养。

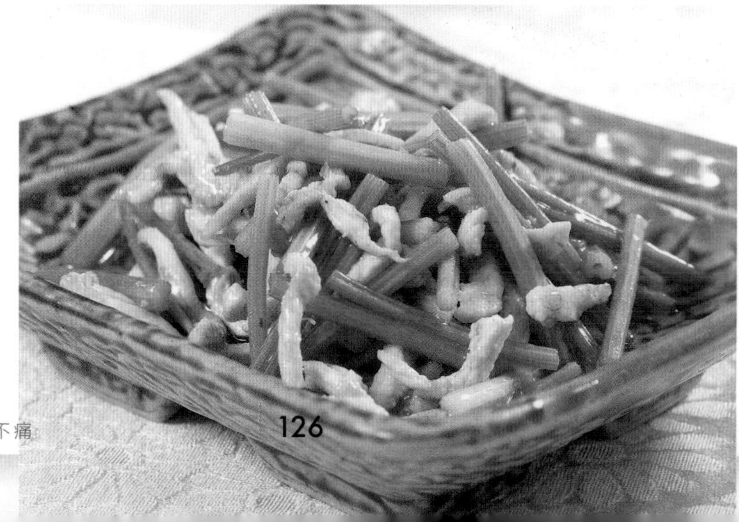

芹菜炒牛肉丝

牛肉丝水煮后和芹菜茎一起炒，有助于利尿，还能补铁。

兔肉

嘌呤含量

中

热量

102千卡

适合血管不好的痛风患者

降尿酸功效全记录

兔肉细嫩易消化，所含的丰富卵磷脂有保护血管的作用。由于兔肉属于高蛋白、低脂肪、低胆固醇的食物，痛风合并高胆固醇血症患者缓解期可食用，但兔肉嘌呤含量属于中等，因此缓解期的痛风患者要酌量食用。

这样吃更降尿酸

每 100 克兔肉约含 108 毫克嘌呤，建议痛风患者缓解期的食用量以不超过 70 克 / 天为宜。兔肉可以煮熟后和茼蒿、黄瓜等蔬菜凉拌，不但口味鲜香、爽口，还能帮助利尿，促进尿酸的排出。

对哪种合并症有益

心血管疾病

兔肉富含易消化的卵磷脂，有较强地抑制血小板凝聚的作用，可以防止血栓的形成，保护血管壁；且胆固醇含量少，能防止动脉硬化。

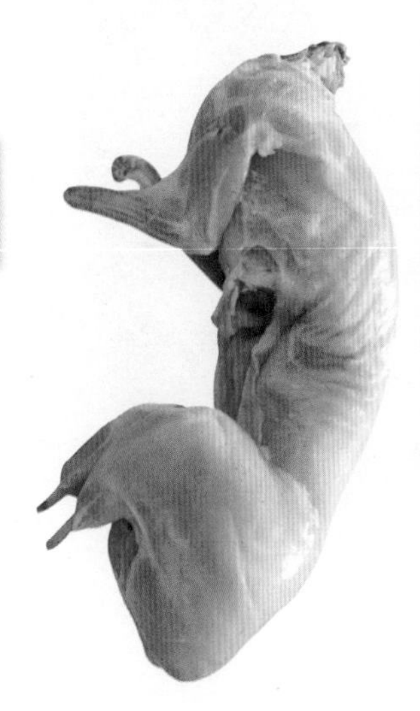

特别提醒

兔肉在盆中用盐反复搅拌 3 ~ 5 分钟，放入水中洗净，然后加入沸水中煮开，捞出，可以去除腥味。

这样搭配更健康

兔肉 + 莴笋  改善糖尿病

兔肉含有丰富的优质蛋白质，莴笋含钾、氟、叶酸等，搭配食用不仅营养上互相补充，而且清热生津，对痛风合并糖尿病患者的口渴、乏力、消瘦等症状有较好的缓解效果。

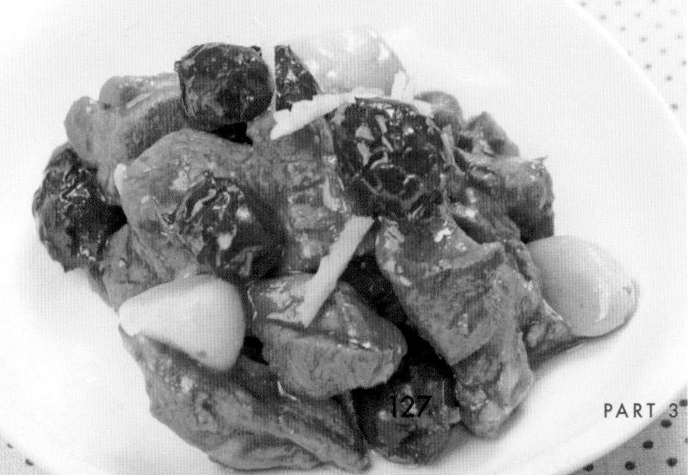

红枣炖兔肉

兔肉500克，大枣20克，炖至汤干。有补中益气，养血强力，养护血管的功效。

猪瘦肉

嘌呤含量

中

热量

143千卡

为痛风患者均衡营养

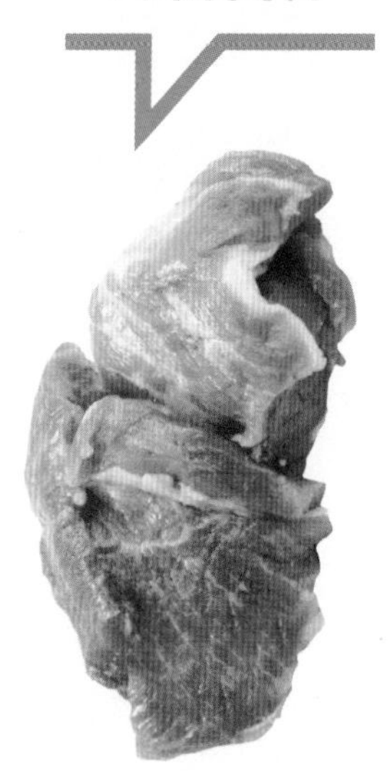

• 降尿酸功效全记录

猪瘦肉可为痛风患者提供优质蛋白质和必需脂肪酸，相对牛、羊肉来说，猪瘦肉的嘌呤含量更低些，同时也富含B族维生素。因此，痛风患者在缓解期可以适量吃猪瘦肉。

• 这样吃更降尿酸

每100克猪瘦肉约含122毫克嘌呤，建议痛风患者缓解期的食用量以不超过50克/天为宜。猪肉烹饪前最好先焯煮，因为猪肉经焯煮后可以减少30%～50%的脂肪，胆固醇及嘌呤含量也大大降低。

• 对哪种合并症有益

• 糖尿病

由于猪瘦肉的纤维组织比较柔软，还含有大量的肌间脂肪，因此比牛肉更好消化吸收，另外，猪瘦肉中富含维生素B_1，维生素B_1具有把碳水化合物转化成热量的作用，使人体的热量代谢完全，对痛风合并糖尿病患者预防血糖升高有益。

特别提醒

猪肉要斜切。因为猪肉的肉质比较细、筋少，如果横切，炒熟后容易变得凌乱散碎。而斜切可使其不破碎，且吃起来又不塞牙。

• 这样搭配更健康

猪瘦肉 + 青椒  **促进铁的吸收**

猪瘦肉含维生素B_1，能消除肌肉和神经系统疲劳；青椒含丰富的维生素C，能促进猪瘦肉中铁的吸收，改善痛风患者的血液循环。

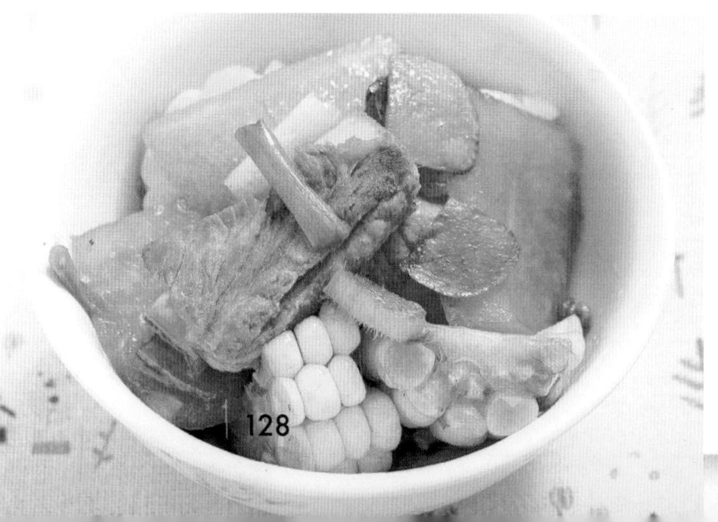

冬瓜玉米焖排骨

冬瓜和玉米都有利尿之功，猪排骨可以补钙。

避免吃的高嘌呤肉蛋

猪肥肉 阻碍尿酸排出

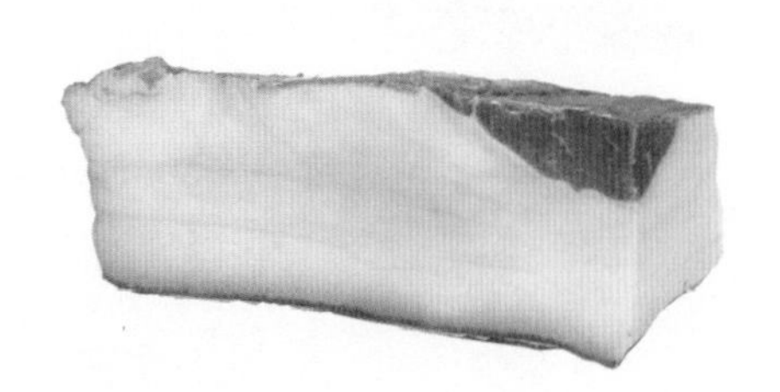

据测定，每 100 克猪肥肉中含 109 毫克胆固醇、88.6 克脂肪、807 千卡的热量，为典型的高脂肪、高热量食物，且嘌呤含量高。由于脂肪会阻碍肾排出尿酸，因此，不建议痛风患者食用。

动物内脏 增加胆固醇和嘌呤的摄入

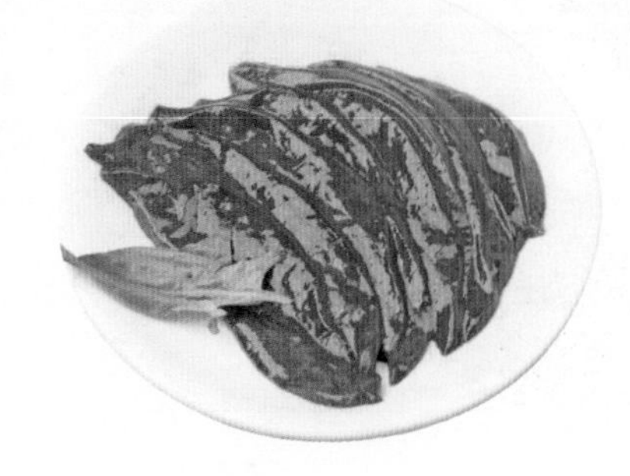

猪肝、猪腰、鸡肝、鸡心、鸭肠、鸭肝等动物内脏，从营养学的角度来说，其虽然含有比较丰富的蛋白质、维生素（如动物肝脏富含维生素 A）和微量元素（如深红色的动物内脏富含铁）。但动物内脏一般含有较多的胆固醇，还含有大量的嘌呤，不利于痛风的康复与治疗，不宜食用。

咸鸭蛋 促使尿酸沉淀

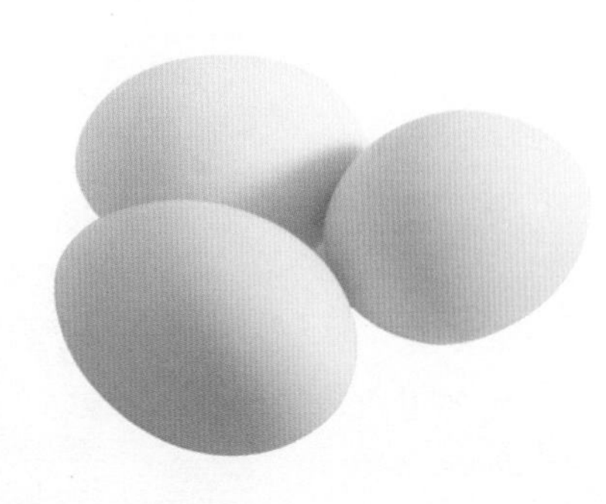

每 100 克咸鸭蛋中含 27.06 克钠，一个咸鸭蛋重量为 70 ~ 80 克，仅吃一个咸鸭蛋，人体一天的摄钠量就会过多，钠能促使血中尿酸沉淀，不利于尿酸的排出，从而加重痛风病情，所以痛风患者最好不要吃咸鸭蛋。

海　参

嘌呤含量

低

热量

78千卡（鲜品）

利尿，补肾强身

放心吃的低嘌呤水产

• 降尿酸功效全记录

海参是一种高蛋白、低嘌呤、低脂肪、低糖的营养食品，具有补肾益精、通便利尿的作用。此外，海参还有低嘌呤以及能够调节肾脏功能的特点，是痛风患者理想的海产品选择。

• 这样吃更降尿酸

海参经过水发以后，可以选择凉拌、红烧、烩等烹调方法，既可以提高色香味，又不会导致嘌呤过高。

• 对哪种合并症有益

• 心血管疾病

海参含有丰富的黏多糖和软骨素，能起到降低心脏组织脂褐素和皮肤羟脯氨酸的作用，有利于减缓细胞衰老。另外，海参多糖还具有抗血栓的作用。

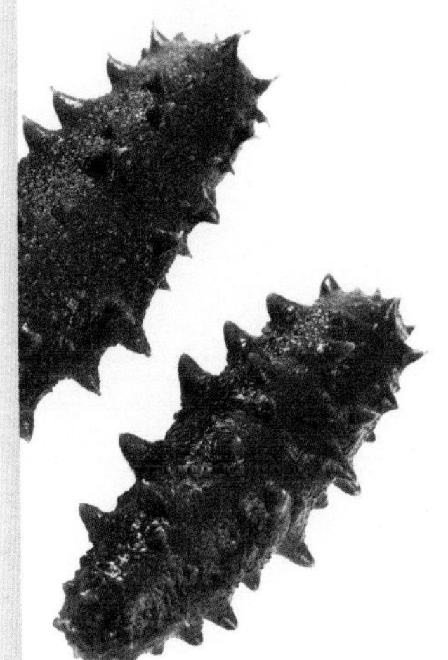

特别提醒

海参富含蛋白质和钙，不宜与含鞣酸较多的水果（如葡萄、山楂、石榴、橄榄等）同食，以免蛋白质、钙与鞣酸结合形成难溶的物质，降低食物营养价值，甚至引起胃肠道的不适。

• 这样搭配更健康

海参 ＋ 大米  **提供优质蛋白质**

海参属于不完全蛋白，它里面含有的蛋氨酸和色氨酸比较少，而大米中这两种氨基酸的含量较高，所以，海参和大米一起吃，有助于为痛风患者均衡地摄入蛋白质。

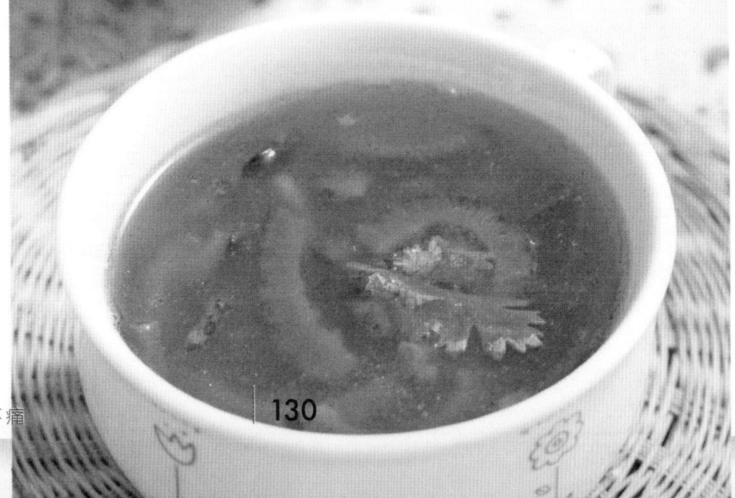

木耳海参汤

海参煲汤能够滋阴润燥，但每次不宜过量食用（涨发品每次不超过120克）。

最佳食谱

葱烧海参

补肾利尿，促进血液循环

材料 · 水发海参 400 克，葱白段 50 克。

调料 · 葱油 10 克，姜片 5 克，料酒、酱油各 15 克，盐 2 克，葱姜汁、水淀粉各适量。

做法 ·

1. 水发海参洗净，焯烫，捞出；葱白段炸香。
2. 锅中倒葱油烧热，加酱油、料酒、葱姜汁、姜片、海参炖10分钟，加葱白段、盐，用水淀粉勾芡即可。

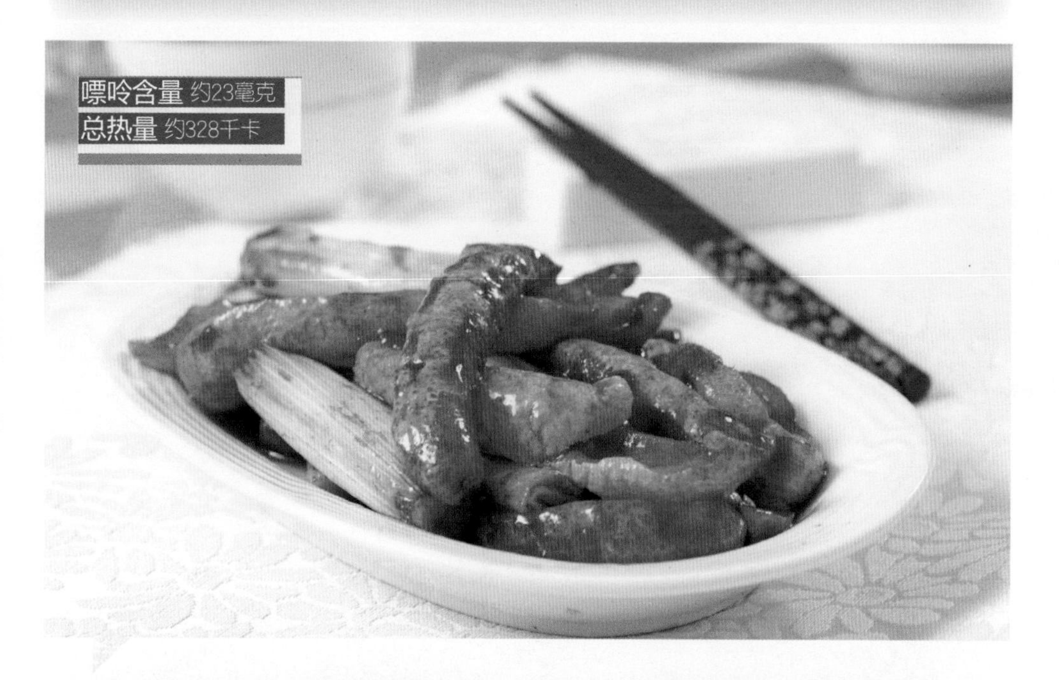

有益健康的食物组合

菜名	食物组合	菜名	食物组合
海参白菜汤	海参+白菜	红烧海参	海参+青椒
海参炒丝瓜	海参+丝瓜	海参粥	海参+大米
海参炖蛋	海参+鸡蛋	海参小米粥	海参+小米

海　蜇

嘌呤含量

低

热量

80千卡

适合痛风合并高血压患者

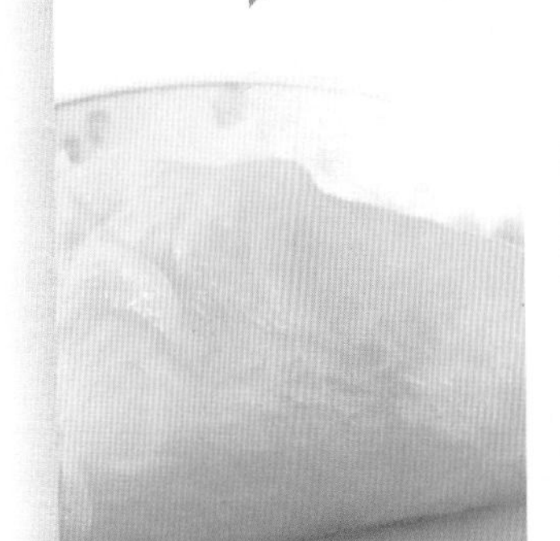

白菜拌海蜇皮

海蜇皮的营养价值最高，适合凉拌。

降尿酸功效全记录

海蜇含有丰富的水分、蛋白质以及钾、钙、碘、硒、镁等，其嘌呤含量低，可为痛风患者提供诸多营养。中医认为其有清热利尿之功效，适合痛风患者食用。

这样吃更降尿酸

海蜇丝与利尿作用明显的白萝卜丝、黄瓜丝、白菜丝凉拌，有助于促进尿酸的排出。

对哪种合并症有益

高血压及高脂血症

海蜇含有类似于乙酰胆碱的物质，可以扩张血管、降低血压；所含甘露多糖胶质能防止动脉粥样硬化。而海蜇嘌呤和脂肪含量低，因此，适合高血压和高脂血症患者食用，还能预防痛风的发生。

特别提醒

买回的海蜇可先用清水漂洗一下，撕去紫红色筋膜，再用清水洗净，用水漂去咸味，切成长条即可。

这样搭配更健康

海蜇 ＋ 黄瓜  **清热利尿**

两者都有清热利尿之功，搭配食用具有润肠通便、嫩白美肤、排尿酸、排脂质的作用，并有降压的功效，非常适合痛风患者食用。

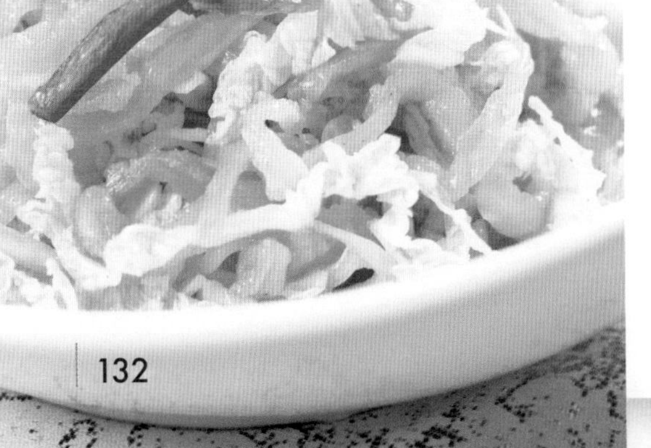

最佳食谱

海蜇拌萝卜丝

清热利尿，促进尿酸排出

材料 · 海蜇皮 100 克，白萝卜 200 克。

调料 · 蒜末 6 克，生抽、醋各 10 克，香油 3 克。

做法 ·

1. 海蜇皮切丝，清水浸泡、去盐分，洗净；白萝卜洗净，切丝。
2. 将海蜇丝和白萝卜丝放盘内，加蒜末、生抽、醋、香油，拌匀即可。

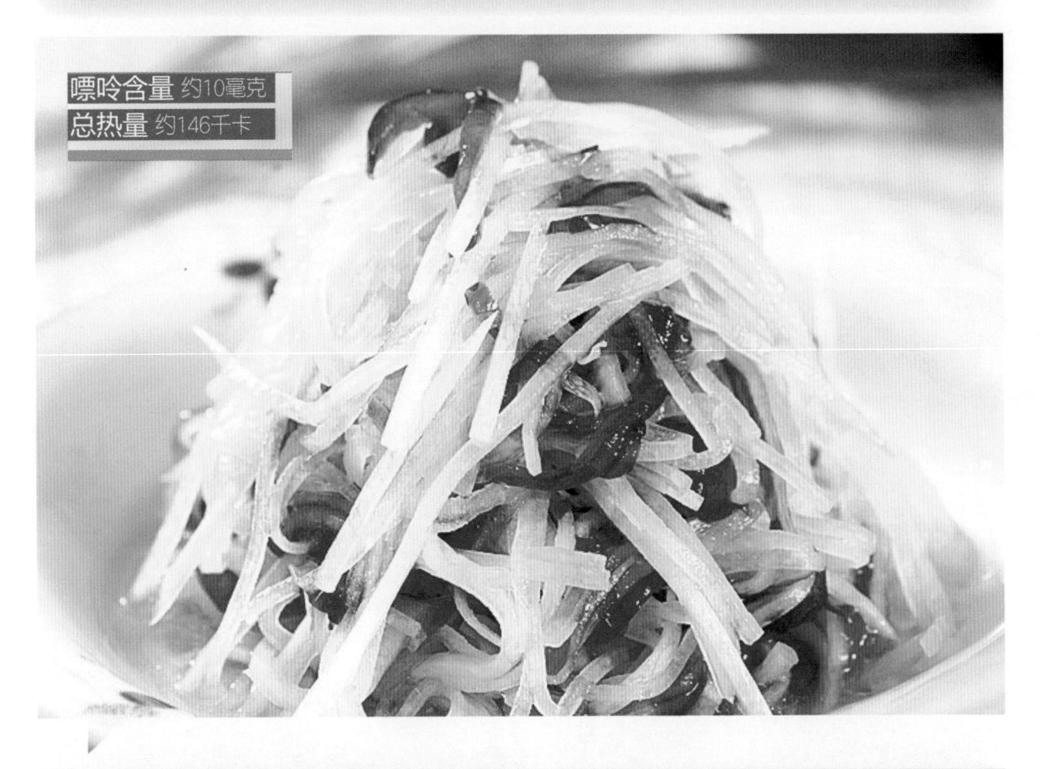

有益健康的食物组合			
菜名	食物组合	菜名	食物组合
白菜拌海蜇	海蜇+白菜	苹果拌海蜇	海蜇+苹果
海蜇黄瓜丝	海蜇+黄瓜	木耳拌海蜇	海蜇+木耳
莴笋拌海蜇	海蜇+莴笋	柠檬海蜇头	海蜇头+柠檬

适量吃的中嘌呤水产

鳝 鱼

嘌呤含量

中

热量

89千卡

适合痛风合并糖尿病患者

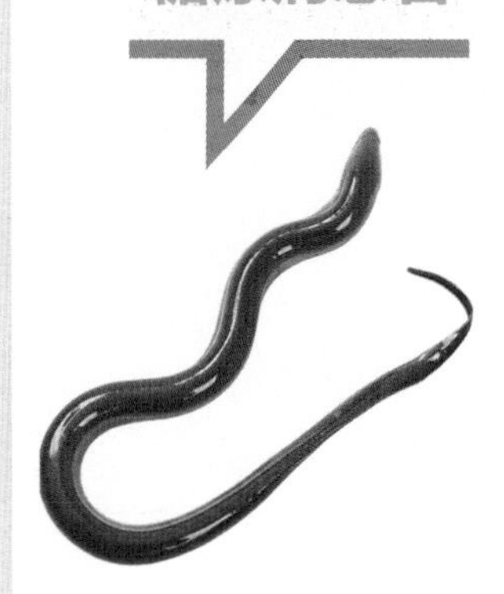

降尿酸功效全记录

血尿酸与血糖能够相互影响。鳝鱼中含有的特殊物质——黄鳝鱼素A和黄鳝鱼素B，两者具有调节血糖的生理功能，对痛风合并糖尿病有较好的辅助治疗作用。

这样吃更降尿酸

每100克鳝鱼约含93毫克嘌呤，建议痛风患者缓解期的食用量以不超过70克/天为宜。烹调时，可将鳝鱼用沸水焯烫一下，这样可以减少一部分嘌呤的摄入，适合痛风患者缓解期食用。

对哪种合并症有益

- **风湿性关节炎**

鳝鱼的黏液是由黏蛋白和糖类结合而成，能促进蛋白质的吸收与合成。鳝鱼肉有补虚损、除风湿、强筋骨之功效，适合风湿痹痛者食用。

特别提醒

食用鳝鱼时，宜烧熟煮透，不宜爆炒，因为鳝鱼体内可能有寄生虫，爆炒未使其熟透，杀不死寄生虫，食用后容易引发其他病症，只有煮熟烧透后再吃才安全。

这样搭配更健康

莲藕 + 鳝鱼  **帮助调节血糖的稳定**

鳝鱼和莲藕都有特殊的黏液，能促进人体对蛋白质的吸收，且两者同食还可以帮助痛风合并糖尿病患者调节血糖。

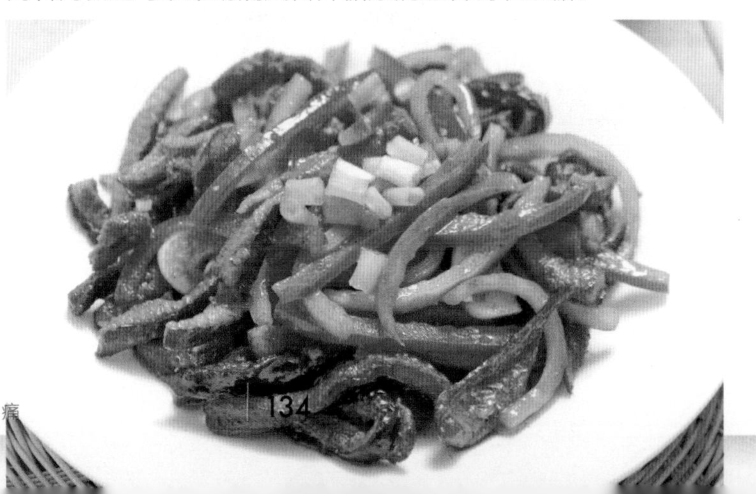

椒香鳝鱼丝

鳝鱼丝先爆炒再加水稍焖，最后加青椒丝、红甜椒丝大火快炒。

鲤 鱼

嘌呤含量 **中**

热量 **109千卡**

利尿消肿，降低炎症反应

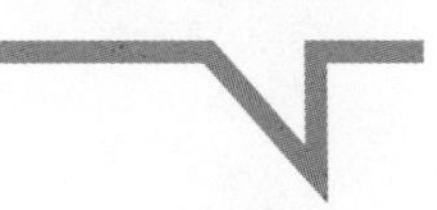

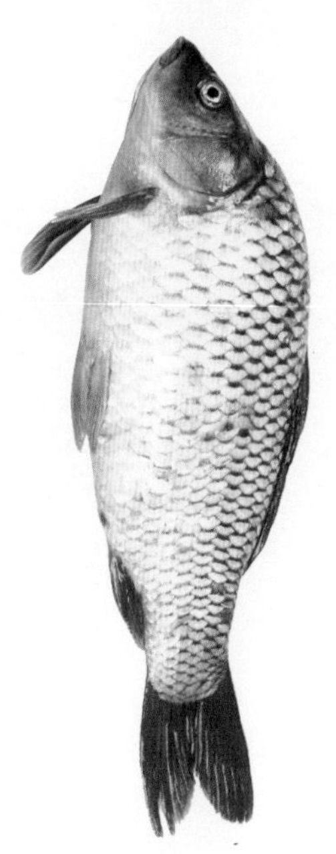

降尿酸功效全记录

中医认为，鲤鱼有健脾开胃、利尿消肿、清热解毒等功能，其利尿作用有助于尿酸的排泄。另外，鱼中的脂肪酸还能消炎，起到缓解慢性炎症的作用。

这样吃更降尿酸

每 100 克鲤鱼约含 137 毫克嘌呤，建议痛风患者缓解期的食用量以不超过 50 克 / 天为宜。烹饪时，先将其切小块，然后在沸水中汆一下，能够使得鱼中部分嘌呤溶于水中，减少其中嘌呤的含量。红烧、烤、油炸等烹调方法则没有减少嘌呤的效果。

对哪种合并症有益

• 心脑血管疾病

鲤鱼的脂肪多是不饱和脂肪酸，有良好的降胆固醇作用；鲤鱼含有的镁元素，可降低代谢不良引发的脂肪、尿酸囤积，还可提高心血管疾病患者的免疫力。

特别提醒

鲤鱼腥味较浓，主要源于靠近鲤鱼背部两侧的两条“白筋”。因此，在剖洗鲤鱼时，要将“白筋”去掉。其方法是，在鲤鱼两侧靠近鳃和尾处各横切一刀（不能切透），然后从切口处找到两根“白筋”的头，将它们抽出来。

这样搭配更健康

鲤鱼 ＋ 白菜  **利尿消肿**

鲤鱼利尿消肿，白菜清热利尿，两者搭配，不仅可以促进尿酸的排出，还能维持人体正常血压，适合痛风合并高血压患者缓解期食用。

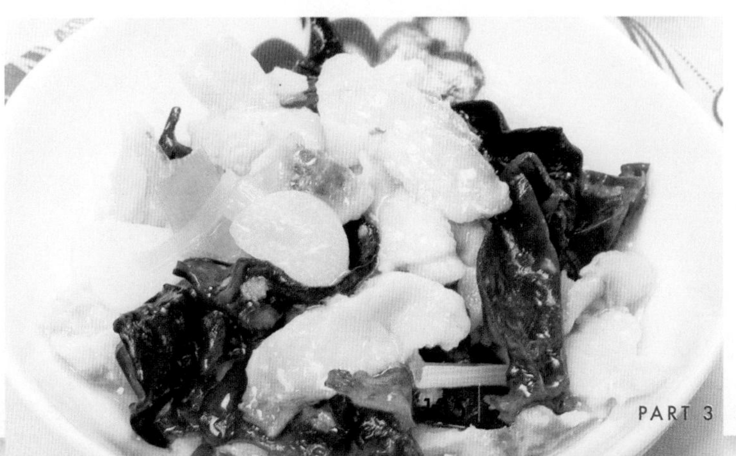

熘鱼片

鲤鱼片汆熟后捞出控干，再加其他蔬菌和调料。

三文鱼

嘌呤含量

中

热量

139千卡

为痛风患者提供不饱和脂肪酸

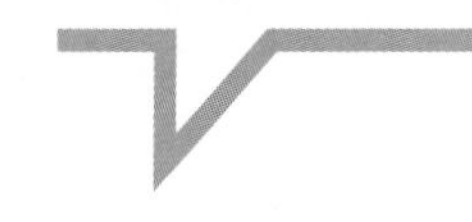

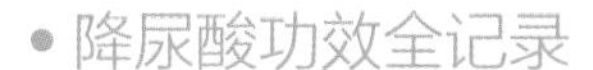

降尿酸功效全记录

三文鱼可促进痛风患者体内的血液循环，具有消炎的作用。另外，体内胰岛素水平增高，也是导致血尿酸增高的一个因素，而三文鱼有利于改善胰岛素抵抗现象。

这样吃更降尿酸

每 100 克三文鱼含 75 ~ 100 毫克嘌呤，建议痛风患者缓解期的食用量以 50 克 / 天为宜。对于痛风患者而言，三文鱼清蒸最佳，做八成熟最好，这样可以减少油脂的摄入，避免引起尿酸升高。

对哪种合并症有益

• 心脑血管疾病

三文鱼富含 ω-3 脂肪酸，特别富含 EPA（二十碳五烯酸）和 DHA（二十二碳六烯酸）。EPA 具有降低胆固醇、软化血管、防止血管硬化的保健作用；DHA 号称“脑黄金”，是维持脑功能必需的物质。

特别提醒

生吃三文鱼时，不要忘记搭配柠檬，有杀菌作用。

这样搭配更健康

三文鱼 ＋ 柠檬  **护心健脑**

三文鱼虽然富含优质蛋白质，但缺乏维生素 C，与柠檬搭配正好能弥补这一不足。况且两者都有健脑护心之功，搭配食用具有降低甘油三酯和“坏胆固醇”水平的功效，适合痛风合并高脂血症患者缓解期适量食用。

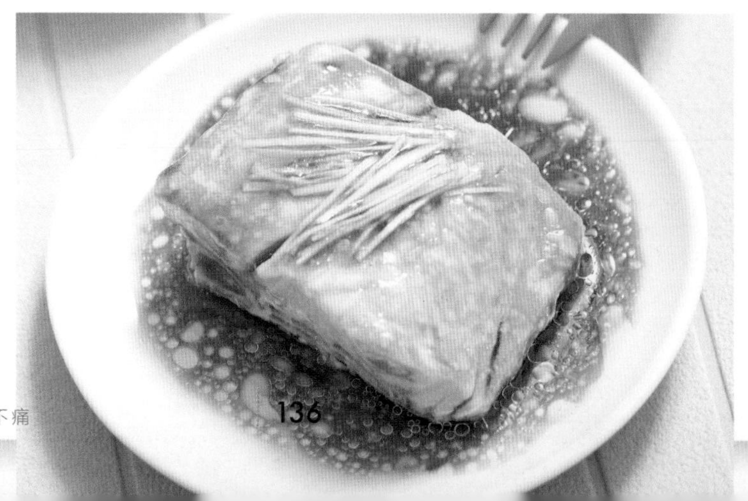

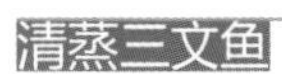

清蒸三文鱼

清蒸一定要用大火，时间几分钟即可。

海带

嘌呤含量

中

热量

13千卡（鲜品）

防止尿酸盐结晶产生

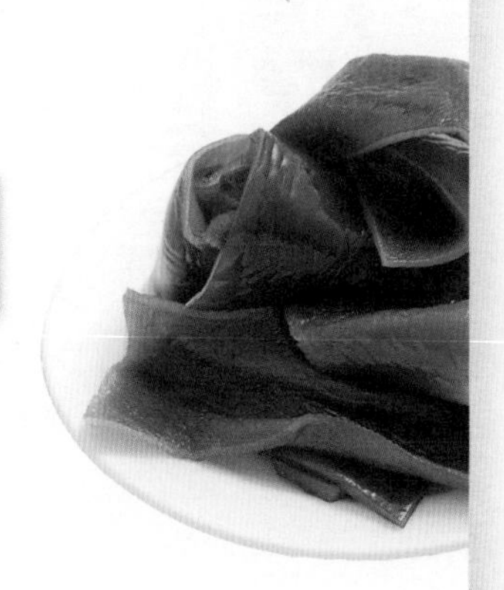

• 降尿酸功效全记录

海带中含有特殊的物质——褐藻酸钠，能提高机体对胰岛素的敏感性，调节空腹血糖水平，从而预防尿酸升高。另外，海带还有防止尿酸盐结晶的效果。

• 这样吃更降尿酸

每 100 克海带约含 96 毫克嘌呤，建议痛风患者缓解期的食用量以不超过 50 克 / 天为宜。海带浸泡或焯烫后，可与芹菜、青椒、黄瓜、白菜、土豆等一起凉拌后食用，不但爽口还能防止尿酸升高。

• 对哪种合并症有益

• 高脂血症及心血管疾病

海带中有大量膳食纤维，能防止胆固醇在血管壁附着，降低血脂，所含的多不饱和脂肪酸 EPA（二十碳五烯酸），能降低血液黏度，防止血管硬化的发生。

特别提醒

吃海带后不要立刻喝茶，吃酸涩水果也不好。茶与水果中含有单宁酸，易与海带中的铁、钙反应，不利于营养物质的吸收。

• 这样搭配更健康

海带 + 冬瓜  利尿降压

两者同食可起到消肿利湿、降压降脂、促进体内有毒物质排泄的作用，适合痛风伴有代谢综合征者食用。

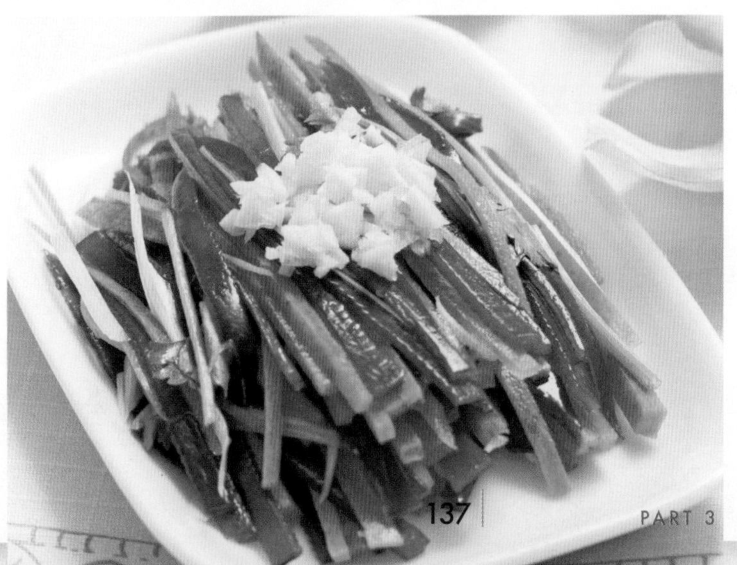

海带拌胡萝卜丝

海带、胡萝卜各100克，香菜适量，一起凉拌食用。

避免吃的高嘌呤水产

沙丁鱼 不利于稳定尿酸水平

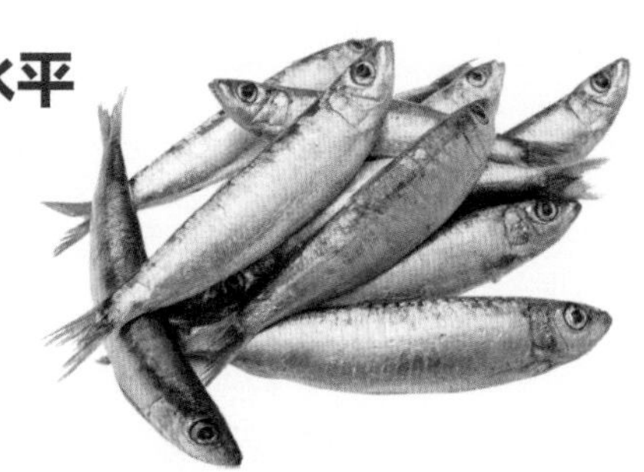

沙丁鱼属于深海鱼类，其富含多不饱和脂肪酸EPA（二十碳五烯酸）和DHA（二十二碳六烯酸），可促进血液循环，维护心脏健康，降低患心血管疾病的风险。但沙丁鱼属于高嘌呤食物，痛风患者不宜食用。

乌鱼 加重痛风病情

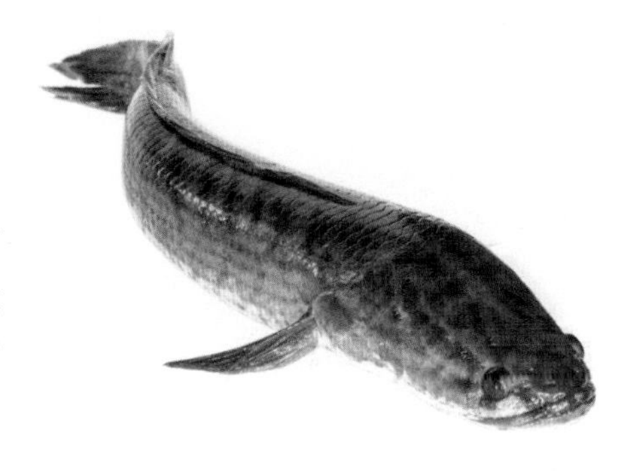

乌鱼，亦称“黑鱼”“乌鳢”。中医认为，乌鱼味甘性寒，具有健脾利尿、益气补血、去瘀生新、清热祛风、通乳等功效。我国南方民间视乌鱼为滋补鱼类，常选作药用，尤以广东、广西将其作为珍贵补品。但乌鱼富含嘌呤，所以不适合痛风患者食用。

带鱼 易加重肿痛症状

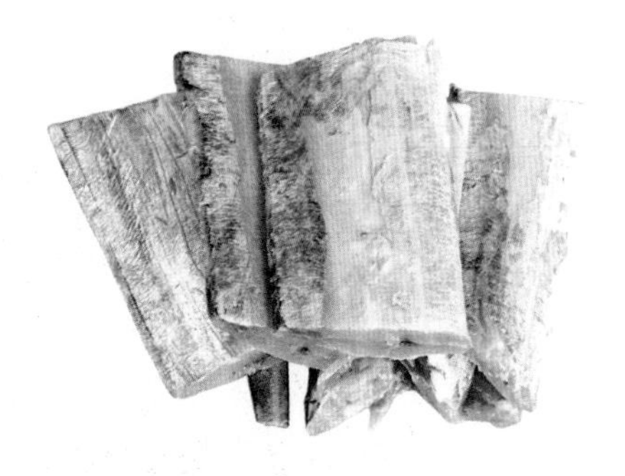

带鱼味甘、咸，性温，在中医里它属于传统发物，吃多了会上火，加重痛风患者的红肿热痛症状。带鱼富含嘌呤，会导致痛风症状加重，使病情恶化，所以痛风患者要忌吃带鱼。

凤尾鱼 升高体内尿酸

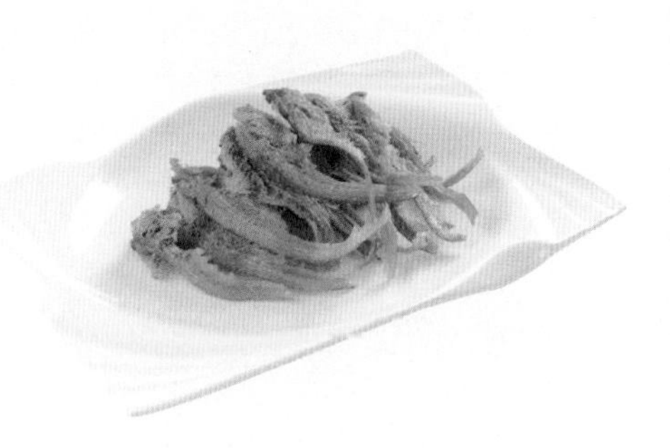

凤尾鱼又称黑背鱼，含有蛋白质、脂肪、碳水化合物、钙、磷、铁、锌、硒等。研究发现凤尾鱼能促进人体免疫力，提高人体对化疗的耐受力。但凤尾鱼属于高嘌呤食物，痛风患者不宜食用。

蚌蛤 高嘌呤促进尿酸形成

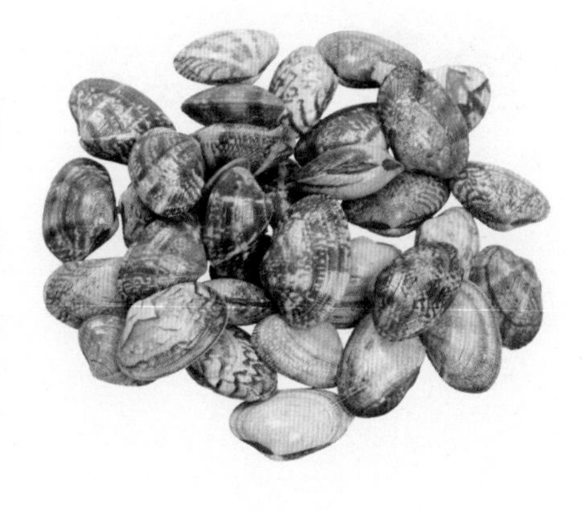

贝壳类食物包括蛤、蚌、螺、牡蛎等，这些食物味道鲜美，含有丰富的蛋白质、多种维生素以及铁、铜、锌等微量元素，是营养佳品，深受人们的喜爱。不过，在贝壳类食物中，蚌蛤的嘌呤含量尤其高，也含有较高的胆固醇，所以并不适合痛风患者食用。

干贝 易升高尿酸

干贝能补肾滋阴，利五脏，治消渴，消腹中宿积，辅治肾虚腰痛。古人曰："食后三日，犹觉鸡虾乏味。"可见干贝之鲜美非同一般。干贝蛋白质含量丰富，其矿物质含量也远在鱼翅、燕窝之上。但干贝属于高嘌呤食物，还含有较多的胆固醇，易引发痛风急性发作，所以痛风患者不宜食用。

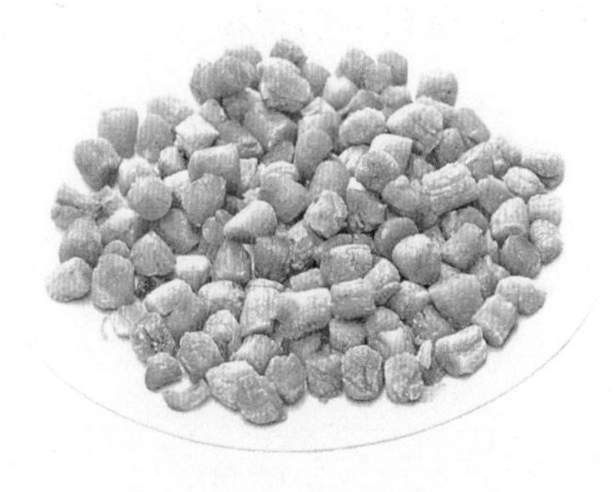

鱼干 不利于尿酸的控制

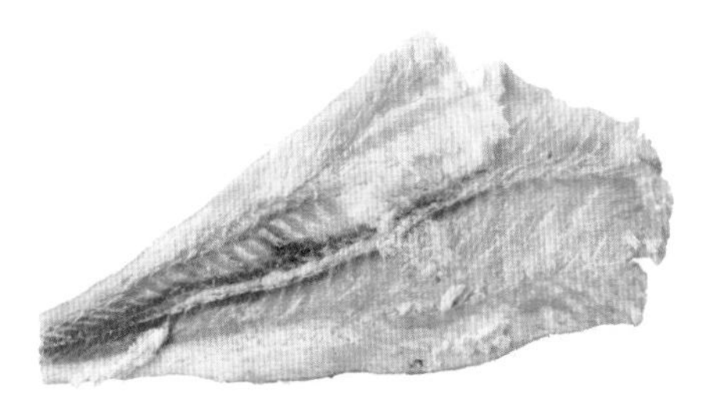

鱼干是指将新鲜海鱼经充分晒干而成。常见的有鱿鱼干、鲍鱼干、银鱼干等。鱼干富含蛋白质，但含有较多的亚硝胺，具有一定的致癌性。且鱼干属于高嘌呤食物，所以痛风患者不宜食用。

鱼子 升高体内血尿酸及血脂

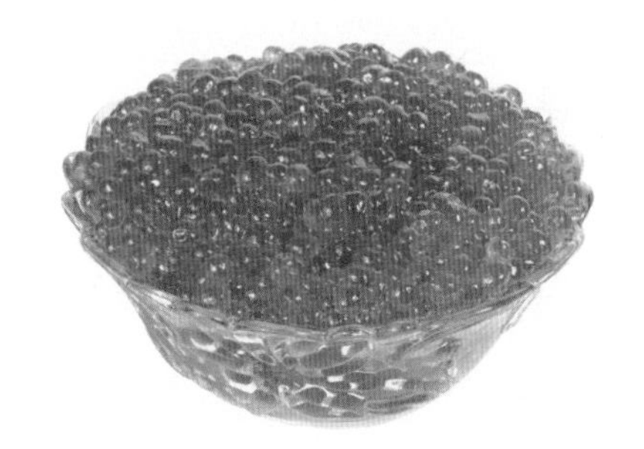

鱼子营养丰富，含有丰富的蛋白质、多种维生素和钙、磷、铁等矿物质以及大量的脑磷脂。不过，鱼子的胆固醇含量极高，也富含嘌呤，所以不适合痛风患者食用。

河虾 易造成尿酸波动

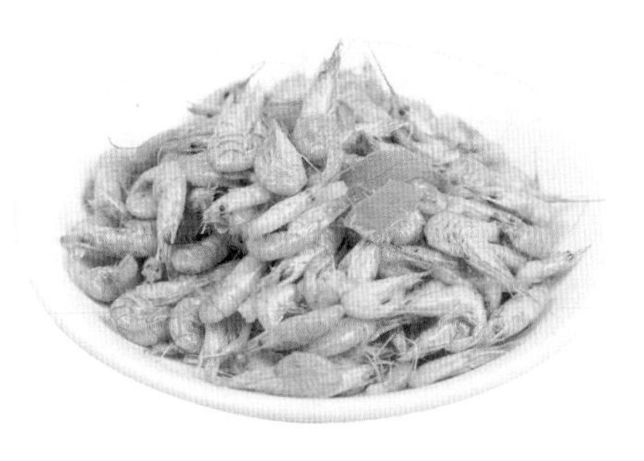

河虾以青虾为主，虽说个头较小，但蛋白质、钙含量毫不逊色于海虾。吃河虾的时候一般要把整个虾体都吃进去，摄入人体的嘌呤含量要比基围虾等海虾高不少，容易造成尿酸波动，所以不建议痛风患者食用河虾。

放心吃的其他类食物

其他类

菊 花

预防痛风合并动脉硬化

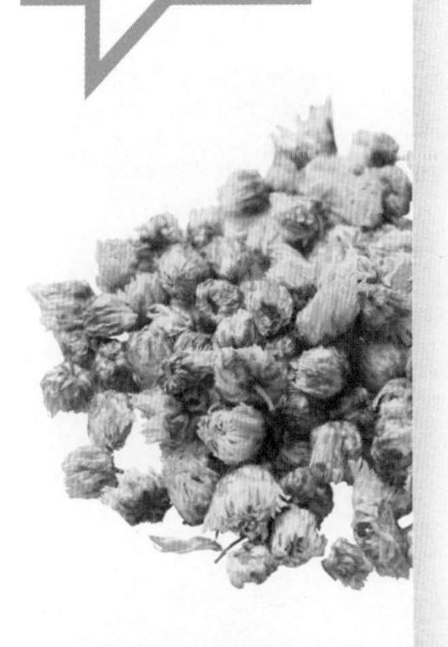

· 每日适宜用量：煎汤，每日5~9克为宜

• 降尿酸功效全记录

菊花具有养肝平肝、清肝明目的功效，同时菊花茶可利尿排毒、清热消肿，不仅可以促进尿酸的排出，而且对体内积存的有害化学或放射性物质有抵抗、排除的功效，适合痛风患者饮用。

• 这样吃更降尿酸

在众多菊花中，杭白菊药性品质最佳，既可入药，又可泡水当茶喝。因其药性平和，所以杭白菊泡出的茶，不仅可以利尿降尿酸，还可以清热消肿，有助于缓解痛风急性期症状。

• 对哪种合并症有益

• 高血压及冠心病

菊花中含有的类黄酮能够清除体内自由基，有增强微血管弹性，减慢心率、降低血压和胆固醇的作用。所以，菊花茶可以平稳降压，并能改善心肌血液供给。痛风合并高血压或冠心病患者，可常喝菊花茶。

特别提醒

体虚、脾虚、胃寒病患者，容易腹泻者忌饮菊花茶。

• 这样搭配更健康

菊花 ＋ 金银花  **清热解毒**

金银花味甘、性寒，有清热解毒、消肿明目等功效，搭配菊花代茶饮用，有平肝明目、清热解毒之特效，适合痛风急性期饮用，对痛风合并高血压、动脉硬化患者有保健作用。

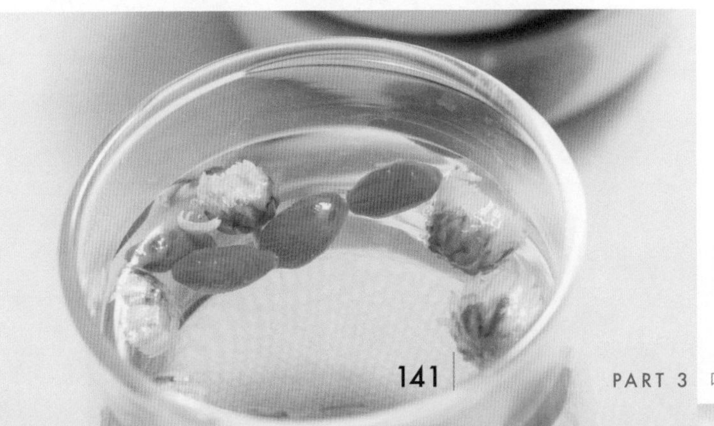

菊花枸杞茶

杭菊花4朵，枸杞子8克，泡饮。

牛 奶

嘌呤含量

低

热量

54千卡

低嘌呤，提供优质蛋白质

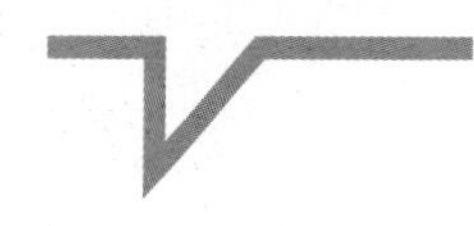

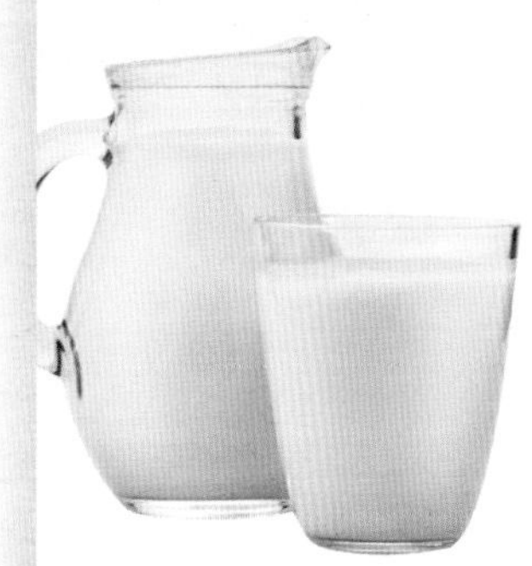

• 降尿酸功效全记录

牛奶属于含优质蛋白质，且低嘌呤的饮品。现代医学研究发现奶制品，尤其是低脂奶、脱脂奶等可降低血尿酸水平，减少痛风的发病率。其降尿酸作用可能与其中的微量元素、酪蛋白等有关。

• 这样吃更降尿酸

痛风患者在喝牛奶时最好吃些富含碳水化合物的面包、花卷、馒头等，因为碳水化合物可促进尿酸排出。

• 对哪种合并症有益

• 心血管疾病

增加奶制品的摄入可降低心血管疾病、代谢综合征的患病风险。另外，牛奶中含有较多的钙质，能抑制人体内胆固醇合成酶的活性，减少人体对胆固醇的吸收。

特别提醒

痛风患者在煮牛奶时，应避免煮时过长，长时煮沸会破坏牛奶所含的营养成分。另外，牛奶中不宜加入酸性饮料，如酸梅汤、橘汁、柠檬汁等，以免影响消化吸收。

• 这样搭配更健康

牛奶 + 面包  **均衡营养**

牛奶富含蛋白质、钙、钾等；面包含碳水化合物、膳食纤维等。两者营养上互相补充，能为痛风患者提供均衡的营养。

木瓜鲜奶露

木瓜200克煮熟，加鲜牛奶250毫升拌匀即可。

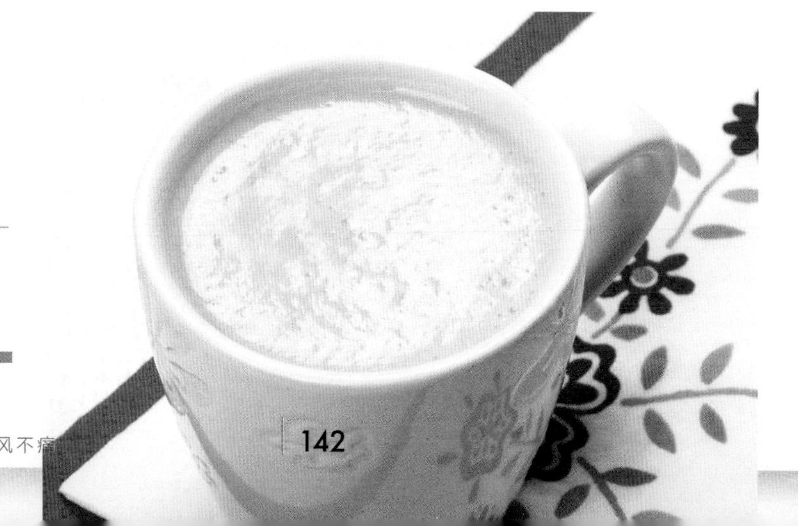

最佳食谱

芒果牛奶饮

补钾利尿，缓解痛风急性期炎症

材料 · 芒果 150 克，香蕉 1 根，牛奶 200 毫升。

做法 ·

1. 芒果去皮、去核，切小块；香蕉去皮，切小块。
2. 将所有食材同牛奶一同放入榨汁机中，搅打成汁后倒入杯中即可。

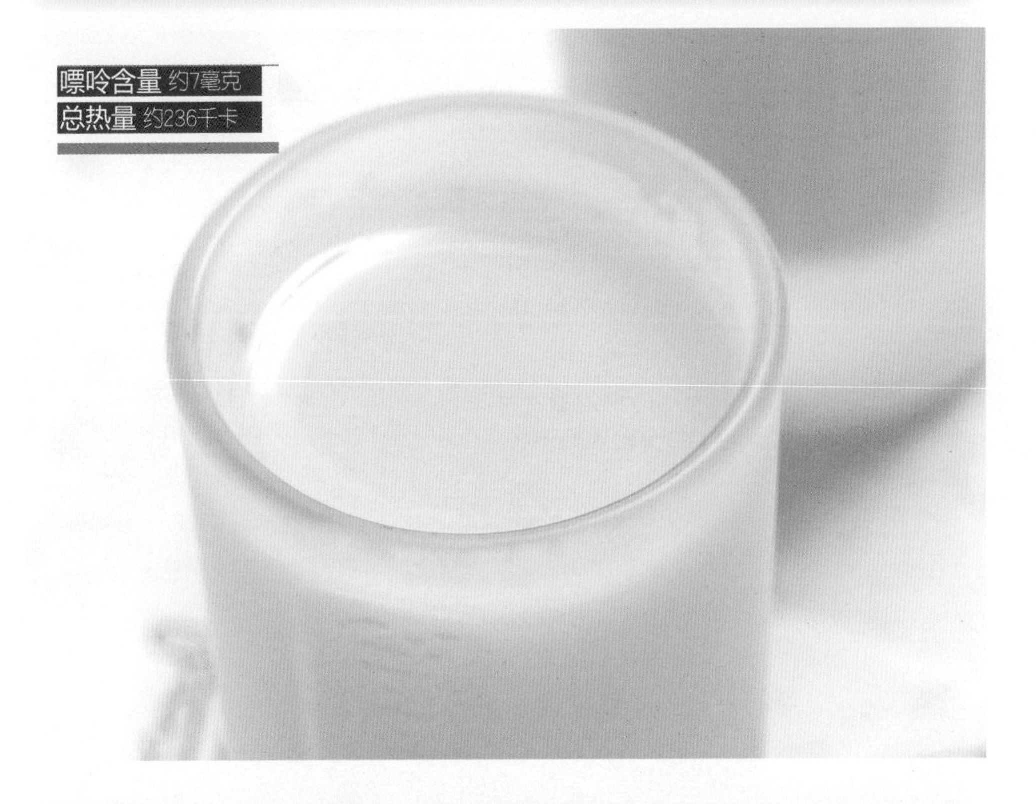

有益健康的食物组合			
菜名	食物组合	菜名	食物组合
牛奶炖蛋	牛奶+鸡蛋	紫薯牛奶羹	牛奶+紫薯
香蕉牛奶	牛奶+香蕉	牛奶西米	牛奶+西米
花生牛奶	牛奶+花生	核桃牛奶露	牛奶+核桃

杏仁

嘌呤含量

低

热量

578千卡

适宜痛风合并心脏病患者食用

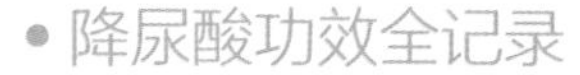

降尿酸功效全记录

杏仁含有丰富的植物蛋白质、膳食纤维、钾等，有助于预防体内血尿酸升高。尤其是其富含的植物蛋白质，可以相对减少体内尿酸的合成。因为肉类蛋白质经代谢后，会产生更多的嘌呤，所以如果摄入肉类蛋白质过多，体内尿酸的含量易偏高。

这样吃更降尿酸

杏仁搭配芹菜、胡萝卜等炒食，因这三种食材都呈碱性，且含钾、镁、钙等营养素，能提高尿酸盐溶解度，有利于尿酸排出。

对哪种合并症有益

● 心脑血管疾病

杏仁含有丰富的维生素 E、蛋白质、钾及不饱和脂肪酸，有降压、降脂、降低心脑血管疾病的效果，可辅助治疗痛风合并心脏病、高血压等症。

特别提醒

杏仁有苦杏仁与甜杏仁之分，苦杏仁多药用，主治咳嗽多痰，甜杏仁多作零食。

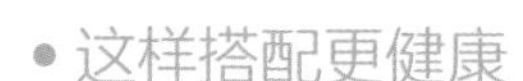

这样搭配更健康

杏仁 + 牛奶  **补充植物蛋白质**

杏仁富含矿物质，牛奶富含优质蛋白质，营养上互相补充，两者搭配食用，可为痛风患者补充植物蛋白质，并有护心降压之功。

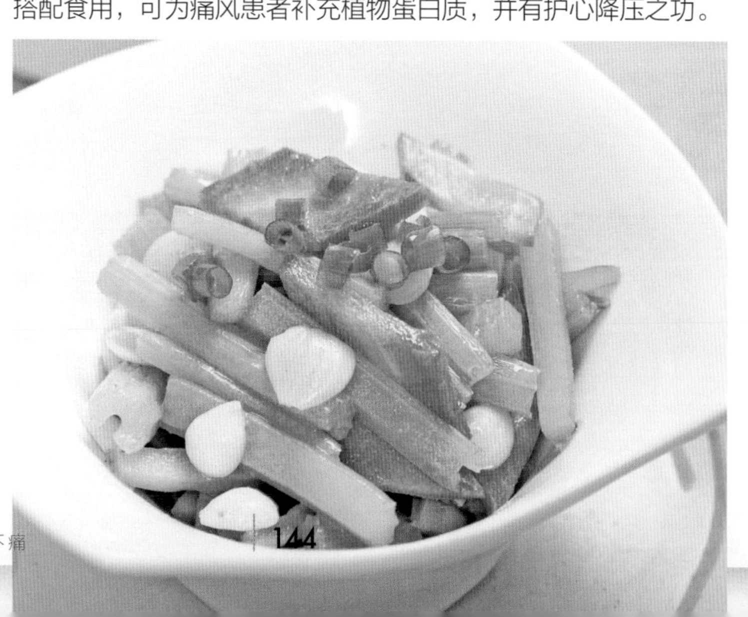

杏仁炒芹菜

杏仁50克，胡萝卜30克，芹菜200克，炒食。

最佳食谱

薏米杏仁粥

利尿降尿酸，帮痛风患者降血脂

材料 · 大米 30 克，薏米 25 克，杏仁 15 克。

调料 · 冰糖少许。

做法 ·

1. 将薏米洗净，用清水浸泡3小时，大米洗净；杏仁去皮；冰糖打碎。
2. 锅内放入薏米、大米，加水大火烧沸，用小火煮至半熟，然后放入杏仁，待煮熟后放入冰糖即可。

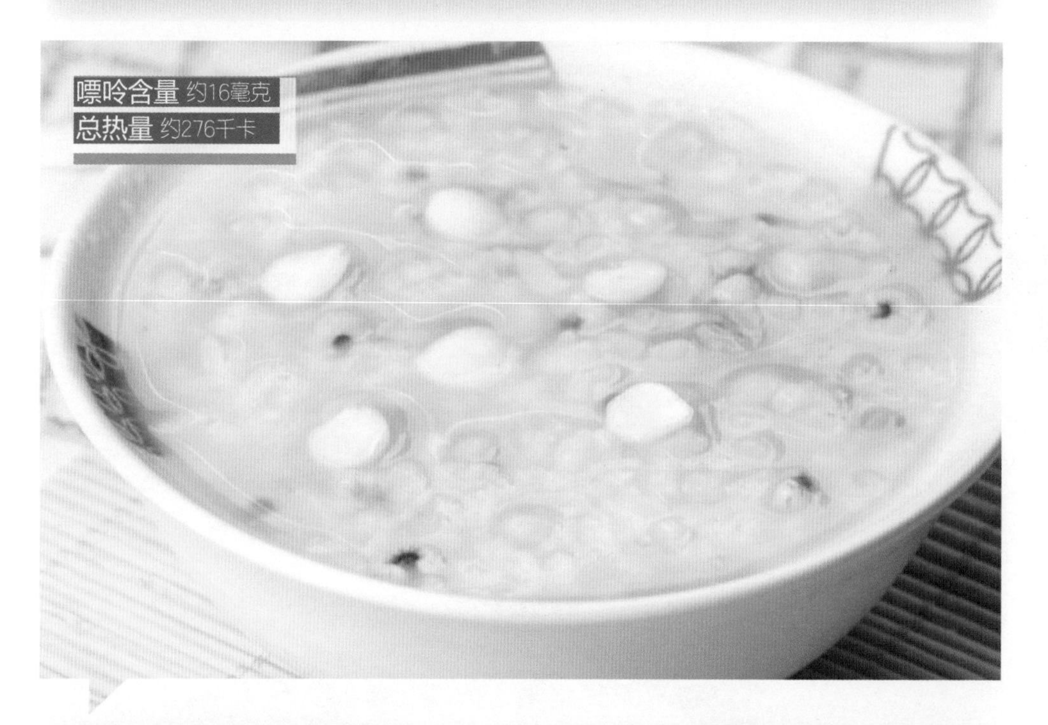

有益健康的食物组合

菜名	食物组合	菜名	食物组合
杏仁豆浆	杏仁+黄豆	杏仁洋葱	杏仁+洋葱
杏仁木耳	杏仁+木耳	杏仁豆腐	杏仁+牛奶
杏仁粥	杏仁+大米	杏仁黄瓜	杏仁+黄瓜

木 耳

嘌呤含量

低

热量

27千卡（水发）

适合痛风合并高脂血症患者

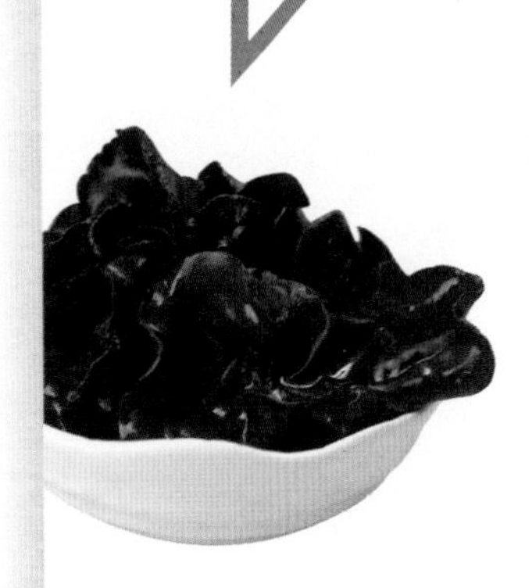

降尿酸功效全记录

木耳含有丰富的膳食纤维、钾，据测定，每 100 克干品木耳中含钾高达 757 毫克，含膳食纤维 29.9 克，能促进体内尿酸的排出、缓解痛风症状。

这样吃更降尿酸

木耳与芹菜、黄瓜、白菜等凉拌，不仅营养丰富，而且还清热利尿，有助于尿酸的排出。

对哪种合并症有益

高脂血症

木耳所含的木耳多糖可以有效预防血栓形成，有防治动脉粥样硬化和冠心病的作用。另外，木耳中的可溶性膳食纤维可减少油脂的吸收，同时促进排便。因此，痛风以及痛风合并高脂血症患者可经常食用。

特别提醒

1. 泡发干木耳应用温水，但时间不宜过长，也可以用烧开的米汤泡发，可使木耳肥大松软，味道鲜美。
2. 木耳泡发后仍然紧缩在一起的部分不宜食用。

这样搭配更健康

木耳 + 莴笋  **利尿降压**

莴笋和木耳都有利尿降压之功，莴笋中维生素 C 的含量较高，可促进人体对木耳中铁元素的吸收，两者搭配，还有降血脂、补血的作用。

木耳蒸蛋

水发木耳30克，鸡蛋1个，枸杞子5克，蒸熟。

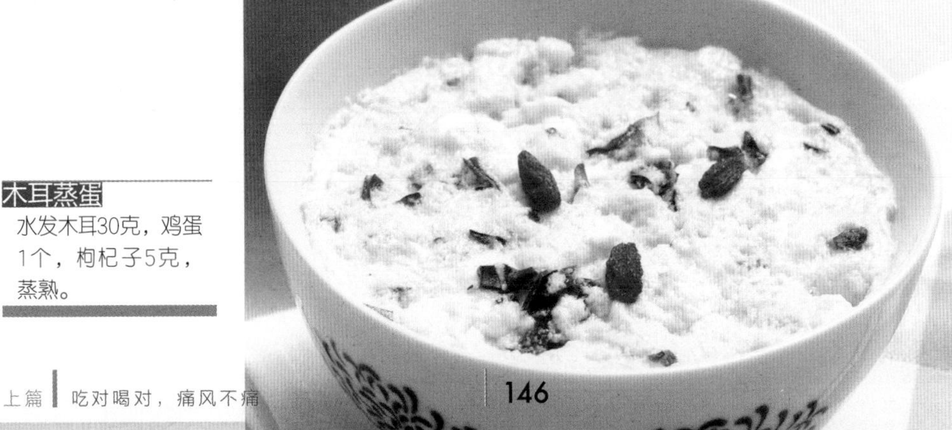

最佳食谱

芹菜木耳拌百合

清热利尿，缓解痛风关节炎

材料 · 芹菜 200 克，木耳 20 克，鲜百合 15 克，枸杞子 3 克。

调料 · 香油、盐各 3 克，醋 5 克。

做法 ·

1. 将芹菜洗净后，取茎切段；将木耳在温水中泡发后，去根洗净，撕成小片；将鲜百合剥开后洗净备用；枸杞子洗净后用冷水泡软。
2. 在煮锅中加入适量清水，大火煮开后，将芹菜茎在滚水中焯 30 秒钟后取出，木耳在滚水中焯 1 分钟，鲜百合在滚水中焯 30 秒钟取出。
3. 将芹菜、木耳、百合、枸杞子一起放入大碗中，倒入香油、盐、醋调味，拌匀即可食用。

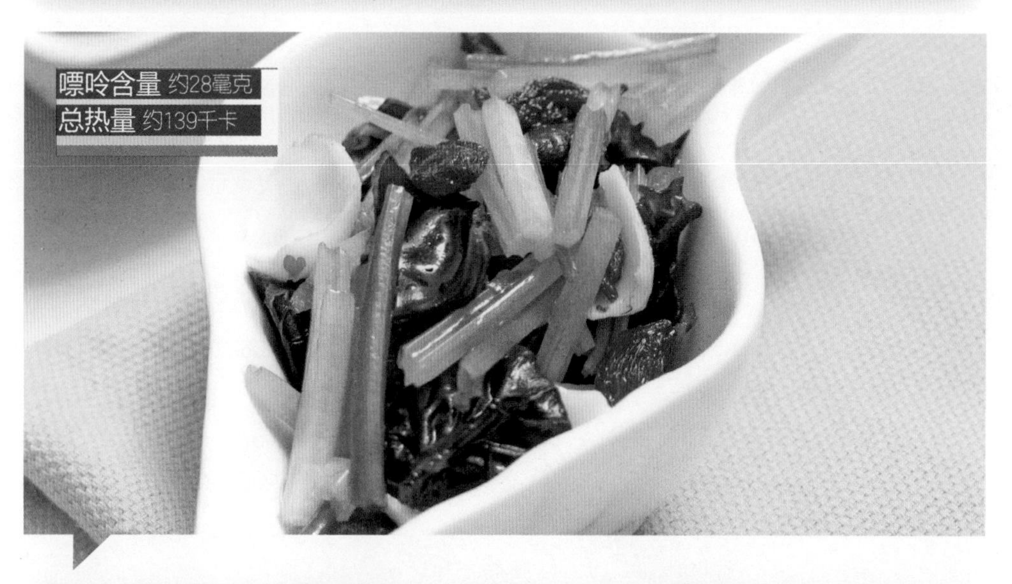

有益健康的食物组合			
菜名	食物组合	菜名	食物组合
木耳拌黄瓜	木耳+黄瓜	木耳炒白菜	木耳+大白菜
木耳炒青椒	木耳+青椒+鸡蛋	木耳拌洋葱	木耳+洋葱
木耳炒莴笋	木耳+莴笋	山药木耳	木耳+山药

百 合

缓解痛风关节炎

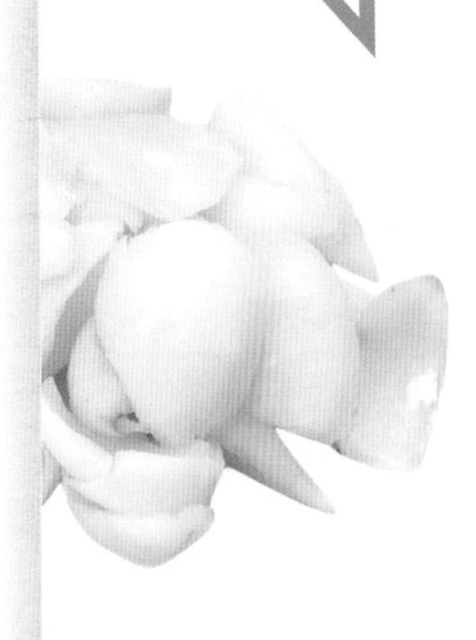

· 每日适宜用量：煎汤，干品每日20~30克为宜

• 降尿酸功效全记录

百合含丰富的钾元素与多种维生素，还含有秋水仙碱，能够抑制白细胞异化、碱化尿液，还能促进尿酸的排泄，有助于缓解痛风关节炎炎症。

• 这样吃更降尿酸

百合食法很多，或榨汁、或炒食、或蒸煮，或制成各种甜食。用鲜百合炒肉片素而不腻，气香味美；百合与大米煮粥，滋阴清热；百合薏米羹、百合冬瓜汤，能清热消肿，可以缓解痛风急性期症状。

• 对哪种合并症有益

• 糖尿病及高脂血症

百合能促进葡萄糖、脂肪与蛋白质代谢，有调节血糖，血脂的功效，可辅治痛风合并糖尿病、高脂血症。

特别提醒

1. 百合性寒，所以风寒咳嗽及中寒便溏者不宜服用。
2. 干百合则以干燥、无杂质、肉厚且晶莹透明者为佳。

• 这样搭配更健康

百合 + 雪梨  **清热利尿**

梨汁有助于肾脏排泄尿酸和预防痛风、风湿病和关节炎。常饮百合梨汁有清凉、祛热、利尿之功效，痛风急性期和缓解期都能饮用。

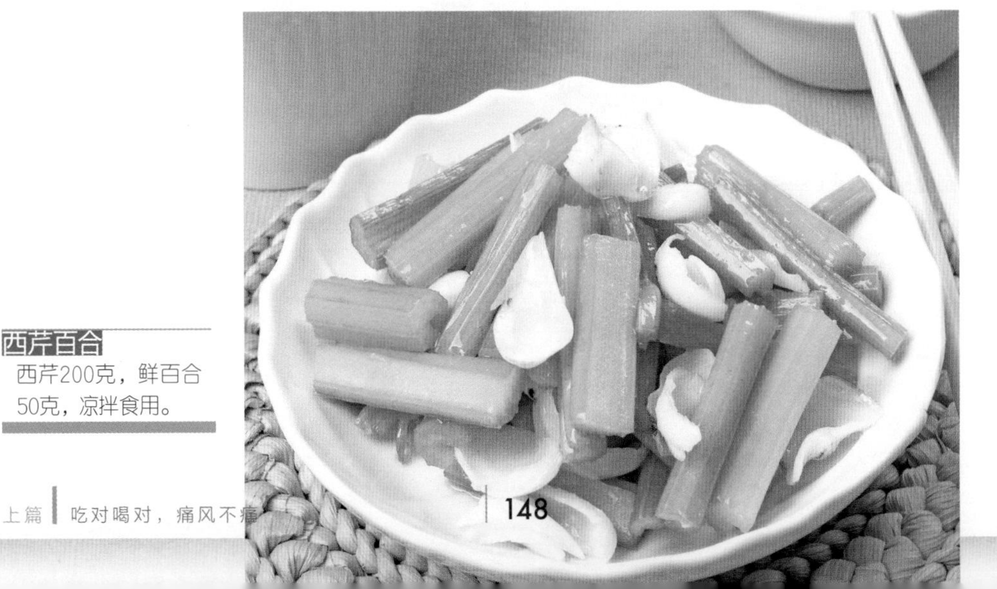

西芹百合

西芹200克，鲜百合50克，凉拌食用。

最佳食谱

百合山药枸杞甜汤

保护痛风患者的肾脏和关节

材料 · 山药 150 克，干百合 15 克，枸杞子 10 克。

调料 · 冰糖少许。

做法 ·

1. 山药去皮洗净，切小块；干百合、枸杞子分别用清水洗净，泡发。
2. 锅置火上，倒入适量清水，大火煮沸，放入山药块、百合，改小火煮至山药块熟烂，加入枸杞子用小火煮约5分钟，加冰糖煮至化开即可。

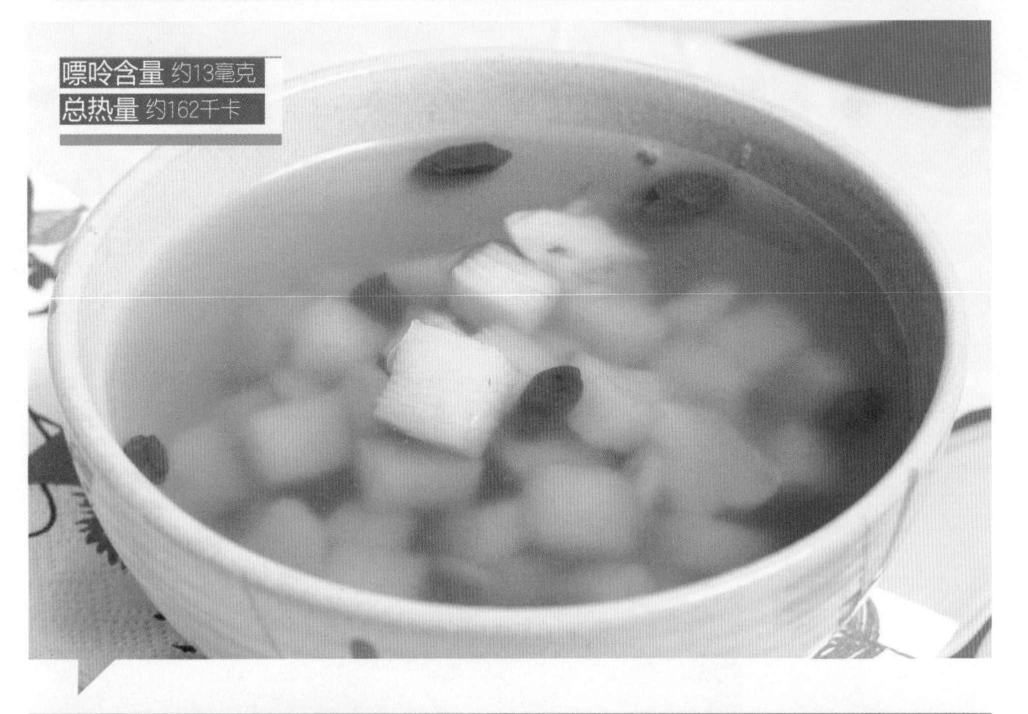

有益健康的食物组合			
菜名	食物组合	菜名	食物组合
百合白粥	百合+大米	百合莴笋	百合+莴笋
苦瓜百合	百合+苦瓜	百合草莓	百合+草莓
百合南瓜	百合+南瓜	百合炖雪梨	百合+雪梨

玉米须

利尿，降压，降脂

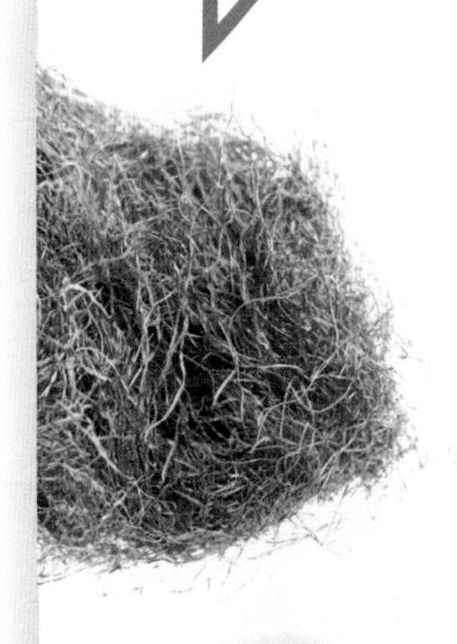

· 每日适宜用量：煎汤，每日15～30克为宜

玉米须绿茶饮

玉米须15克，绿茶3克，泡服。

• 降尿酸功效全记录

玉米须有利尿消肿、平肝利胆的功效，可增加尿量，有助于促进尿酸的排泄，缓解痛风症状。

• 这样吃更降尿酸

玉米须通常用法是煎汤后服，可加几朵小菊花或几粒枸杞子，这样不仅能促进尿酸的排出，还有助于保护肾脏。

• 对哪种合并症有益

• 高血压及糖尿病

玉米须有利尿降压、促进胆汁分泌以及降低血液黏稠度等多种功效，可辅助治疗痛风合并高血压。玉米须还含有多糖和皂苷类物质，多糖能促进肝糖原的合成，皂苷类物质能辅助治疗糖尿病。

特别提醒

玉米须虽然性平和，一般无禁忌，但最好不要经常服用，避免出现不良反应。

• 这样搭配更健康

玉米须 ＋ 西瓜皮 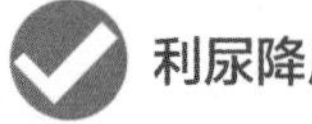 **利尿降压**

西瓜皮味甘性凉，有清热、解毒、利尿、降尿酸的作用，与玉米须搭配水煎，更能清热利尿，有一定的降尿酸作用。

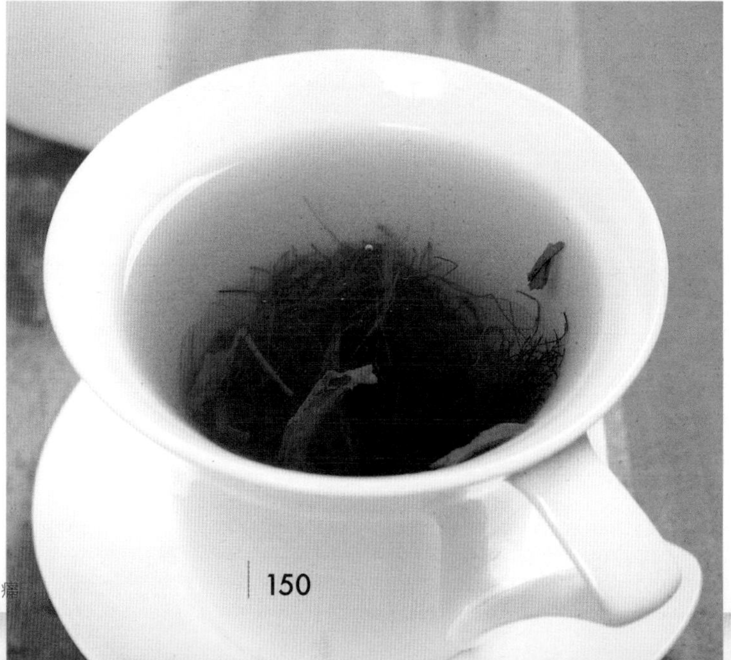

蒲公英

天然利尿剂

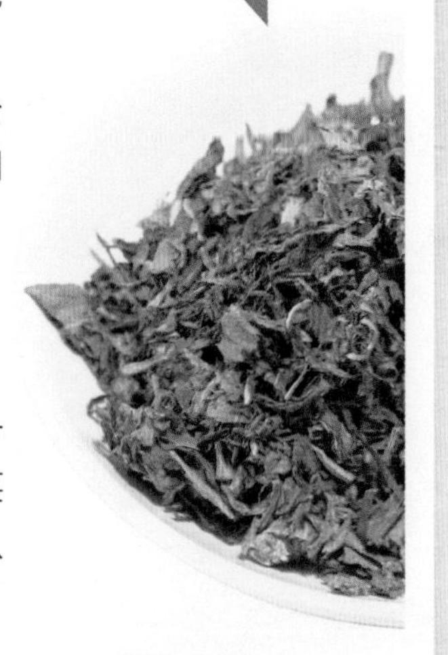

· 每日适宜用量：煎汤，每日10～30克为宜

• 降尿酸功效全记录

中医认为蒲公英性寒、味苦，具有清热解毒、消痈散结、利湿退黄、利尿通淋等功效。现代药理研究发现，本品有显著的利尿、助消化、增食欲等多种作用。美国营养保健专家对蒲公英的研究也表明，蒲公英是天然的利尿剂和助消化圣品。

• 这样吃更降尿酸

蒲公英的吃法很多，生吃、炝拌、煮粥、做汤均可，都能很好的发挥其利尿，促进尿酸排出的作用。《本草纲目》上还说："蒲公英嫩苗可食，生食治感染性疾病尤佳。"若生吃，可将蒲公英嫩茎和叶洗净、沥干，蘸酱吃；若凉拌，可将洗净的蒲公英用沸水烫 1 分钟，捞出后用冷水冲一下，再佐以调味品食用。

• 对哪种合并症有益

• 高血压

蒲公英含有丰富的矿物质，它的大量钾成分还可以和钠一起共同调节体内的水盐平衡，并使心率正常。常吃醋烹蒲公英嫩叶，可以降低血压。另外，蒲公英含有丰富的蛋黄素，可以增强肝和胆的功能，预防肝硬化。

特别提醒

阳虚外寒、脾胃虚弱者忌用蒲公英。

• 这样搭配更健康

蒲公英 + 大米  **清热消肿**

两者搭配做成蒲公英粥，吃起来香滑软糯，不仅可以满足味蕾的要求，而且有清热解毒，消肿散结的功效，适合痛风急性期食用。

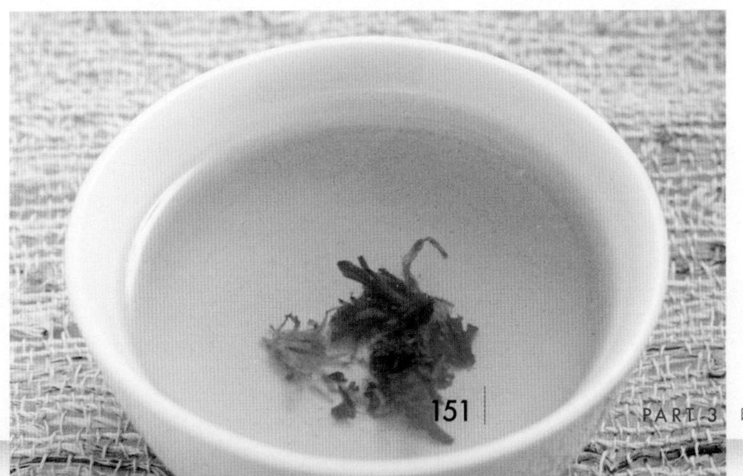

蒲公英汤

水煎内服，也可加菊花、夏枯草等。

黄芪

利尿，
消肿，护肾

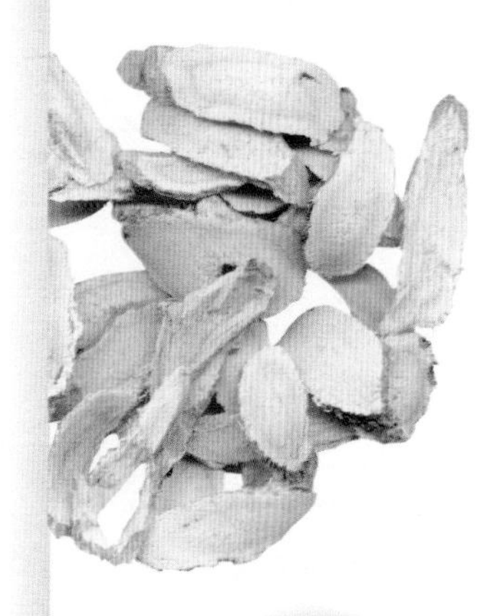

· 每日适宜用量：
煎汤，每日9～30克
为宜

• 降尿酸功效全记录

黄芪有“补气之圣”的美誉，因此能很好地维护肾气，从而改善痛风合并肾病，帮助肾功能恢复。同时，黄芪还有利尿消肿之功，可减少尿中蛋白质丢失，提高血浆白蛋白水平，帮助利尿，适合痛风患者食用。

• 这样吃更降尿酸

痛风患者可用炙黄芪泡水当茶喝，合并肾功能异常者，还可在煮粥、煲汤中加入少量黄芪，都可以发挥黄芪的利尿之功，从而有助于降尿酸。

• 对哪种合并症有益

• 糖尿病及高血压

黄芪含有黄芪多糖，能改善糖耐量异常，双向调节血糖水平；黄芪中还含有降压成分 γ-氨基丁酸和黄芪皂苷，能稳定血压。

特别提醒

气实者，肠胃有积滞者，火热证如面红目赤、口干口苦、心烦易怒、小便黄、大便秘结者，不宜服用黄芪。阳盛阴虚，上焦热甚，痘疮血分热者禁用黄芪。

• 这样搭配更健康

黄芪 ＋ 山药  **益气固肾**

两者搭配，具有益气、生津、健脾、固肾之功效，适用于脾肾虚弱的痛风患者、痛风合并糖尿病患者。做成黄芪山药饭，还有延缓衰老、强壮身体、强心、改善心肌血液供应的作用。

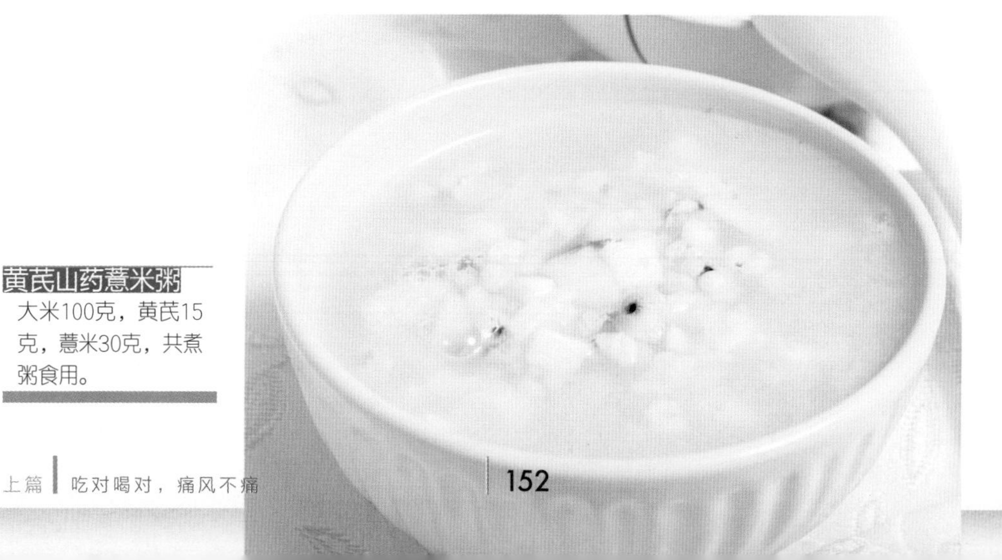

黄芪山药薏米粥

大米100克，黄芪15克，薏米30克，共煮粥食用。

荷 叶

适合体胖血脂高的痛风患者

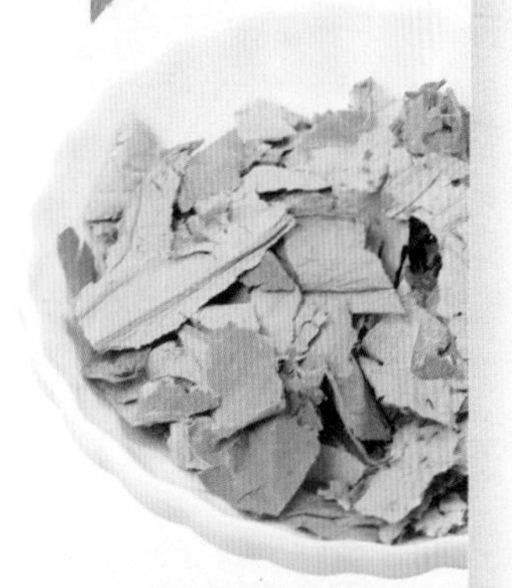

· 每日适宜用量：煎汤，每日6～10克干荷叶为宜

• 降尿酸功效全记录

荷叶味苦，性平，归肝、脾、胃经，有清热解暑、生津止渴、凉血止血的功用。荷叶煎汤还是一味利尿、消肿、去脂的减肥良药。

• 这样吃更降尿酸

荷叶煮粥或煎汤都能发挥其利尿之功，促进尿酸的排出。取鲜荷叶 1 张，大米 50 克。先将荷叶洗净，煎荷叶汤，然后用荷叶汤汁同大米一起煮粥即可。或者每日单用干荷叶 9 克或鲜荷叶 30 克左右，煎汤代茶饮。

• 对哪种合并症有益

• 高血压、高脂血症及肥胖症

据现代研究表明，荷叶浸剂及煎剂在动物试验中能直接扩张血管，降低血压。荷叶具有降血压、降血脂、减肥的功效，因此，痛风合并高血压、高脂血症、肥胖症患者，都可以常食荷叶。

特别提醒

身体消瘦、气血虚弱的人不宜食用荷叶。

• 这样搭配更健康

荷叶 + 冬瓜  利尿降压

两者搭配消暑、降热、利尿、降压、减肥。冬瓜要连子和皮煎汤，因为冬瓜皮和子都是利尿的中药材。另外，荷叶夏季用鲜品最佳，无鲜品时可用干品代替。

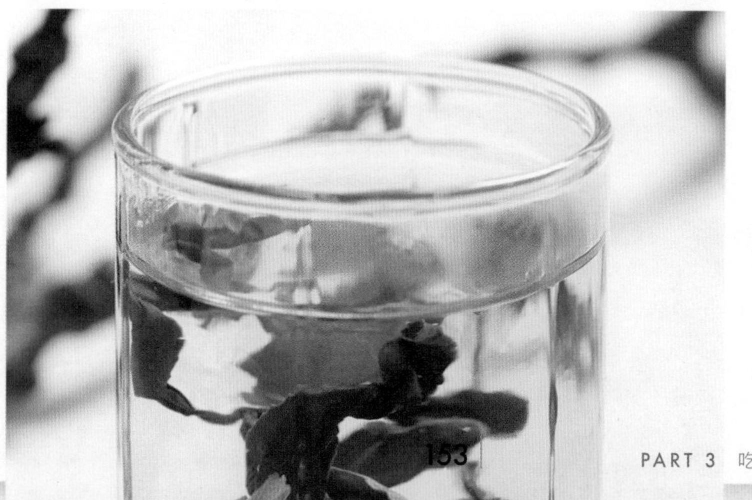

决明子荷叶茶

取决明子10克，荷叶干品6克，乌龙茶3克，泡服。

茯苓

清热利湿，缓解肿痛

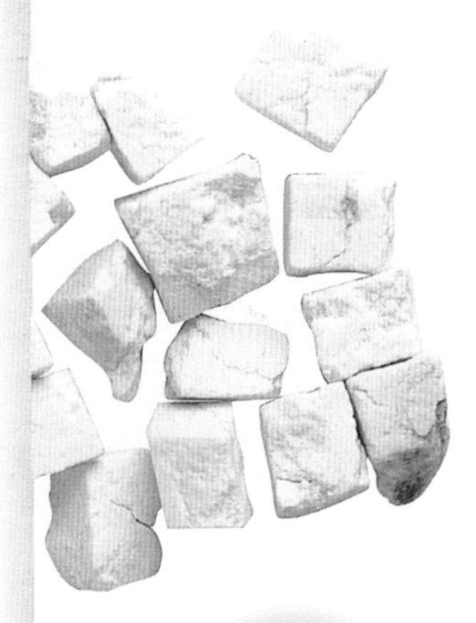

· 每日适宜用量：煎汤，每日10～15克为宜

降尿酸功效全记录

茯苓含有的茯苓多糖、胆碱、钾盐，有缓慢持久的利尿作用，能促进体内尿酸盐的排出，有利于防止痛风患者出现水肿、小便不利等症状。

这样吃更降尿酸

利尿除湿可常喝茯苓粥，民间常有用茯苓、薏米组成汤料煲汤的习惯，具有利尿消肿、健脾祛湿之功。

对哪种合并症有益

糖尿病

茯苓含有茯苓多糖和不溶性膳食纤维，可促进胃排空，减少机体对于碳水化合物与脂肪的吸收，调节空腹血糖浓度，减少胰岛素需要量，还能控制餐后血糖升高。另外，茯苓能恢复自身胰岛功能，从而达到调节血糖的效果。

特别提醒

口干舌燥、便秘、肾虚多尿的患者不宜多服茯苓。

这样搭配更健康

茯苓 + 薏米  **健脾化湿**

茯苓与薏米搭配，可以起到健脾化湿、调节血糖及血压的功效，适合痛风患者调养身体。

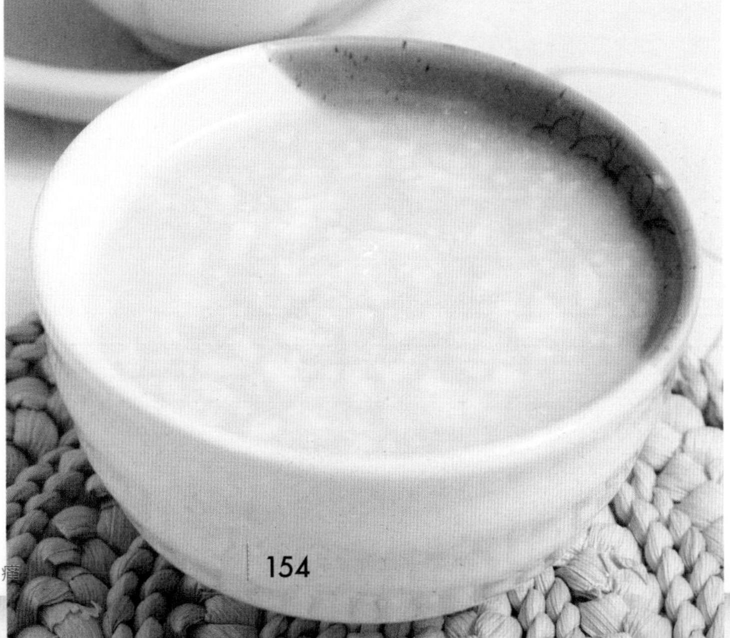

茯苓二米粥

茯苓粉15克，小米、大米各30克，煮粥食用。

PART 4

痛风患者日常饮食安排

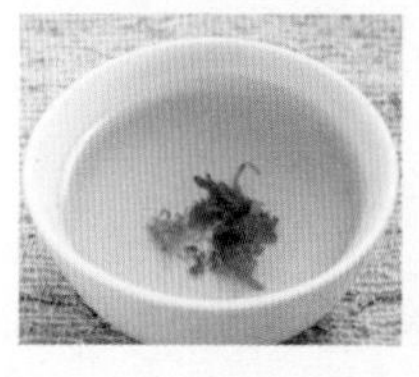
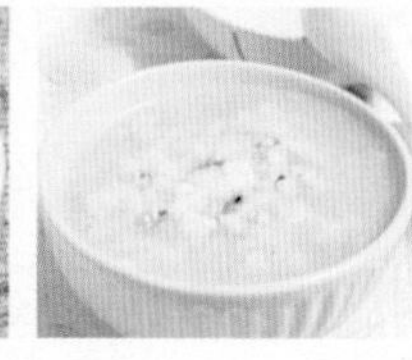
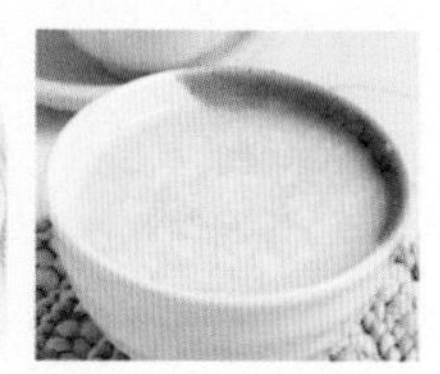

痛风患者如何设计自己的食谱

设计食谱的步骤

• 计算每日需要多少热量

为了让痛风患者掌握安排日常饮食的方法，我们用下面的例子详解如何安排日常饮食：李先生，45 岁，身高 174 厘米，体重 75 千克，从事办公室工作，患痛风 3 年。

• 计算标准体重

标准体重（千克）= 身高（厘米）−105

• 判断现有体重是消瘦还是肥胖

BMI（体质指数）= 现有体重（千克）÷［身高（米）］^{2}

• 中国成年人体质指数标准表

体重	消瘦	正常	超重	肥胖
BMI	<18.5	18.5~23.9	24~27.9	≥28

• 判断活动强度

轻体力劳动：以站着或少量走动为主的工作，如教师、办公室工作者等；中等体力劳动：如学生的日常活动等；重体力劳动：如体育运动、非机械化的装卸、伐木、采矿、砸石等劳动。

• 计算每日所需总热量

每日所需总热量 =
标准体重（千克）× 每日每千克标准体重需要的热量（千卡）

- 成人热量供给标准表（单位：千卡/千克）

劳动强度	身体消瘦	体重正常	身体超重或肥胖
轻体力劳动	35	30	20～25
中等体力劳动	40	35	30
重体力劳动	40～45	40	35

李先生的体重评价：BMI=75（千克）÷[1.74（米）]^2=24.8，属于超重。办公室工作为轻体力劳动，每日热量为 20 ～ 25 千卡 / 千克。李先生每日所需总热量 =（174-105）×（20 ～ 25）=1380 ～ 1725 千卡，取中值约 1600 千卡 / 日。

•“90千卡”为一份，计算每日的份数

• 为什么“90千卡”是1个食物交换份

食物交换份是将食物按照来源、性质分成几大类，1 个交换份的同类食物在一定重量内所含的热量、碳水化合物、蛋白质和脂肪相似，而 1 个交换份的不同类食物间所提供的热量是相等的，都是 90 千卡，所以就将“90 千卡”视为 1 个食物交换份。

食物交换份的应用可使痛风食谱的设计趋于简单化。可以根据患者的饮食习惯、经济条件、季节和市场供应情况等来选择食物调剂一日三餐。在不超出全日总热量的前提下，能让痛风患者和正常人一样选食，做到膳食多样化，营养更均衡。

- 食物交换的四大组（八小类）内容和营养价值表

组别	类别	每份质量（克）	热量（千卡）	蛋白质（克）	脂肪（克）	碳水化合物（克）
谷薯组	谷薯类	25	90	2.0	—	20.0
蔬果组	蔬菜类	500	90	5.0	—	17.0
	水果类	200	90	1.0	—	21.0
肉蛋奶豆组	黄豆类	25	90	9.0	4.0	4.0
	奶及奶制品	160	90	5.0	5.0	6.0
	肉蛋类	50	90	9.0	6.0	—
油脂组	坚果类	15	90	4.0	7.0	2.0
	油脂类	10	90	-	10.0	-

• 计算食物交换份的份数

食物交换份的份数=每日需要的总热量（千卡）÷90（千卡）

由得出的数值我们知道，患者李先生每天需要的食物份数约为 18 份（李先生每日所需的总热量为 1600 千卡，1600÷90 ≈ 18 份，在合理的范围内，也方便计算）。

• 确定主食量

主食即富含碳水化合物的食物，如大米、面粉、玉米等，是全天食物中热量的主要来源。可根据个人每日所需要的热量来决定主食的进食量。

每日所需热量	每日建议主食量
1200千卡	约为175克
1400千卡	约为200克
1600千卡	约为225克
1800千卡	约为250克
2000千卡	约为325克
2200千卡	约为350克

• 确定副食量

副食是指除了主食外，用来下饭的蔬菜、肉类、蛋、豆类及其制品、奶、水果、油脂等。每天需要的热量减去主食量，即为副食量。

副食品	推荐量（大致）
蔬菜	500克
瘦肉	50～75克
蛋类	每日1个
豆类及其制品	50～100克
奶及奶制品	500克
水果	200克（含糖分高的水果一般减半）
油脂	不超过25克

• 不同热量痛风饮食内容举例（份）

根据痛风的营养特点，参照糖尿病食品交换份，我们把不同热量的痛风饮食内容列表如下：

热量（千卡）		1200	1400	1600	1800	2000	2200
谷薯类	量（克）	175	200	225	250	325	350
	份	7	8	9	10	13	14
蔬菜类	量（克）	500	500	500	750	750	750
	份	1	1	1	1.5	1.5	1.5
水果类	量（克）	200	200	200	200	200	200
	份	1	1	1	1	1	1
肉蛋类	量（克）	100	125	125	150	150	150
	份	2	2.5	2.5	3	3	3
豆制品类	量（克）	25	25	50	50	50	50
	份	0.5	0.5	1	1	1	1
乳类	量（克）	240	240	240	240	240	320
	份	1.5	1.5	1.5	1.5	1.5	2
油脂类	量（克）	10	15	20	20	20	25
	份	1	1.5	2	2	2	2.5
总计（份）		14	16	18	20	23	25

计算出了食物交换份的份数，就可以根据自己的饮食习惯和口味来选择并交换食物了。通过前面的计算我们知道了患者李先生每天所需的总热量约为 1600 千卡，得出患者李先生每天需要主食 225 克（计 9 份）、蔬菜 500 克（计 1 份）、水果 200 克（计 1 份）、肉类 75 克（计 1.5 份）、蛋类 60 克（计 1 份）、乳类 240 克（计 1.5 份）、豆制品 50 克（计 1 份）、油脂 20 克（计 2 份），共计 18 份。

痛风患者可以按照平衡膳食的原则，根据自己的实际情况调整食物的分配，确定好食物种类和每天的食物量。

巧妙地安排一日三餐

一日三餐中的食物最好可以做到食物多样且种类齐全，但是如何分配则是控制总热量的关键。如果晚餐分配过多，或者食物安排不当，则更容易将摄入的热量储存，造成肥胖。因此，三餐的合理安排是重中之重。

• 早、中、晚热量摄入比以3：4：3为宜

合理搭配好每天的一日三餐，对控制痛风是非常重要的。中国营养学会建议一日三餐的分配比例是：早餐占全天总热量的 30%，午餐占全天总热量的 40%，晚餐占全天总热量的 30%，可根据职业、劳动程度和生活习惯进行适当调整。还可以在三餐之中匀出一部分主食作为加餐食品。

• 合理分配三餐，控制热量摄入

三餐	供热比	饮食结构
早餐	早餐食物所提供的热量应占一天总热量的30%	早餐食物应做到多样化，搭配要合理。如果早餐中有谷类、蛋、奶、肉、蔬菜、水果，则说明营养充足，中午不会因为过于饥饿而大吃特吃，晚餐也能得到相应的控制。如果包含了其中4种，则比较充足；如果只包含了其中2种，则要增加品种了
午餐	午餐承上启下，所以供热比是一天中最高的，应达到40%	午餐应粗细搭配、荤素搭配，保证一荤一素（绿叶菜）一汤。提醒上班族，在外就餐时高油、高盐问题必须引起重视。另外，土豆、红薯、芋头等薯类含碳水化合物和膳食纤维较高，可以和主食交换着吃
晚餐	晚餐食物所提供的热量应占一天总热量的30%	晚餐后活动量明显减少，所以不宜吃得过饱。主食上不妨搭配点小米、玉米、红薯等低嘌呤粗粮。而且还要素一点，多摄入一些新鲜蔬菜，比如小白菜、嫩菜心、茄子、黄瓜等，做法上建议凉拌或快炒，减少油的摄入量

PART 5

痛风急性期和缓解期如何饮食

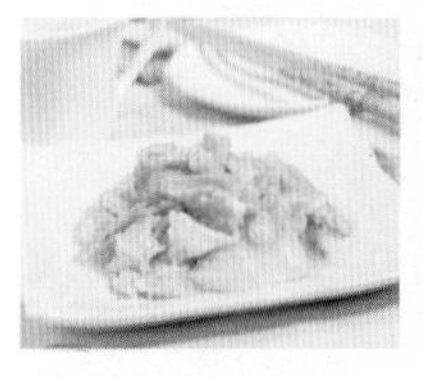
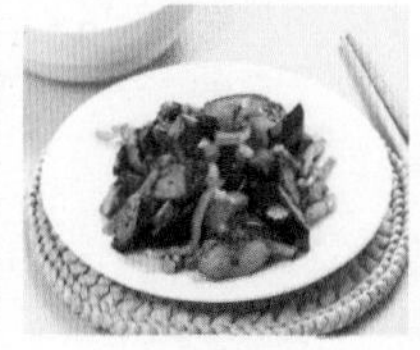
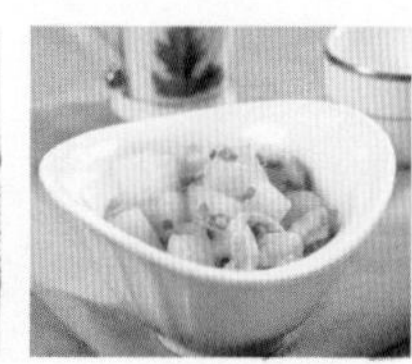

痛风急性期饮食

1	多吃高钾食物，如西蓝花、西芹等。钾可减少尿酸沉积，有助于将尿酸排出体外
2	充足的水分可促进尿酸排出。每天喝 3000 毫升左右的水可以较理想地促进尿酸盐的排泄
3	严格限制嘌呤的摄入。每日嘌呤摄入量在 150 毫克以下，以低嘌呤食物为主，如大米、玉米面、面粉、牛奶、蛋类、蔬菜等
4	以牛奶、鸡蛋（特别是蛋白）、谷类为蛋白质的主要来源。鸡蛋与牛奶中均含优质蛋白质，可提供人们必需的氨基酸以及其他多种营养成分，且它们所含的嘌呤较低，远低于各类肉类和鱼类
5	用碳水化合物补足热量，主食以米、面为主
6	限制脂肪的摄入量，烹调要用植物油
7	摄取适量水果，避免血糖升高进而诱发嘌呤代谢紊乱

1	食用动物内脏及鱼、虾、蟹、豆类、蘑菇、肉汤、肉馅等高嘌呤及中等嘌呤食物
2	食用刺激性食物。患者痛风急性发作期应限制辛辣刺激性食物和调味品，如葱、姜、蒜、花椒、辣椒、醋等
3	经常饮酒，酒会加速嘌呤合成，建议痛风患者远离酒精

痛风急性期低嘌呤食物组合

·1个鸡蛋
+
·1杯牛奶（每杯200毫升）
≈
3.2毫克嘌呤
·150克白米饭
+
·150克馒头
≈
42毫克嘌呤
·50克土豆
+
·200克芹菜
≈
23毫克嘌呤
（芹菜炒土豆片）
·1个鸡蛋
+
·150克大白菜
≈
19毫克嘌呤
（大白菜炒鸡蛋）
·1个鸡蛋
+
·200克丝瓜
≈
23毫克嘌呤
（丝瓜炒鸡蛋）
·1个鸭梨
+
·1个桃
≈
4毫克嘌呤

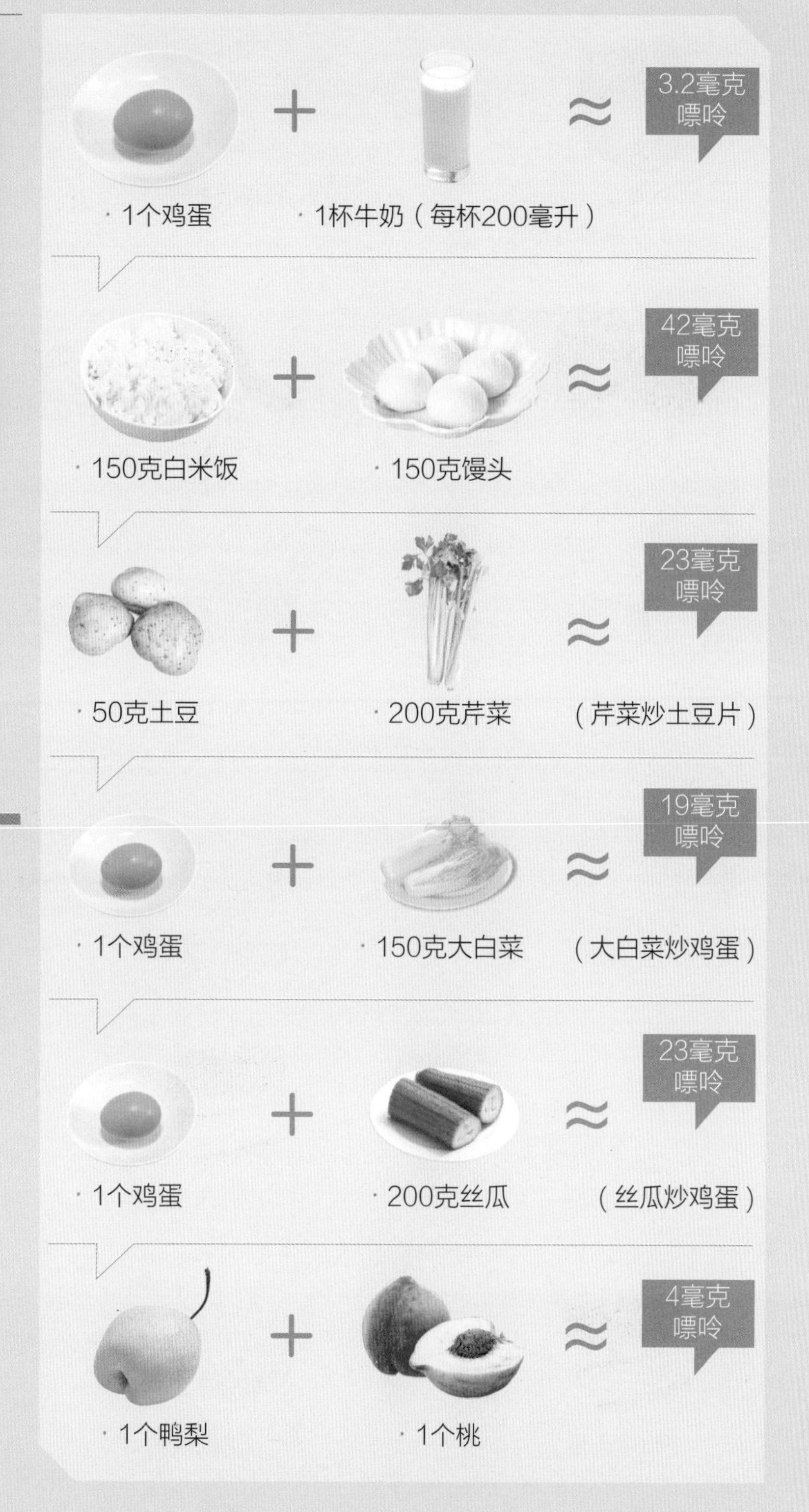

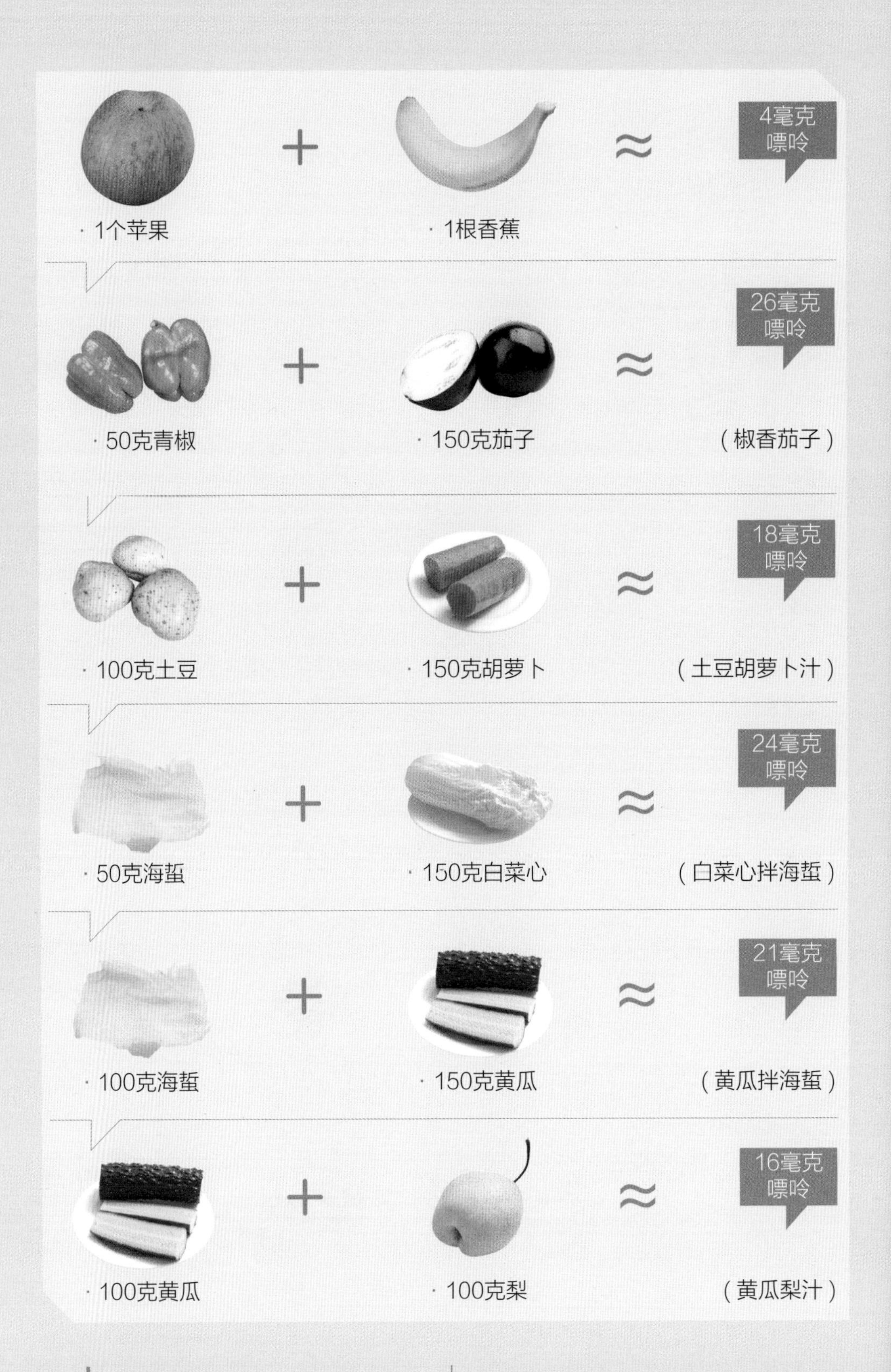
1个苹果
+
1根香蕉
≈
4毫克嘌呤
50克青椒
+
150克茄子
≈
26毫克嘌呤
（椒香茄子）
100克土豆
+
150克胡萝卜
≈
18毫克嘌呤
（土豆胡萝卜汁）
50克海蜇
+
150克白菜心
≈
24毫克嘌呤
（白菜心拌海蜇）
100克海蜇
+
150克黄瓜
≈
21毫克嘌呤
（黄瓜拌海蜇）
100克黄瓜
+
100克梨
≈
16毫克嘌呤
（黄瓜梨汁）

痛风缓解期饮食

1	可以恢复正常的平衡膳食。蛋奶类、水果蔬菜类和主食类都基本与正常人饮食相同
2	可选择低或中等嘌呤含量的食物。可适当放宽嘌呤的摄入量，限量选用中等嘌呤含量的食物，自由选择低嘌呤含量的食物
3	控制肉类和海鲜的摄入量。在痛风缓解期可适当摄入肉类和海鲜，但不仅在量上要控制，在种类上更要精挑细选，每日肉类和海鲜要控制在 60 ~ 90 克，并选择嘌呤含量相对较低的品种
4	超重或肥胖的痛风患者应逐渐减轻体重，适当控制热量摄入，少吃高热量高脂肪食物
5	每天喝水 2000 ~ 3000 毫升，降低尿酸浓度，促进尿酸排泄，还可减少肾结石的形成
6	烹调以植物油为主，尽量不用动物油
7	可通过一些烹调技巧来减少鱼和肉中的嘌呤含量，比如用蒸、烤、焯，不用油炸，不喝鱼汤、肉汤

1	高嘌呤含量的食物
2	饮酒。酒精在体内会引起乳酸堆积，且饮酒过多可引起血脂增高。每天喝啤酒 2 听以上者，痛风发病率是不喝啤酒者的 2.5 倍
3	禁食以牛肚、猪肚、牛脊髓、肥牛等为锅底的火锅。喝久煮的老锅汤，会导致患者体内嘌呤值迅速增高

痛风缓解期中嘌呤食物组合

50克猪瘦肉 + 200克菜花 ≈ 101毫克嘌呤
（菜花炒肉）
200克黄瓜 + 30克三文鱼 ≈ 81毫克嘌呤
（黄瓜三文鱼寿司）
50克牛瘦肉 + 150克洋葱 ≈ 35毫克嘌呤
（洋葱炒牛肉）
50克鲜虾仁 + 100克冬瓜 ≈ 72毫克嘌呤
（虾仁烩冬瓜）
100克土豆 + 50克海带 ≈ 54毫克嘌呤
（土豆海带丝）
100克豆腐干 + 100克芹菜 ≈ 79毫克嘌呤
（豆腐干炒芹菜）

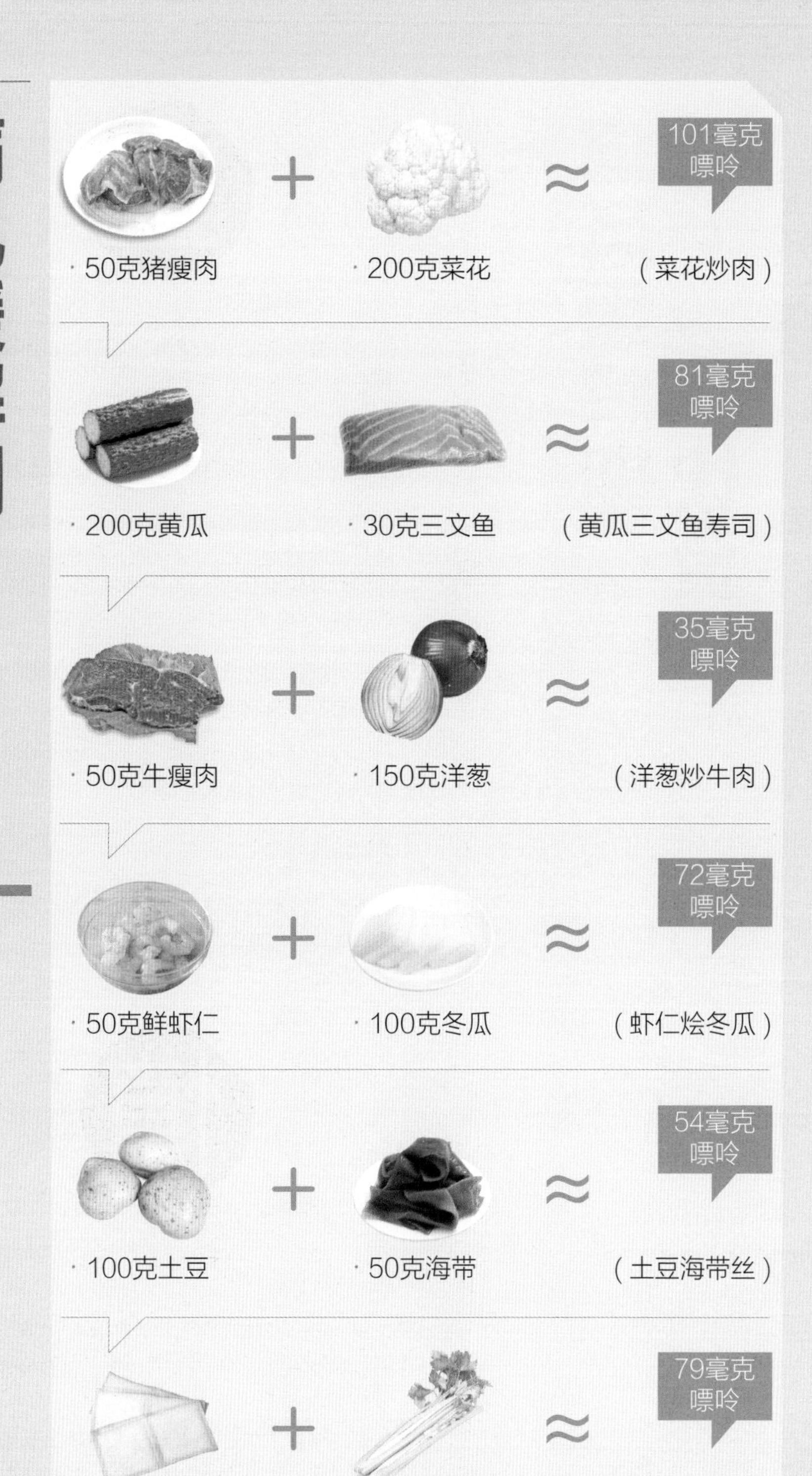

PART 6

对症饮食，赶走合并症

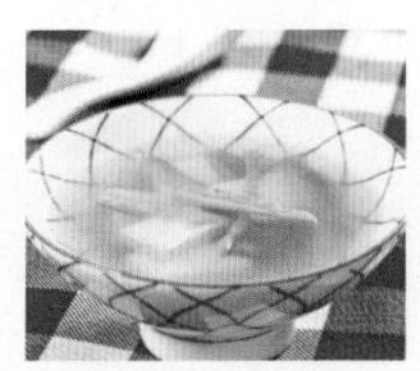
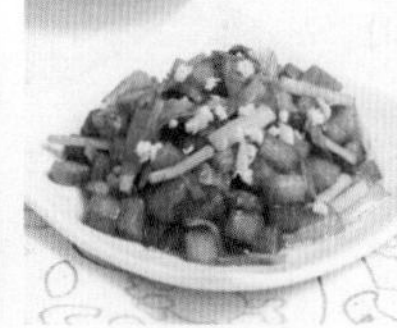
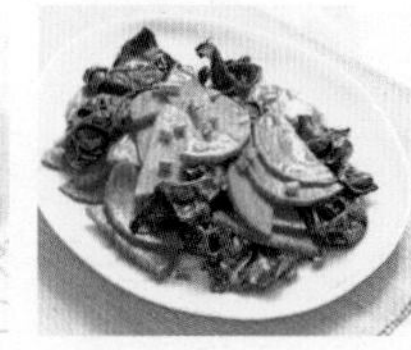

痛风合并高血压

高血压是痛风的一种常见合并症，25% ~ 50% 的痛风患者伴有高血压。对于这类患者而言，就更需要严格地限制饮食。

- 营养处方

1. 每周吃2~3次低嘌呤的水产，补充ω-3多不饱和脂肪酸，有助于降低胆固醇，调节血压。
2. 牛奶、鸡蛋嘌呤含量很低，可作为蛋白质的首选来源。
3. 补充含钾丰富的食物，如土豆、黄瓜、芹菜、苋菜、梨、桃、菠萝、橘子、西瓜等。
4. 多吃在体内代谢后产生碱性成分的食物，帮助尿酸结石溶解。可以多吃白菜、番茄、黄瓜、胡萝卜、空心菜、圆白菜、生菜等蔬菜。

- 营养素搭配公式

- **维生素D+钙=维生素D能促进钙的吸收**

- 代表菜式：鸡蛋炒小白菜
- 饮食提醒

1. 不要进食嘌呤含量较多的动物性食物。如动物内脏、鱼皮、鱼干、带鱼、沙丁鱼、鱼子、蚌蛤等。
2. 避免摄入过量的食盐。每天盐量应控制在2~5克。食盐量还应减去烹调用酱油中所含的钠，大约5毫升酱油相当于1克盐。酱菜、咸菜、腐乳、咸肉等食品含钠较高，应尽量少吃或不吃。
3. 减少高脂肪、高胆固醇食物的摄入。少吃动物内脏（心、肝、肾）及脑、蛋黄、蟹黄、虾子、肥肉、鱿鱼等高脂肪、高胆固醇的食物。每天烹调用油不超过25克。
4. 避免饮酒及含酒精的饮料。酒精容易使体内乳酸堆积，对尿酸排出有抑制作用，容易诱发痛风。

最佳食谱

凉拌土豆片

补钾利尿防卒中

材料 · 土豆 250 克。

调料 · 酱油、香油、醋、蒜、盐、葱花各适量。

做法 ·

1. 土豆去皮，洗净，切成薄片，煮熟。
2. 捞出煮好的土豆片，立即放入冰水中浸泡、冷却。
3. 捞出沥干，用调料拌匀（除葱花），装盘，撒上葱花即可。

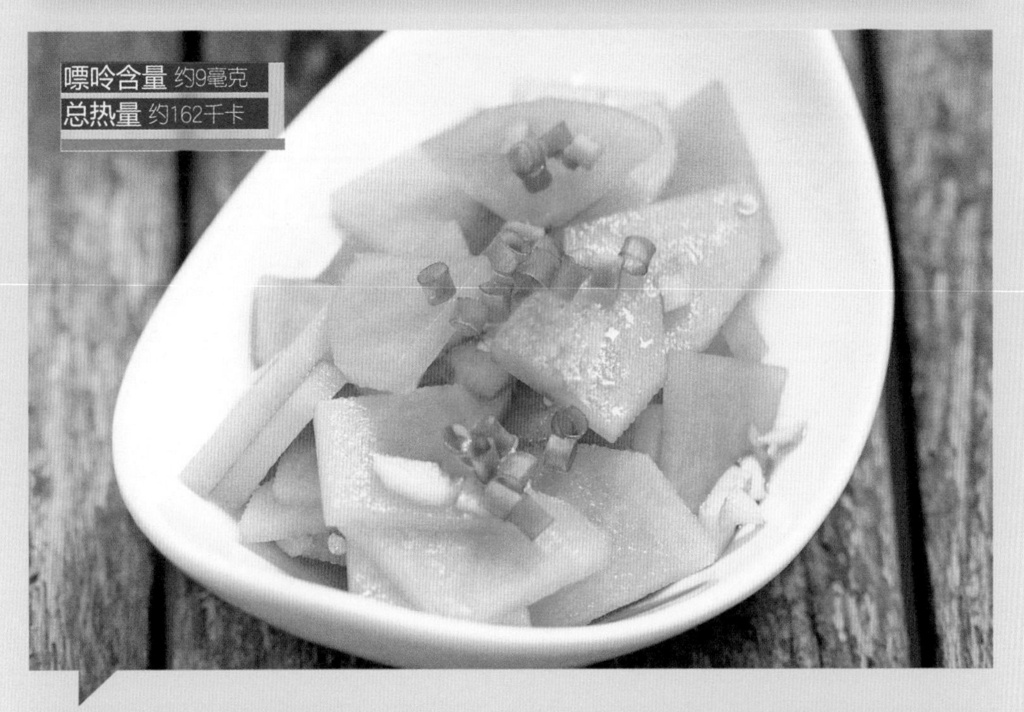

其他推荐食谱	
菜名	食材清单
黄瓜拌面	面条50克、黄瓜50克
绿豆芹菜汤	绿豆20克、芹菜100克
白菜粉丝	大白菜200克、粉丝50克

痛风合并糖尿病

糖尿病是痛风的主要合并症之一，糖尿病患者合并痛风，在饮食方面要同时兼顾糖尿病和痛风对饮食的要求，在坚持总热量控制、平衡膳食等糖尿病饮食治疗的原则下，还要特别注意以素食为主，减少肉食等高蛋白食物的摄入，多饮水，忌酒，防止疲劳和受凉等。

• 营养处方

1. 米饭、馒头、面条等主食的主要成分均是碳水化合物，碳水化合物可促进尿酸排出。但痛风合并糖尿病患者应控制碳水化合物的摄入量，按每日每千克体重4～5克给予为宜。

2. 痛风合并糖尿病患者应摄入优质蛋白质，以牛奶、鸡蛋为主。如果是肉类，应煮沸后去汤食用。

3. 每日喝水2000～3000毫升，以促进尿酸排出。痛风合并糖尿病患者以饮用白开水、淡茶水为佳。

4. 痛风急性发作期宜选用嘌呤含量很少或基本不含嘌呤的食品，如蔬菜、瓜果类，将每日膳食中嘌呤含量限制在150毫克以内。

• 营养素搭配公式

• **维生素B_1+维生素B_2+维生素B_6=B族维生素最合适的搭配**

• 代表菜式：小米绿豆粥

• 饮食提醒

1. 避免摄入过多脂肪，因脂肪可减少尿酸排出。像高油脂食物，如猪油、奶油、黄油、牛油等应少用。核桃仁、花生、葵花子等含大量的脂肪，血糖波动较大时不宜经常食用。此外，油炸食品的脂肪含量高，应尽量少吃或不吃。

2. 少摄入纯糖食物及其制品，如白糖、冰糖、蜂蜜以及含糖糕点、蜜饯、冰激凌等。因为这些食物中的碳水化合物在肠道中吸收很快，会使血糖迅速升高，进而对病情产生不利影响。

3. 不要食用辣椒、咖喱、胡椒、芥末、生姜等刺激性调料，因为这些调味品均能兴奋自主神经，易使痛风急性发作，应不用或少用。

最佳食谱

苦瓜豆腐汤

清热利尿，调控血糖

材料 · 苦瓜 100 克，豆腐 50 克。

调料 · 香油 2 克，葱花、料酒、盐各适量。

做法 ·

1. 豆腐切块，苦瓜洗净，去瓤切片。
2. 锅内加水，放入豆腐块、苦瓜片，用大火和小火交替的方式煲20分钟，至瓜烂为止。
3. 加入盐、料酒、香油、葱花调味即可。

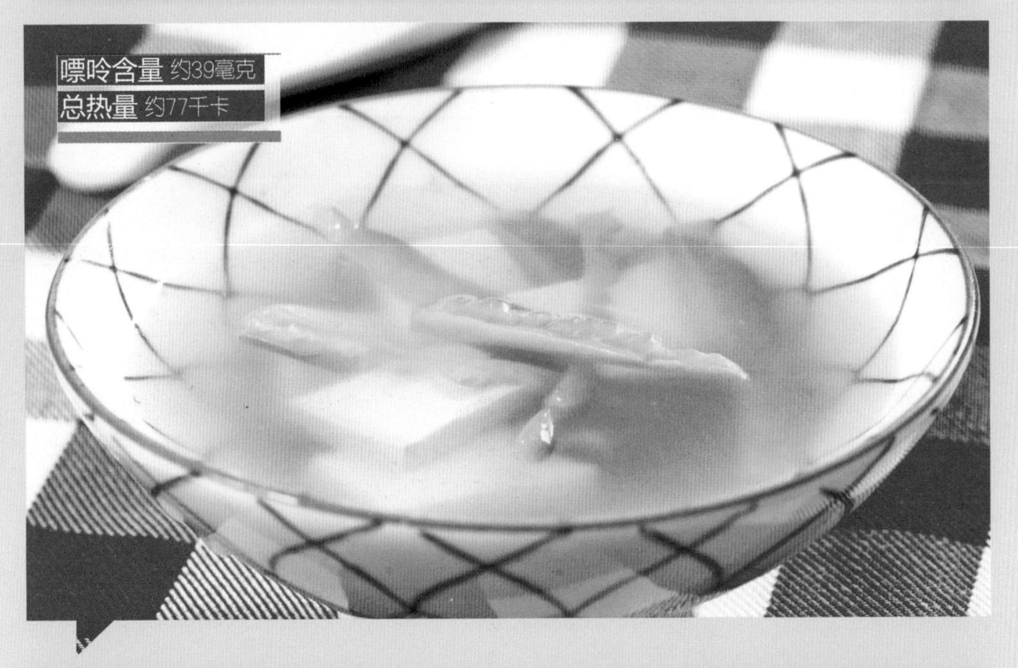

其他推荐食谱	
菜名	食材清单
番茄苦瓜汁	番茄150克、苦瓜50克
南瓜山药汤	南瓜100克、山药150克
黄瓜拌木耳	黄瓜200克、木耳（水发）100克

痛风合并高脂血症

75% ~ 84% 的痛风患者有高脂血症，个别有高胆固醇血症。痛风患者为了减轻病情，应减轻体重，达到理想体重标准，适当控制饮食，降低血脂。

• 营养处方

1. 多吃新鲜的蔬菜和水果。每天应进食300～500克蔬菜、200～400克低糖水果，既能保证维生素C、B族维生素和矿物质的摄入，又因富含膳食纤维，可预防便秘；还可以降低血脂，预防心血管病。

2. 饮食清淡，多素少荤，选择低嘌呤、低胆固醇的食物。不含胆固醇的玉米面、小米、蔬果等，应成为患者常吃的食物。

3. 选用低脂食物。脱脂奶、中低嘌呤的鱼类及豆类的脂肪含量较少，可作为蛋白质来源，取代肉类；少吃动物油，炒菜用植物油。

4. 喝绿茶。绿茶中的茶多酚有降血压、降血脂、增加血管弹性的作用，每天喝1杯较好。

• 营养素搭配公式

• **维生素C+胆固醇=抑制胆固醇吸收**

• 代表菜式：番茄炒鸡蛋

• 饮食提醒

1. 避免进食高脂饮食。应少食用或不食用富含脂肪的食物，尽量不吃油炸食品、甜食；可以增加多不饱和脂肪酸的摄入，有助于降低血中胆固醇。

2. 不要进食嘌呤含量较高的动物性食物，如动物内脏、鱼子、鱼干、带鱼等。

3. 别进食过多胆固醇含量高的食物，如猪肝、蛋黄、皮蛋、蟹黄等。

4. 晚餐不要过晚，少吃油腻和难以消化的食物。否则会促进胆固醇在动脉壁上沉积，也会加速动脉硬化的发生。

最佳食谱

木耳拌洋葱

降低痛风患者的血脂水平

材料 · 水发木耳 50 克，洋葱半个。

调料 · 香油 3 克，盐、醋各适量。

做法 ·

1. 水发木耳择洗干净，撕成小朵，用沸水焯烫，捞出，过凉，沥干水分；洋葱洗净，切小片。
2. 取小碗，加盐、醋、香油搅拌均匀，制成调味汁。
3. 取盘，放入洋葱片和焯好的木耳，淋入调味汁拌匀即可。

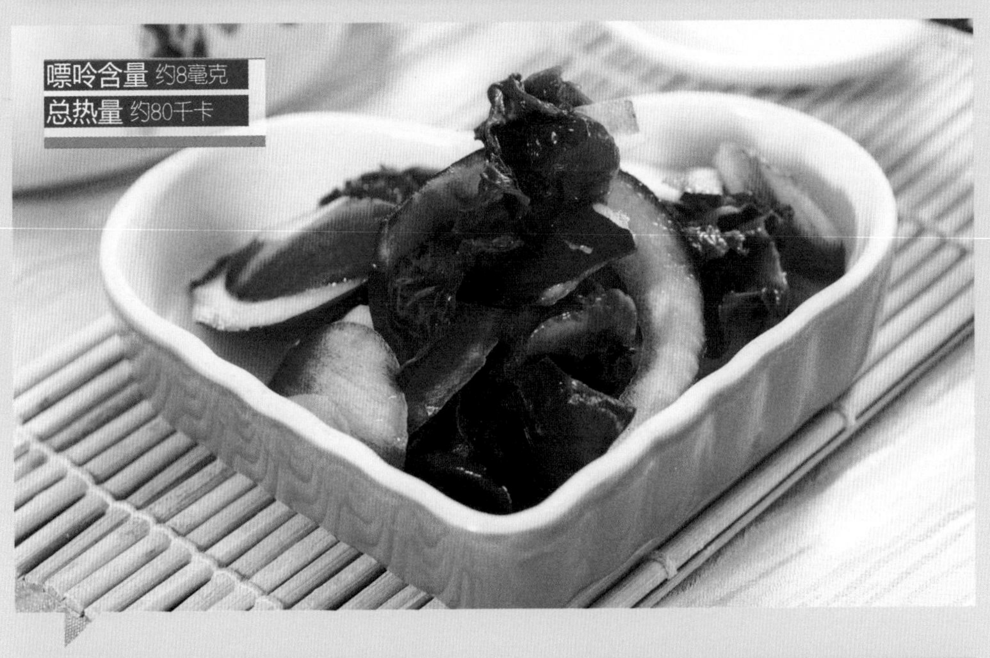

其他推荐食谱	
菜名	食材清单
番茄炒西蓝花	番茄100克、西蓝花150克
玉米南瓜粥	玉米面50克、南瓜50克
蒜蓉蒸丝瓜	丝瓜250克、蒜蓉20克

痛风合并肥胖

痛风患者常合并肥胖，有研究发现痛风患者的平均体重超过标准体重17.8%，肥胖者减轻体重后，血尿酸水平可以下降，但减轻体重应循序渐进，否则容易导致痛风急性发作。

• 营养处方

1. 膳食摄入的热量必须小于机体消耗的热量，每日总热量可根据性别、劳动等情况控制在1200～2000千卡。以每周降0.5～1千克体重为宜，直至使体重降至正常或接近正常时给予维持体重的热量。

2. 绿叶蔬菜和低糖水果含膳食纤维多，水分充足，属低热食物，又有饱腹感，可常吃些拌萝卜丝、拌芹菜、炒小白菜等。

3. 选择食用含脂肪、热量以及嘌呤都较低的食物，适量增加麸皮面包等食物的摄入。

4. 宜使用蒸、煮、拌、氽等烹调方法，减少油脂的摄入量。

• 营养素搭配公式

• **水+膳食纤维 = 有助于消化及排泄**

• 代表菜式：南瓜小米粥

• 饮食提醒

1. 避免进食嘌呤含量较高的动物性食物，如动物内脏、鱼皮、鱼子、鱼干、带鱼、沙丁鱼、牡蛎等。

2. 不要摄入过量的食盐。食盐具有亲水性，如果摄入的食盐过多，不仅会导致体内水潴留，还会增加人体的血容量和体重。

3. 别摄入过多的脂肪，主要是限制食用油、肥肉等含脂肪量高的食物。在减肥膳食中，每日进食脂肪总量应控制在40克左右。

4. 晚餐避免过量。人在晚上活动量少，热量消耗少，如果进食过量，易转化为脂肪，使人发胖。

最佳食谱

红薯玉米粥

补钾利尿，减轻体重

材料 · 红薯 200 克，玉米楂 100 克。

做法 ·

1. 将红薯洗净后，去皮，切成丁状备用；玉米楂洗净，浸泡4小时。
2. 将玉米楂、红薯丁倒入煮锅中，加入适量清水，用大火加热煮沸，煮沸后转小火煮至粥软烂粘稠即可。

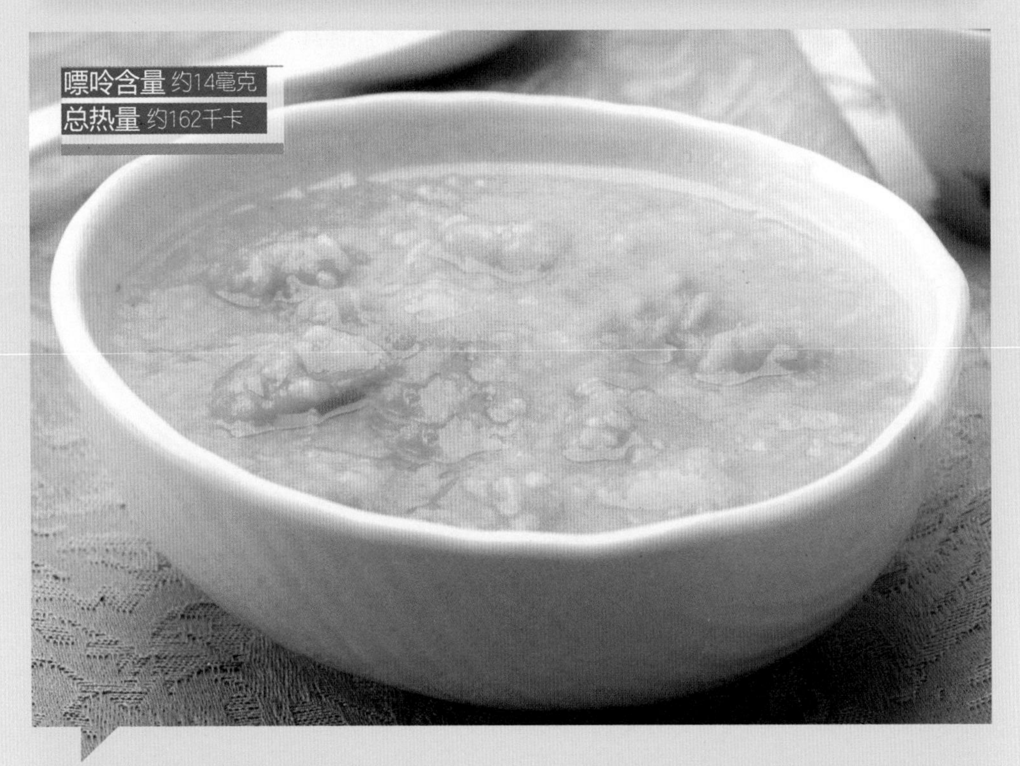

其他推荐食谱

菜名	食材清单
魔芋烧茄子	魔芋150克、茄子200克
青椒炒芹菜	芹菜100克、青椒120克
素炒三丁	土豆、胡萝卜、黄瓜各100克

痛风合并冠心病

近年来，痛风合并冠心病患者越来越多，痛风患者应及时控制病情，避免病情恶化。痛风合并冠心病患者，应改善冠脉循环、改善心肌缺血、改善血液黏稠度，避免过度劳累、精神紧张等诱发因素，对出现心律失常、心功能不全、冠状动脉功能不全的征象应分别处理。

营养处方

1. 供给充足的维生素和矿物质。膳食中应注意多吃含镁、铬、锌、钙、硒元素及维生素A、维生素C的食品，如胡萝卜、番茄、洋葱、芹菜、山楂、橘子、柠檬等。

2. 适当增加膳食纤维摄入。膳食纤维能吸附胆固醇，阻止胆固醇被人体吸收，并能促进胆酸从粪便中排出、减少胆固醇的体内生成、降低血液中胆固醇的含量、减轻冠心病症状。

3. 每餐宜吃七八成饱。饱餐可以诱发和加重心绞痛，有报道称，饱餐是猝死的重要诱因。所以要每餐只吃七八成饱，不暴饮暴食，尤其是晚饭的进食量宜少。

营养素搭配公式

- **硒+维生素E = 促进硒的吸收**
- 代表菜式：葱烧海参

饮食提醒

1. 避免摄入过多钠盐含量高的食物。早餐尽量少吃或不吃咸菜、腐乳等食品；午餐和晚餐炒菜时要少放盐，少吃酱油。心力衰竭患者以每天不超过3克盐为宜。

2. 碳水化合物摄入不要过量。食用复合碳水化合物，少吃或不吃蔗糖或葡萄糖等单一碳水化合物。

3. 不要食用刺激性食物。进食烈酒、浓茶、咖啡及辛辣调味品等。

4. 避免食用富含饱和脂肪酸或高嘌呤的肥肉、动物油、全脂奶品及动物内脏等食品。

最佳食谱

家常茄子

保护痛风患者的心血管

材料 · 茄子 300 克，番茄 200 克。

调料 · 葱末、酱油各 5 克，盐 2 克。

做法 ·

1. 茄子洗净，去柄、皮，切块，用水浸泡5分钟；番茄洗净，去蒂，切块。
2. 锅置火上，放油烧至六成热，放入茄子块、番茄块翻炒，约10分钟后，加入盐、酱油调味。
3. 盖上锅盖烧一会儿，盛盘撒入葱末即可。

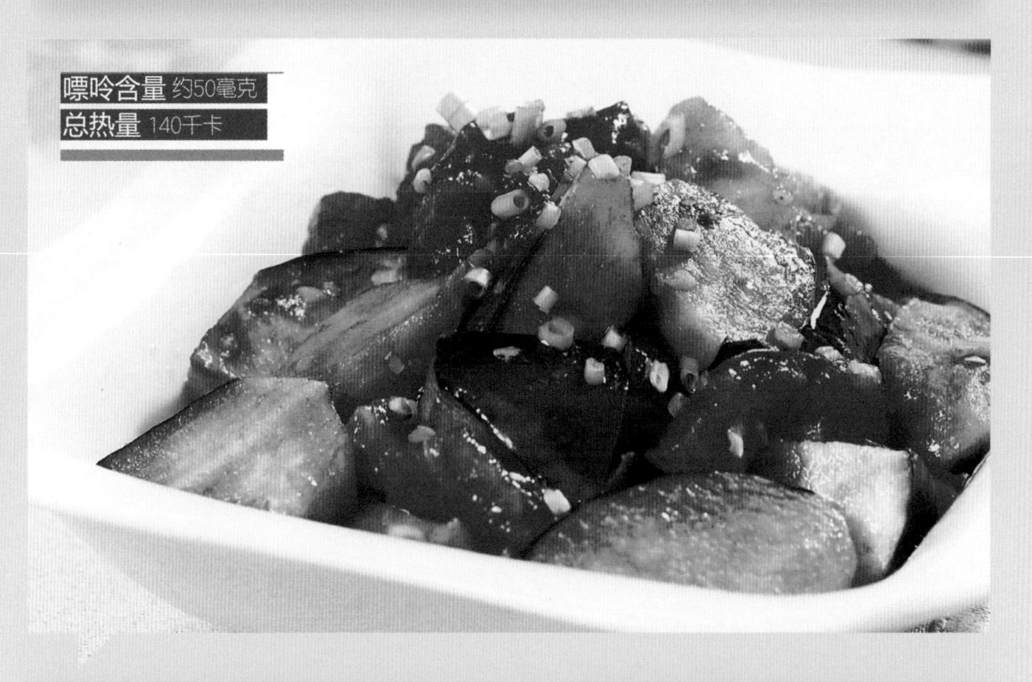

嘌呤含量 约50毫克

总热量 140千卡

其他推荐食谱	
菜名	食材清单
山药大米粥	山药100克、大米50克
山楂荷叶茶	山楂15克、荷叶5克
胡萝卜土豆丝	胡萝卜150克、土豆250克

痛风合并肾病

痛风合并肾病多见于中老年患者，男性多于女性。本病除痛风性关节炎、高尿酸血症外，还有不同程度腰痛、水肿、血压升高及镜下血尿，持续性或间歇性蛋白尿等肾病表现。本病如能早期诊断并给予恰当的治疗（控制高尿酸血症和保护肾功能），肾脏病变可减轻或停止发展。

• 营养处方

1. 在进食肉类、水产类时，应将其切块，用热水先焯一下，再选择吃肉质部分，其他部位（如内脏、鱼子等）不吃，鱼汤或肉汤也不喝，这对控制嘌呤的摄入很有意义。另外，吃肉类食物时，搭配一些青菜、海藻等能够促进尿酸排出的食物，有助于降低血尿酸水平。

2. 多吃柠檬、冬瓜、绿叶菜、樱桃等能给肾脏排毒的食物，帮助排出泌尿系统毒素，辅助人体排出尿酸。

3. 低蛋白质膳食的同时，热量供给必须充足。可以选择一些热量高而蛋白质含量低的食物作为主食，像土豆、藕粉、芋头、红薯、山药、南瓜、菱角粉、荸荠粉等。

4. 建议在刷牙后早餐前喝温水，即烧开的水自然冷却至30～35℃，一般喝着不烫嘴，肠胃不感觉刺激即可。早晨空腹喝水不宜多饮，一杯150～200毫升的温水足以冲刷一下肾脏，将毒素排出体外。

5. 晚期肾病患者要限制脂肪摄入，建议用橄榄油、花生油炒菜。

• 营养素搭配公式

• **维生素B_{12}+叶酸=促进叶酸吸收**

• 代表菜式：核桃仁拌空心菜

• 饮食提醒

1. 适量摄入坚果。坚果热量较高，一天吃20～40克即可，不要大量吃，否则容易造成脂肪堆积，而脂肪具有抑制尿酸排出的作用。

2. 避免食用浓缩果汁、肉汁。肾功能不好会导致排钾能力降低，钾在体内积存，很容易引起高钾血症，造成心律失常。浓缩果汁富含糖分和钾；浓缩肉汁富含嘌呤和钾，都不利于痛风合并肾病患者的康复，应避免食用。

最佳食谱

木耳炒胡萝卜

保护痛风患者的肾脏

材料 · 胡萝卜片 200 克，水发木耳 50 克。

调料 · 姜末、葱末、盐、白糖各 3 克，生抽 10 克，香油各少许。

做法 ·

1. 锅置火上，倒油烧至六成热，放入姜末、葱末爆香，下胡萝卜片、木耳翻炒。
2. 加入生抽、盐、白糖翻炒至熟，点香油调味即可。

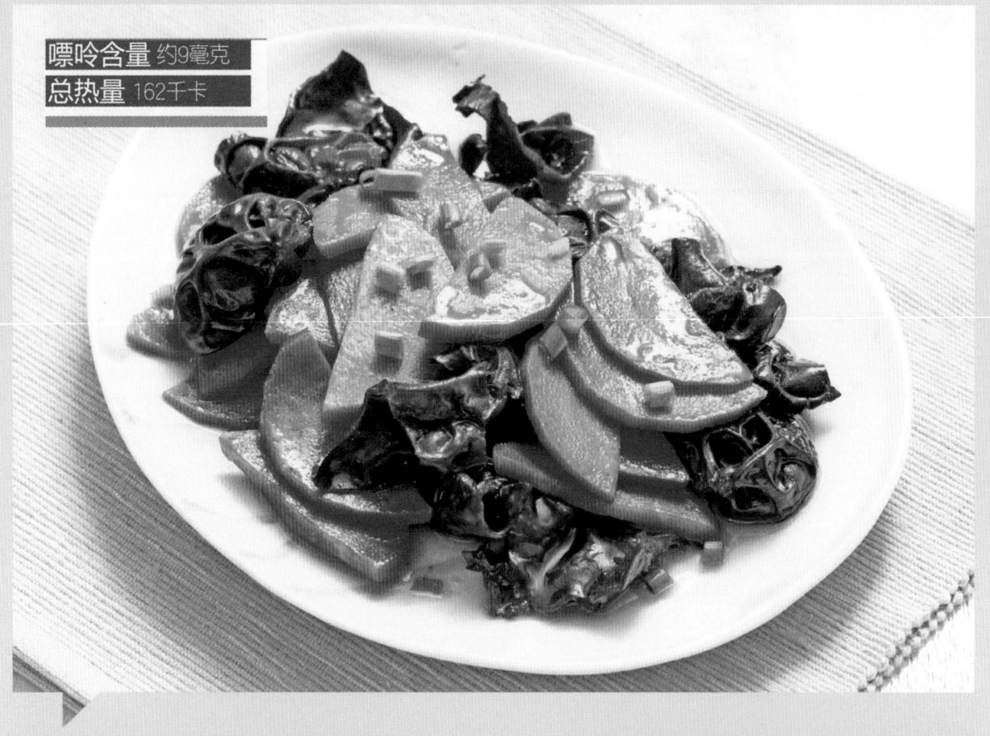

其他推荐食谱	
菜名	食材清单
黄芪山药茶	黄芪5克、山药（干）10克
山药粥	山药100克、大米50克
茄汁冬瓜	冬瓜150克、番茄半个

下 篇

运动是预防痛风发作的“良药”

PART 1

痛风合理运动的那些事儿

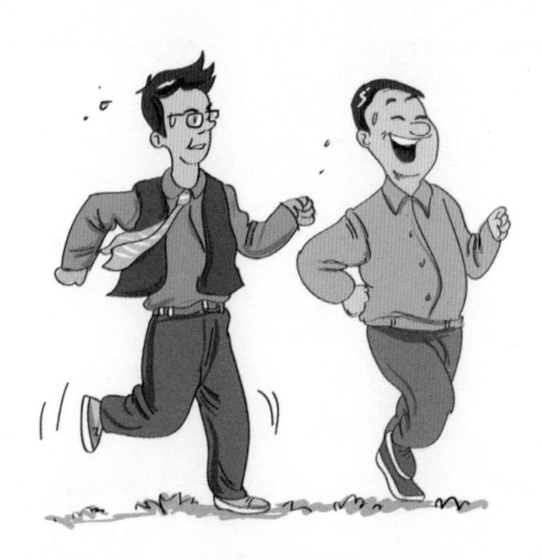

让运动变得更科学

剧烈运动不利尿酸排出

痛风患者运动是有讲究的，要循序渐进增加运动量，而不是剧烈运动。要知道，运动过度也容易引起痛风。

• 剧烈运动可以起痛风急性发作

运动引起尿酸高的原因是运动使新陈代谢加速，尿酸产生就会增加。而在激烈运动时，流汗增加，尿量减少，由于尿酸是随尿液排泄的，因此尿酸排泄就会减少，相对尿酸存积在体内的量就会增加，这将导致痛风的急性发作。

• 出汗多不等于运动效果好

出汗不仅有给人体降温的功能，更为重要的是，人体内的许多垃圾（如乳酸、尿酸等），都可以通过汗液排出体外。所以很多人认为锻炼非要运动到汗流浃背、全身湿透为止才好。其实不然，出汗多不等于运动效果好。

一般来讲，出汗多少与自然环境、气温环境、个人体质以及运动前的饮水量有关，因此，出汗多少并不是衡量运动量的主要因素。大汗淋漓并不能表示运动量达标，而微微出汗也不代表运动量不够，运动的关键在于坚持，长期坚持才能收效明显。

· 自我判断运动是否剧烈

运动强度	自我感觉	运动形式
低	运动中能轻松自如地谈话、唱歌；心跳、呼吸没什么变化，不出汗	家务劳动、侍弄花草、提笼遛鸟、散步、打太极拳、钓鱼等
中	需用力但仍可以在活动时轻松地讲话	快走、跳广场舞、休闲游泳、打羽毛球、打高尔夫、慢跑等
高	需要更多地用力，心跳更快，呼吸急促，流汗多（多属于剧烈运动）	长跑、快速蹬车、比赛训练或重体力活动（如举重、搬重物等）等

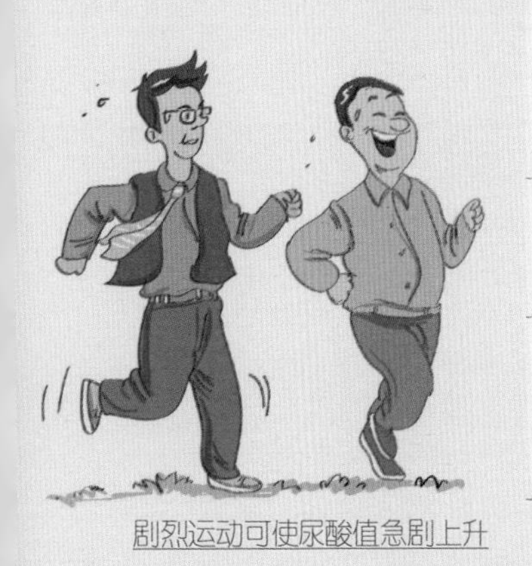
剧烈运动可使尿酸值急剧上升

什么样的运动才算“无价良药”

胰岛素敏感性降低是导致血尿酸升高的主要原因之一。痛风患者进行科学、有规律的运动，可以减少内脏脂肪生成，减轻胰岛素的抵抗性，从而有利于预防痛风发作。

• 选择适合自己的运动项目

痛风患者可根据身体状况选择合适的运动项目，如可选择游泳和自行车。因痛风患者都有关节疼痛，游泳不需要关节受力，是全身肌肉的协调运动；骑自行车的关节受力也比较小，以肌肉受力为主。非常适合痛风患者选择。

其他适宜的运动还有：散步、太极拳、慢速短程小跑、广播操、乒乓球等项目。而消耗体力过多的项目，如快跑、足球、篮球、滑冰、登山、长跑等，皆不适宜。患者锻炼可先从低强度运动开始，随着体力增强，逐渐增加活动量。

• 选择最佳运动时间

清晨起床时，人体肌肉、关节及内脏功能低下，不能很快适应活动，此时锻炼容易造成急、慢性损伤。同时，一夜睡眠未曾进食、喝水，血液浓缩，如活动出汗失水，血液会更为黏稠，有诱发心脏病和脑卒中的危险。最好选择在午睡后至晚饭前这段时间运动。

• 运动量适中为好

切不可锻炼过度，这会使体内乳酸增加，抑制肾脏排泄尿酸，诱使痛风急性发作。在运动过程中保持适中的运动量很重要，衡量方法有以下几点：

1. 运动过程中稍稍出汗，轻度呼吸加快，但不影响正常对话。
2. 运动结束后，心率可在5~10分钟之内恢复到正常。
3. 运动后身体轻松愉快，没有持续的疲劳感或者其他不适感，即便出现疲乏倦怠或肌肉酸痛，也可在短时间内消失。
4. 运动后食欲和睡眠良好。如果运动后，休息10~20分钟心率仍不能恢复正常，出现疲劳、心慌、食欲减退、睡眠不佳等情况，则为运动量过大，应该酌情减少运动量；反之在运动中可以自如唱歌，运动后身体无发热感、没有出汗，心率无变化或者在2分钟内迅速恢复，则表示运动量不足，可适度增加。

痛风患者运动前的检查

在运动前，应接受专科医生指导，先做有关检查，这是很重要的。不检查、不尊重医生的意见，随意运动，不仅不能防治疾病、增强体质，反而还会影响身体健康。

• 开始锻炼前要检查

开始锻炼前要进行一次彻底的身体检查，包括血压、血脂、血糖、心脏、肾功能等。运动前应对自己的体质状况有所了解，如通过心电图能检测出心律失常、心梗等显性的、处在发病期的心脏疾病。做运动平板试验能观察心脏是否存在隐患，以判断心功能是否适合运动。

即使已有痛风结石，只要表面皮肤没有破溃，肾功能良好，没有明显心血管合并症，关节功能正常，也可进行身体锻炼。

骨密度检测可测定骨钙含量，诊断骨质疏松，预测骨折阈值，医生据此可认定被检测者是否适宜强度较大的健身运动。

• 特殊人群需要制订运动处方

特殊人群，比如有痛风、冠心病、高血压、糖尿病等慢性病的人，需要按照运动处方去锻炼。制订运动处方的程序：

1. 明确运动的目的。
2. 一般的医学检查，对个体的身体素质和疾病状态进行评价。
3. 对运动中的心血管反应进行观察。
4. 了解感兴趣的运动方式。
5. 制订合理的运动方案。

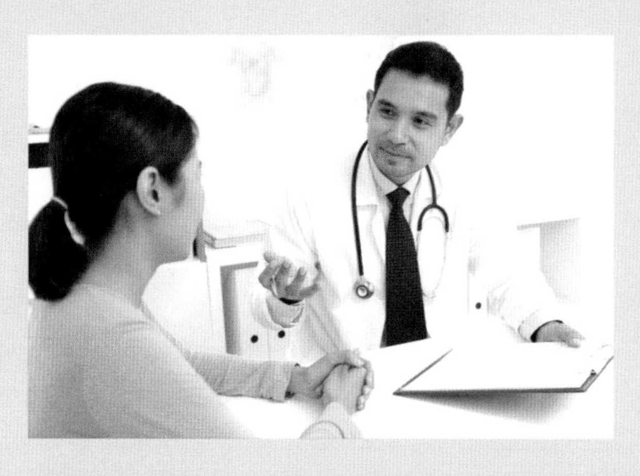

定期体检可以得知身体是否存在不适合运动的危险因素。另外，也可以知道自己对运动的适应情况，及时调整运动量

哪些痛风患者不宜运动

1. 风湿性心脏病患者的运动要根据心脏受累的心功能程度决定，已经出现心力衰竭者不宜运动。

2. 高血压和脑血管疾病患者，当血压超过180/110mmHg（毫米汞柱）时，应禁止运动，若通过服用降压药后血压下降了，可考虑轻度运动。

3. 心肌炎和感冒患者（感冒后容易诱发心肌炎，因此不宜在感冒后剧烈运动）。

4. 有冠心病家族史与严重心律失常者。

5. 血糖不稳定的糖尿病患者。血糖控制不佳，明显低血糖或血糖波动较大者，应暂缓运动。比如空腹血糖15.7毫摩尔/升了，应该先用降糖药降糖，等把血糖控制平稳后，再进行运动。

6. 急性痛风性关节炎患者。痛风性关节炎急性期应卧床休息，将痛肢用被褥等垫起，采取舒适体位，以减轻疼痛。但需经常变换体位，以免局部皮肤受压，造成肌肉废用性萎缩及关节功能减退。

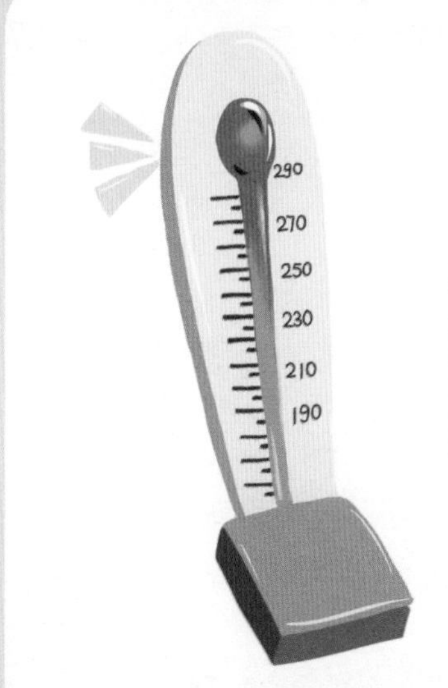

痛风合并高血压者应严密监测血压，当血压升高时，适当服用降压药物，如果血压不稳定，暂不要锻炼，待血压稳定后再锻炼。运动时，切忌做鼓劲憋气、快速旋转、用力剧烈和深度低头的动作，以免引发脑血管意外

学会保护关节，宜从小运动量开始

由于尿酸结晶易在关节沉积，一旦运动不当，受累关节就会出现剧烈疼痛，随后发热、肿胀、变红，并有明显压痛。所以，痛风患者应学会保护关节，从小运动量开始锻炼。

• 哪些运动利于保护关节

强度小、节奏慢、关节负荷小，不过快、呼吸平缓的一般运动，如散步、太极拳、自编体操、游泳、骑自行车等。这些运动有助于保护关节，对痛风患者很合适，尤其是心功能不好的痛风患者。做这些运动应循序渐进，可从散步开始，逐步过渡到做操等。

• 容易坚持的小运动

加班没时间、活动没场地……其实，你可以将运动融入到日常的工作、生活中，选择简便易学，便于坚持的项目。有意识地增加日常活动，比如站立、走路等这些很容易做到的"运动"，更容易坚持下去。

你可以利用站立、走路等来锻炼：打电话或看电视时将坐姿改为站立，时间不固定，但一定要站起来；纸巾、遥控器、手机等物品有意放到离自己稍远距离的地方，需要的时候走过去拿而不是放在伸手就够到的地方。

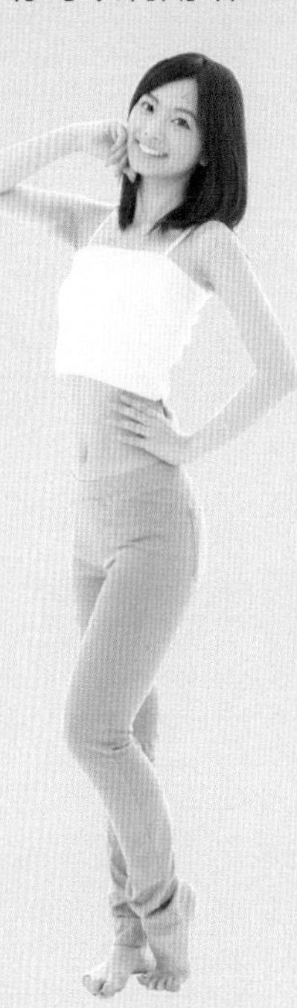

小运动也有大作用。只要养成运动习惯，哪怕再小的改变，对身体也是有益的。

• 逐步提高运动量

运动要循序渐进、逐步提高，不能急于求成，必须一点一点逐步增加运动量。

无论是正常人还是慢性病患者，每天从事运动的时间都是有一定限度的，需要根据个人具体情况制订不同的计划，并不是一味追求运动时间越长越好。

什么限度合适呢？首先要因人而异，老年人和年轻人运动时间不同，而且运动的开始阶段不能操之过急，要逐步增加运动量和运动时间，使机体的心血管和呼吸功能以及肌肉组织等有个逐渐适应的过程。

不懂休息和补水，小心尿酸不降反升

运动后，肌肉会累积大量乳酸，而乳酸会阻碍尿酸的正常排泄，使尿酸存积在体内引起尿酸升高。运动中的休息和水分补充有助于缓解肌肉疲劳，促进排尿。

• 运动后适当调整再休息

运动后马上坐下来，这样不仅不能尽快恢复身体功能，反而会对身体产生不良影响。当人体突然停止运动时，静脉血管失去了骨骼肌的节律性收缩作用，血液会因重力作用，滞留在人体的下肢静脉血管中，从而导致回到心脏的血量减少，心脏排血量下降，会出现脑部暂时性缺血，引发心慌气短、头晕眼花、面色苍白甚至休克昏倒等症状。

因此剧烈运动后不宜马上坐下来休息，而应适当做一些整理活动，慢慢地停下来。

整理活动内容大致有四类：一是 1 ~ 2 分钟的缓步步行；二是下肢柔软体操和全身的伸展体操；三是下肢肌肉群的按摩或用自我抖动肌肉的动作放松；四是呼吸练习（腹式呼吸）。安排顺序可先缓步慢跑或步行，同时做四肢伸展活动，然后再做专门性的放松或呼吸练习，让心率慢慢降下来。

• 运动中及时补水

运动医学研究发现：为防止运动脱水，在运动前、运动中和运动后，都需要适量饮水，即少量多次，每次补充 100 ~ 200 毫升水，一小口一小口地喝。白开水通常是最好的选择。在运动中、运动后喝水前，提倡先用水漱漱口，润湿口腔和咽喉。

注意：运动时，一口气喝下大量的水，这样是对身体有害的，因为一些水分会很快被吸收到组织细胞内，使细胞水肿，造成“水中毒”，另外，短时间内补入大量液体，会加重心脏、肾脏等器官的负担。

特别提醒

剧烈运动时人的心跳加快，肌肉、毛细血管扩张，血液流动加快，同时肌肉有节律性地收缩会挤压小静脉，促使血液很快地流回心脏。此时如立即停下来休息，肌肉的节律性收缩也会停止，原先流进肌肉的大量血液就不能通过肌肉收缩流回心脏，造成血压降低，所以，剧烈运动后要继续做一些小运动量的动作，呼吸和心跳基本正常后再停下来休息。

痛风患者运动后的注意事项

痛风患者运动后，需要注意以下几点：

• 不宜马上洗浴

运动后人体为保持体温的恒定，皮肤表面血管扩张，毛孔开大，排汗增多，以方便散热。此时如洗冷水浴会因突然的刺激，致血管立即收缩，血液循环阻力加大，心肺负担加大，同时机体抵抗力降低，人就容易生病。

而洗热水澡则会继续增加皮肤内的血液流量，血液过多地流进肌肉和皮肤中，导致心脏和大脑供血不足，轻者头昏眼花，重者虚脱休克，还容易诱发其他慢性疾病。所以，运动后一定要休息一会儿再洗浴。

• 不宜喝冷饮

运动后不可过量过快饮水，更不可喝冷饮，否则会影响体温散发，引起感冒、腹痛、腹泻或其他疾病。

• 不宜大量吃糖

有的人在运动后觉得吃些甜食或喝些糖水很舒服，就以为运动后多吃甜食有好处。其实，运动后过多吃甜食会使体内的维生素 B_1 大量被消耗，人就会感到倦怠、食欲不振等，影响体力的恢复。因此，运动后最好多吃一些含维生素 B_1 的食物，如土豆、鸡蛋等。

• 不宜喝碳酸饮料

运动后又热又累，此时，爽口的碳酸饮料就成了很多人解除疲劳、清凉解渴的首选。

碳酸饮料是指在一定条件下充入二氧化碳气体的饮料，包括碳酸饮料、充气运动饮料等，可分为果汁型、果味型、可乐型、低热量型、其他型（通常所谓的“苏打水”也属于碳酸类饮料），其主要成分为糖、色素、甜味剂等。国外有一项流行病学调查显示，20% 的痛风患者会因长期喝碳酸饮料诱发痛风发作。

此外，人体在运动中会产生很多乳酸，乳酸的堆积会导致身体疲劳，此时再饮用碳酸饮料会加重乳酸的形成，使身体感觉更加疲劳。所以，在运动过后不宜饮用碳酸饮料。

PART 2

合理运动：减肥降脂，缓解疼痛

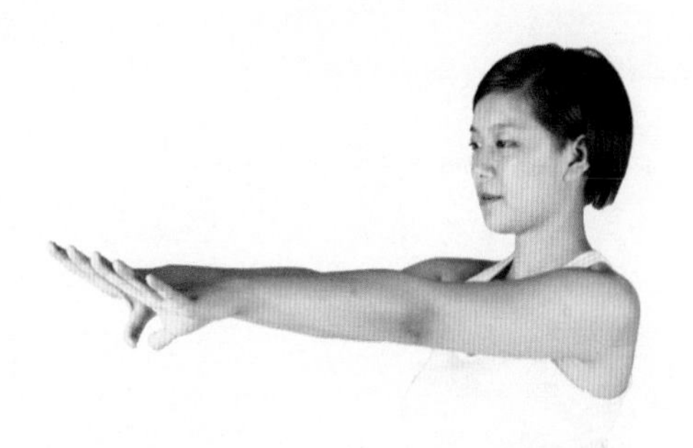

减少内脏脂肪生成的运动

减肥是治疗痛风的基础

痛风可以发生在任何人身上，但胖人得病的概率相对较高。因为肥胖会引起内分泌系统紊乱，嘌呤代谢加速也可能导致血尿酸浓度增高，约有 50% 的痛风患者超过理想体重 15%。所以，肥胖是痛风的危险因素之一，减肥是治疗痛风的基础。

• 饮食方式选择

减肥食谱并非单一的低卡饮食，而是根据每个人的身体状况与个人喜好选择饮食组合。有一个总原则就是提高蛋白质和膳食纤维的摄入比例，降低碳水化合物的比例。在食物选择上应有所偏重，如蛋白质有较高的饱腹感，早餐用牛奶加鸡蛋的组合就比单纯一大碗面或 2 个馒头的组合更抗饿，尽管它们热量大致相同。建议热量摄入每天减少 300 ~ 500 千卡，严格控制油和脂肪的摄入。

• 运动方式选择

提倡个人喜欢的运动 +“零碎运动”。每天累计达到 60 ~ 90 分钟中等强度有氧运动，每周运动 5 ~ 7 天；肌肉锻炼隔天进行，每次 10 ~ 20 分钟，这种运动方式达到了一定的强度和一定的时间，更能燃烧脂肪。但新的研究发现，随时随地运动，也有燃脂的效果，适合每天拿不出足够时间去运动的肥胖者。

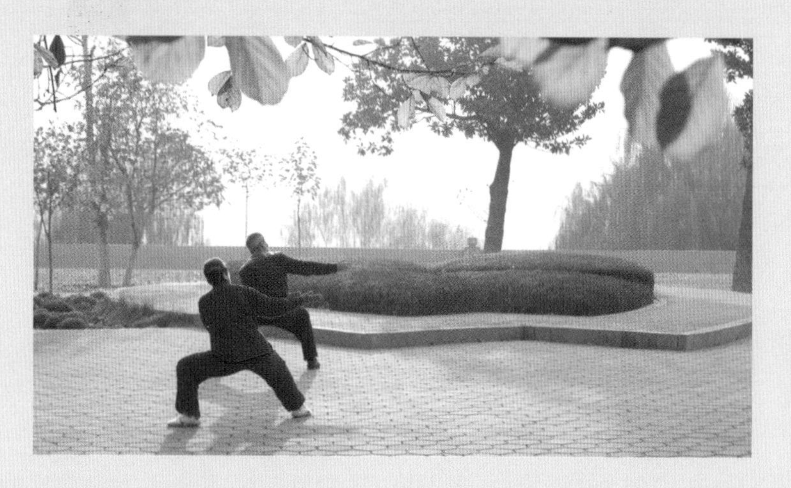

有氧运动减肥的几个小细节

有氧运动能充分燃烧体内脂肪，并不断输送氧分到身体各部位，是一种效果出众的减肥方法。在利用有氧运动进行减肥时需要注意以下几点：

• 运动减肥因人而异

肥胖类型	典型表现	运动措施
苹果型肥胖	脂肪主要堆积在腹部，其突出表现就是“大肚子”	长时间持续的有氧运动，如慢走、骑自行车、游泳等，都比较适合。每次运动时间不低于30分钟，要注意保证运动没有间断，这样才能有效地消耗堆积在腹部的脂肪。为了保证运动时间，运动强度也很有讲究，在运动中稍有急促喘气、心跳加快、微微出汗，运动过后感觉全身轻松、精力充沛，就是最适合的运动
梨型肥胖	臀部和大腿肥胖	要先去医院检查肥胖是否由病理引起的，只有排除了病理的原因，才能自己进行运动减肥。生理原因造成的梨型肥胖者运动量和运动强度要小一些

• 锻炼时间要固定

每周进行固定锻炼，每次锻炼尽可能安排在同一时间，这样可以使你养成良好的锻炼习惯，有助于身体内脏器官形成条件反射。如果以前没有进行过固定的锻炼，开始时要少做一些，以防伤害身体。

• 锻炼要见效，心率先达标

了解运动强度最简单的办法就是运动后测测脉搏，只有心率达到靶心率，锻炼才能达到较好的效果，所谓靶心率，是指运动时需要达到的目标心率，它是判断有氧运动强度的重要依据。

为了安全和简便起见，中老年或慢性病人群，靶心率控制在（170－年龄）~（180－年龄）次/分。当然，确定靶心率还应该根据具体情况灵活运用，不同时期的健康状态、环境、季节、心情等，对选择运动量会产生一定的影响。

• 减肥速度以每月2~4千克为宜

减肥太快不仅易反弹，而且还不利于身体健康。《中国居民膳食指南（2016）》中建议：减肥速度以每月2 ~ 4千克为宜。

适合痛风患者的有氧运动

正确散步，最便捷的有氧运动

提起散步，也许很多人会说，不就是走走路吗？其实不然，散步也有许多“学问”，特别是对痛风患者来说，散步更是有“讲究”。

• 散步的形式

普通散步法	步速 60 ~ 90 步 / 分，每次走 30 ~ 60 分钟
快速步行法	步速 80 ~ 100 步 / 分，每次走 15 ~ 30 分钟

散步可快可慢，可多可少，宜酌情而定，量力而行

• 量力而行最适宜

从慢速步行开始，持续时间以半小时为宜，走 2.5 千米左右，等身体慢慢适应之后可有计划地增加运动时间和步行的速度。

• 痛风合并症患者散步有讲究

1. 合并肥胖者：散步时，可适当拉长散步距离和时间。散步时可适当走快些，使体内多余的脂肪得到充分燃烧。
2. 合并高血压者：散步时挺胸抬头，以免压迫胸部。步伐应以中慢速为宜，以防血压升高。最好选择傍晚散步，因为傍晚血压相对稳定。
3. 合并糖尿病者：要先吃东西后散步，以免导致低血糖。散步以甩开双臂大步走为宜。
4. 合并冠心病者：要慢速散步，以免心律失常，时间最好在餐后半小时到1小时。

特别提醒

患痛风等慢性病者和体质虚弱的老人，关键看散步后自己是否舒服，膝盖、脚、髋关节是否疼痛，心脏是否有不舒服的迹象。如果出现不适感，要尽快咨询医生。

伸直背肌笔直站立；肩部放松；目视远方。轻微收下颌，用腹肌和背肌支撑脊椎背骨

呼吸要自然，尽量做到呼气时稍用力，吸气时要自然

摆臂时，手轻轻握拳；手臂向前摆出时，拳头要抬至胸部，向后摆臂时，要有向后拉伸的扩胸感觉

散步（每小时5千米）半小时，可消耗105千卡热量

步幅的标准是“身高（厘米）-100”

脚跟先着地，再以脚尖用力蹬离地面

脚与地面相接触时，要有一个“抓地”动作(脚趾内收)

游泳30分钟，不止减肥还保护关节

游泳、慢跑和快走是最适合减内脏脂肪的运动形式。其中，游泳需要借助水来运动，可以更好地帮助消耗热量。

• 游泳的注意事项

1. 游泳的最佳时间是餐后半小时或者是1小时，不能在睡前游泳或者是空腹游泳，否则的话会出现呕吐、胃痉挛等不适。
2. 游泳前先用冷水拍打身体及四肢，对易发生抽筋的部位可进行适当的按摩。
3. 身上出现皮肤损伤或溃烂的痛风患者不宜进行游泳锻炼，否则会造成感染。
4. 患有心脏病、高血压、肺结核、精神病、癫痫的患者不适宜游泳，因为这些人难以承担大运动量，在水中容易发生意外。

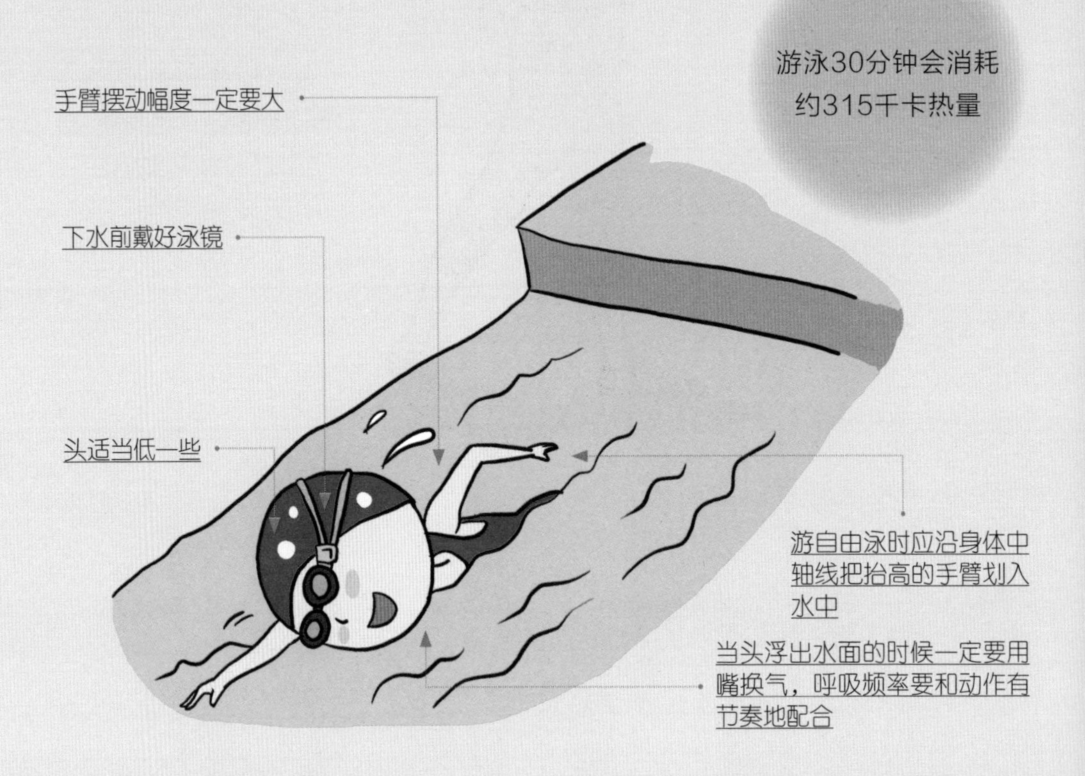

骑车呼吸法，加快体内脂肪的消耗

自行车可以作为环保的交通工具用来代步、出行，而现在越来越多的人将自行车作为了健身器材。长期骑自行车能改善心肺功能，预防心血管病的发生。匀速蹬车时有意识地进行深呼吸还可以减少体内的脂肪，从而起到减肥的作用。

• 骑车的注意事项

1. 车座太硬的，可用海绵做一个柔软的座套套在车座上，以减少车座对身体的摩擦。
2. 调整车座的高度和角度。车座太高，骑车时臀部必然左右错动，容易造成身体的擦伤；车座前部上翘，更容易损伤下体。
3. 骑车时间较长时，要注意变换骑车姿势，使身体的重心有所移动，以防身体某一点长时间着力。
4. 初骑变速车时，速度不要太快，时间也不要太长，待身体适应后再加速和加时。

上身稍向前倾，两臂稍直伸出，肩膀自然放松，双手扶住车把均匀用力
快速骑自行车30分钟，可消耗约210千卡的热量
右（左）脚向下踩时，尽量使脚踝伸直，同时，左（右）脚上抬，脚尖上翘，接着脚跟下蹬
脚踩在踏板上，全身放松，向上提肛，进行深呼吸

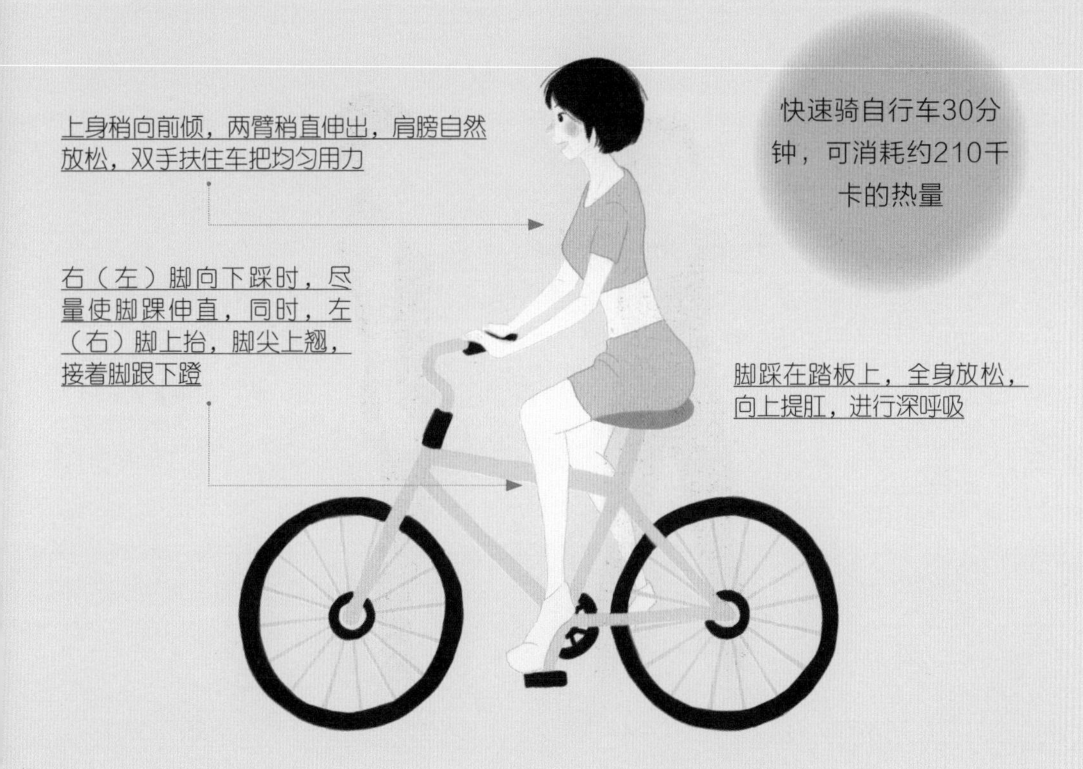

家庭肌力练习，预防关节肌肉萎缩

要想减肥，延缓肌肉流失、预防慢性病发生，就必须要做些肌肉锻炼。对于痛风患者来说，肌肉锻炼还能强壮骨骼和关节，预防后期的关节肌肉萎缩。痛风患者应坚持每周 2 ~ 3 天家庭肌力运动。

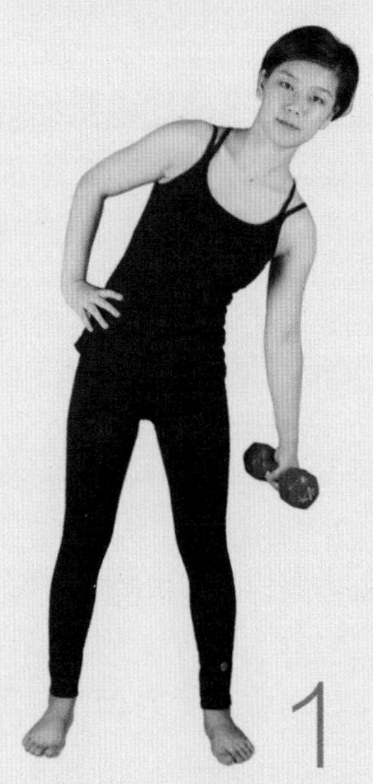

• 第1组

站立，双脚稍微分开，右手叉在腰间，左手持哑铃（2 ~ 3 千克的哑铃）自然下垂，身体向左侧弯曲，左手尽量下垂，再拉直身体。重复此动作 2 组，每组 20 次。两侧轮流做。主要练习腰腹部。

• 第2组

站立，双脚稍微分开。双手持哑铃，双臂下垂。练习时，双手直臂经体侧上抬至水平位置，放下。重复此动作2组，每组15次。主要练习肩部。

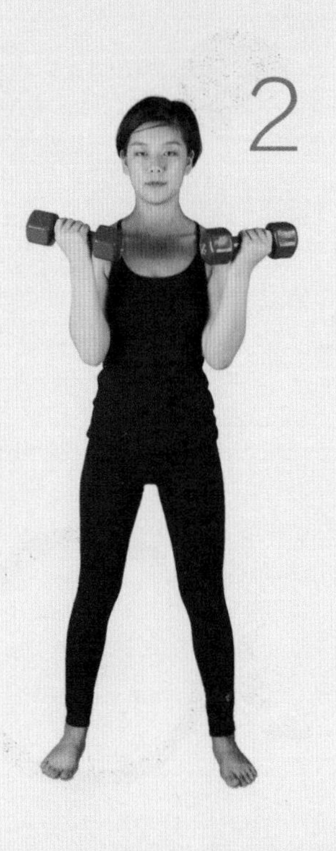

3

• 第3组

站立，手持哑铃，置于大腿外侧，拳眼朝前，做提踵运动——脚后跟抬起、放下动作。练习时动作应舒展，动作节奏平稳，中速进行为宜。重复提踵 25 ~ 75 次。主要练习腿踝部。

活动关节、减少疼痛发作的运动

30分钟太极拳，减少疼痛有奇效

有研究表明，中国传统运动太极拳有助于缓解关节疼痛、减轻疲劳、强健筋骨、提高身体平衡性和灵活性。太极运动神形合一，有助于膝盖自我修复。

• 特别提醒

1. 练太极拳要选择平整、松软的草地或泥土地，尽量不在坚硬的水泥地或石板地上练拳。

2. 练拳以前，要有针对性地做准备活动。可以先进行几分钟的原地踏步走，再做几节按摩操，然后开始练习太极拳。

3. 练拳要遵照循序渐进的原则。开始可以先进行分段、分式练习，待有了一定基础之后再逐渐过渡到成套练习，这对于初学者来说很重要。

4. 打太极拳时动作姿势要正确。如果动作姿势不正确，势必影响力量的协调发挥，使不该用力的肌群也持续紧张，造成局部肌肉劳损和关节的负荷过重，如屈膝下蹲动作深度过大，就会造成膝部劳损。

5. 练拳时，运动量不宜过大或过于集中。没有一定功底的中老年朋友，打拳的姿势可以稍高一些。另外，切忌将一套拳连续打上四五遍，否则对初学者会造成膝关节局部负担过重。

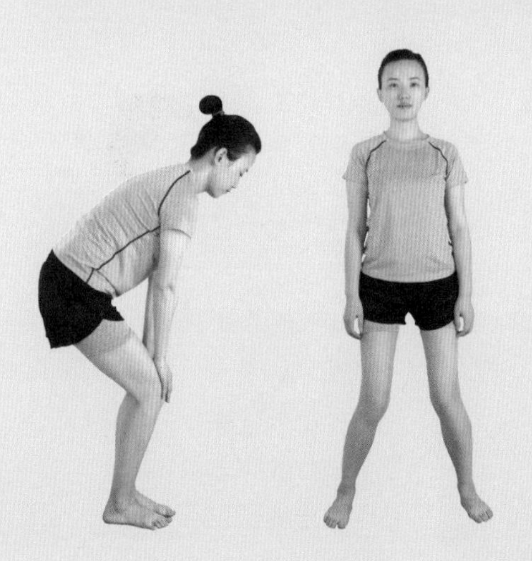

在下肢的准备活动中，要重点活动膝关节。上身前倾，两手掌心按扶于双膝上，两脚并拢，双膝微屈。两膝先向相同的方向进行前、后、左、右水平方向的旋转。而后，两脚分开，双膝之间相距两拳左右，两膝分别向彼此相反的方向进行旋转，使两膝一开一合，更加扩展了膝关节的活动范围

10分钟伸展操，防止手指关节挛缩

过量的尿酸形成结晶沉积在关节引起痛风性关节炎，经常表现为手指关节和脚趾、踝关节等肿大，剧烈疼痛，造成活动障碍。因此，痛风患者有必要加强手指关节的运动，以预防后期可能出现的手指关节僵硬或挛缩。

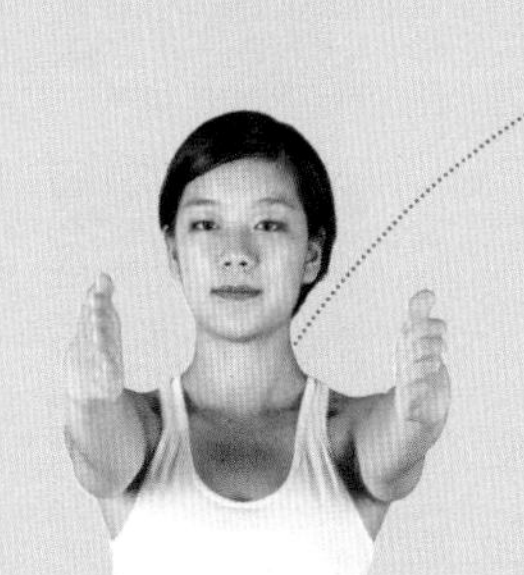

1. 双手五指并拢，双臂前伸，腕关节不要弯，用力做手指屈伸动作，先握后伸，重复10～15次。

2. 右手握住左手拇指转一转，再用力向外拉直，依次拉每一根手指，换另一只手重复10～15次。

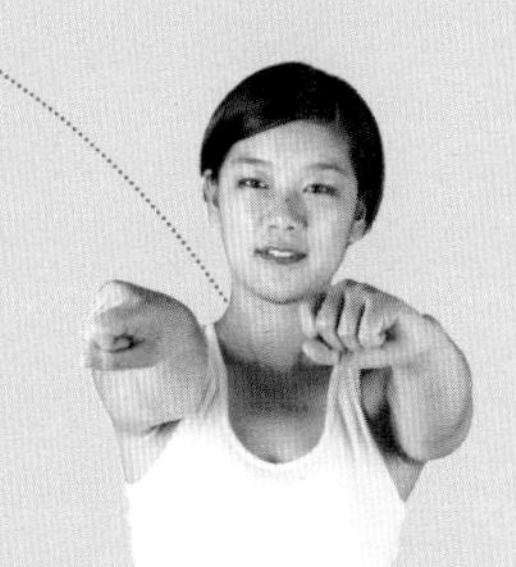

3. 双臂前伸，先向左边转动腕关节，并带动肩、肘关节，再一同向右边做同样动作，重复10～15次。

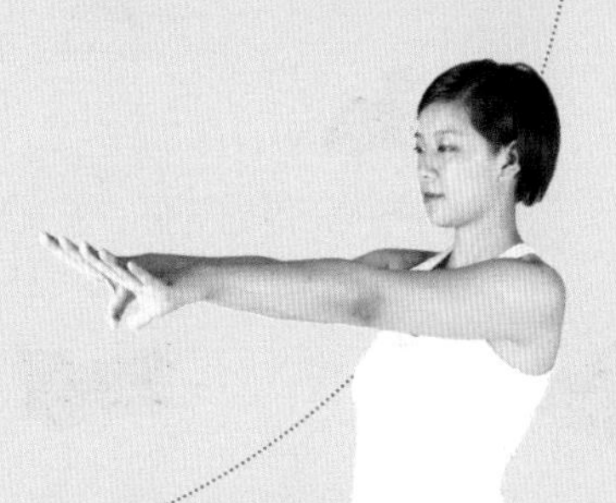

4. 双手五指分开，连续用力做伸展和并拢手指的动作，重复5～10次。

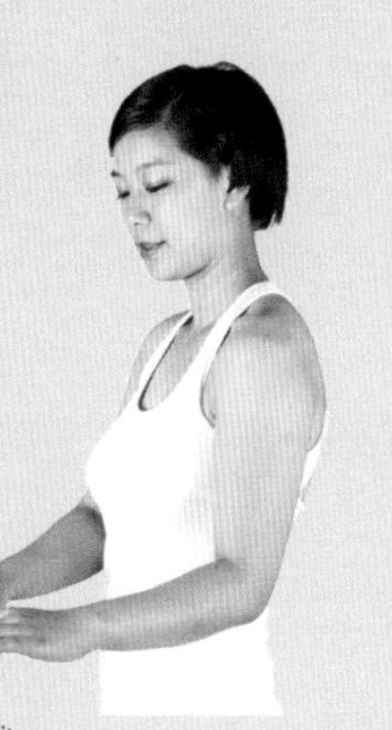

5. 模拟十指弹琴动作，先由左至右，再由右至左，重复10～15次。

伸展足弓，缓解脚痛

足弓在人的足部，正常人足背向上凸，足心向上凹，形成像拱桥样的结构，医学上称之为“足弓”。足弓可使人站立稳固，保护足底的血管和神经免受压迫。痛风患者脚痛时常会累及到足底部的神经，因此有必要加强这个部位的锻炼。伸展足弓虽然是一个简单的动作，但能有效缓解足底引起的一般性疼痛。

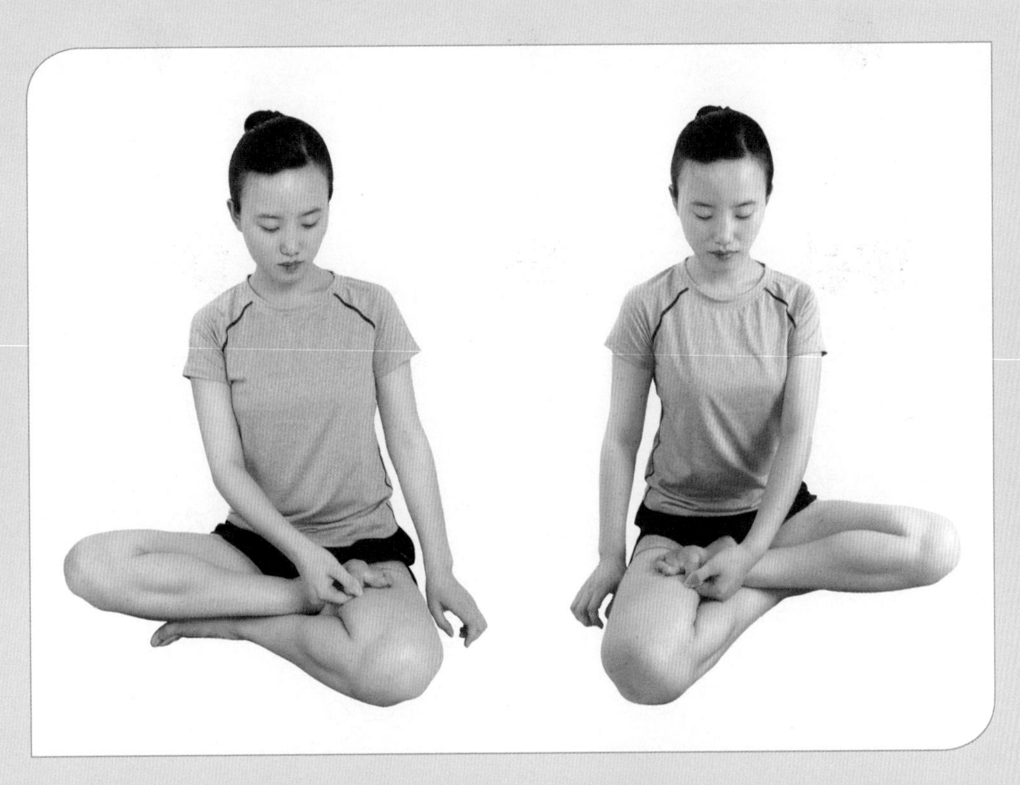

盘腿坐好，用手抓住一只脚的大脚趾，把它朝脚腕的方向掰，以伸展足弓。掰10下为一组，每次重复10组，一天至少要做3次锻炼。

静蹲，预防痛风性膝关节炎

很多痛风患者都有膝盖不好的问题，有些和下肢肌肉力量薄弱相关。日常生活中如果适当做些静力训练可以有效保护膝盖。

静力训练，作为一种对抗阻力的方法，最常用的动作是静蹲，可以强化大腿肌肉。这些肌肉也是行走中主要用到的，可以保护膝盖避免受伤。此外，患有痛风性膝关节炎以及关节损伤后处于恢复期的患者，都可以采用这种练习方法。

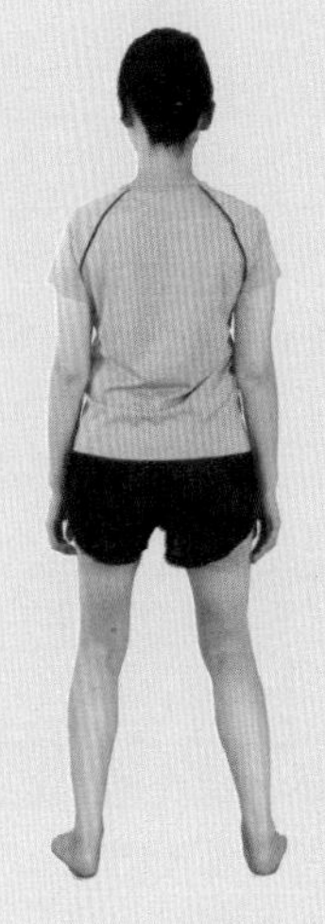

1. 上身挺直，抬头挺胸，两脚分开与肩同宽，脚尖正向前，不要“外八字”或“内八字”。

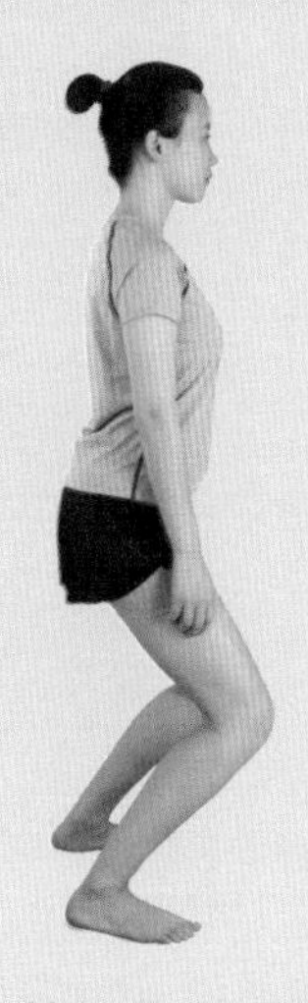

2. 站好后缓慢下蹲，到大腿和小腿之间的夹角略大于90度为止（类似扎马步的样子）。

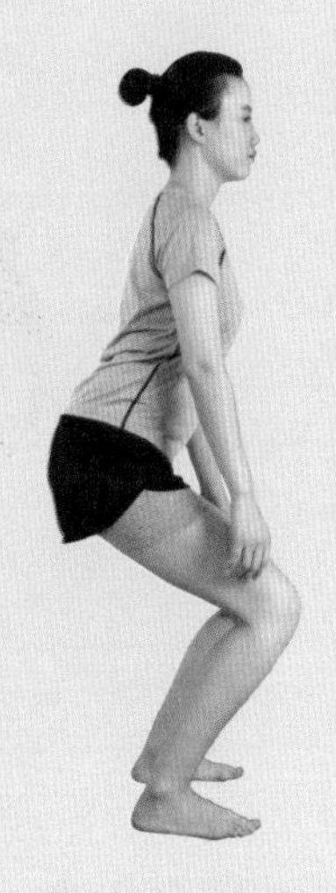

3. 保持这一角度，逐渐把脚向前移动，让膝盖和脚尖正好在一条直线上。

● 练习提醒

1. 两次下蹲之间休息 1 分钟，每次 1 ~ 3 分钟，每天练习 1 ~ 2 次。

2. 不要深蹲，而要轻蹲。

3. 找到适合自己的下蹲角度后，可以在脚尖处画条线做个标记，下次练习就能知道蹲到什么角度了。

4. 如果希望提高耐力，可以蹲高一点，屈膝角度小一些，练习次数可以增加。

旋转脚踝3分钟，防脚踝疼痛

痛风患者常会出现脚踝肿胀疼痛，旋转脚踝不仅可有效锻炼踝关节，防止疼痛的发生，还可以平衡血压，缓解便秘、眩晕、失眠、神经衰弱、消化不良等病症。

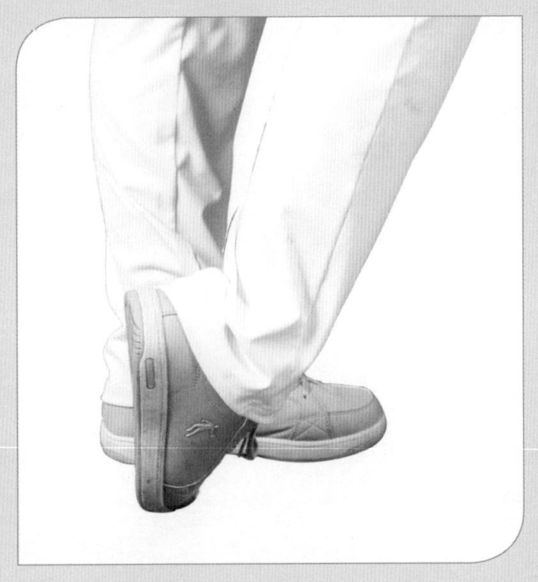

1. 自然站立，身体重心放在左腿上，以右脚尖着地为中心，右脚由内向外做旋转脚踝运动。

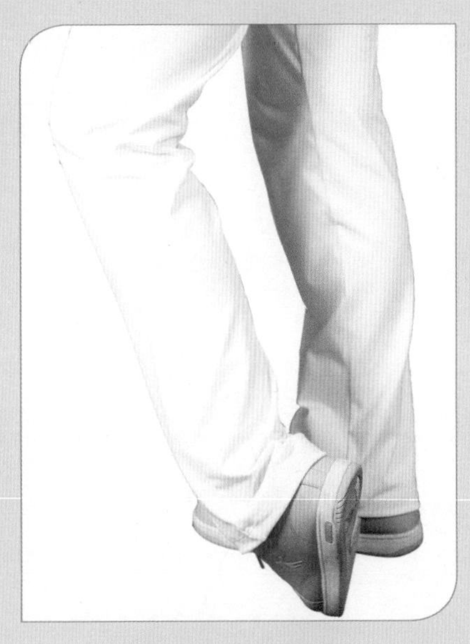

2. 身体重心放在右腿上，再换左脚尖着地为中心，做旋转脚踝运动。每侧各做20次。

特别提醒

1.每天在公园里锻炼时，可以扶着单杠或墙壁，左右脚各旋转、拉伸、回勾、踮脚100次。这种锻炼方式没有太多限制，坐在办公室或者在家看电视的时候也可以做。

2.有关节炎的老年人每天早晨起床，脚着地之前，晚上上床之前，各做一次转踝动作，长期坚持，就能得到明显效果。

足趾抓地50次，预防脚趾畸形

痛风发展到晚期，患者关节畸形及功能障碍会变得严重，常做一些针对性的锻炼，有助于健康。足趾抓地这个动作不仅可以锻炼脚趾关节，预防脚趾畸形，还能让脏腑在足部的反射区受到一定的压力，在此基础上，练习脚趾抓地和放松对经脉会有松紧交替的刺激作用，从而可以增强脏腑的功能。

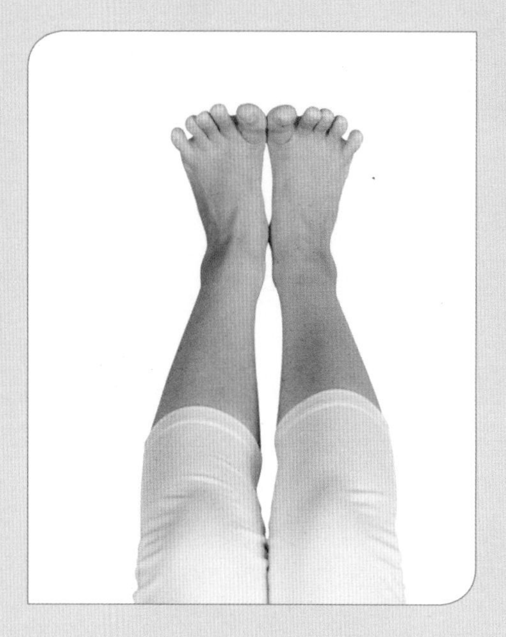

取站位或坐位姿势，将双足放平，紧贴地面，凝神静气。连续做足趾抓地的动作（10个脚趾先张开，再用脚趾用力抓地）50~80次。

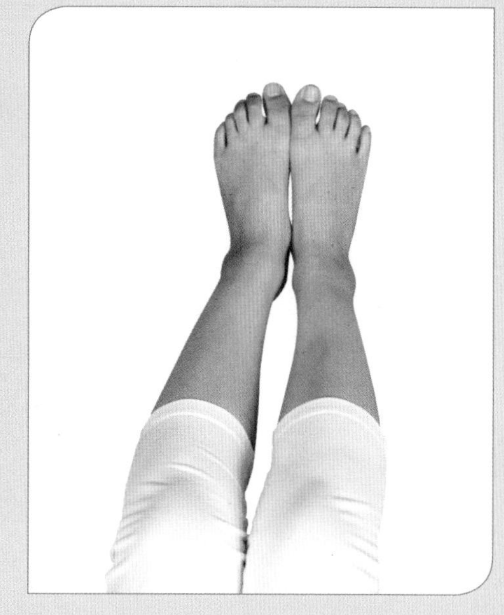

踮脚尖，莫让痛风变“痛疯”

别以为踮脚尖是个小动作，它可是个不错的有氧运动，不仅能促进下肢血液循环，让血液供给心肌足够的氧气，有益人的心脏、心血管健康，还能锻炼小腿肌肉和脚踝，增强踝关节的稳定性，防止足部关节出现剧烈疼痛。最重要的是，它可以避免损伤膝盖，这对很多膝关节不是很好的痛风患者来说，是个不错的锻炼方法。

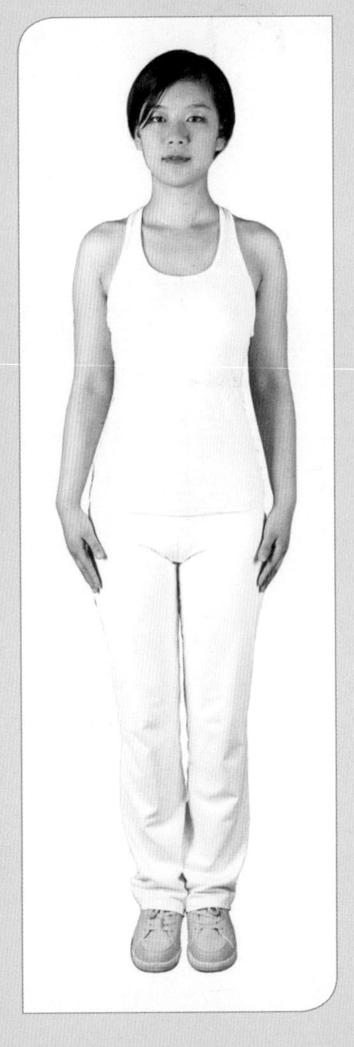

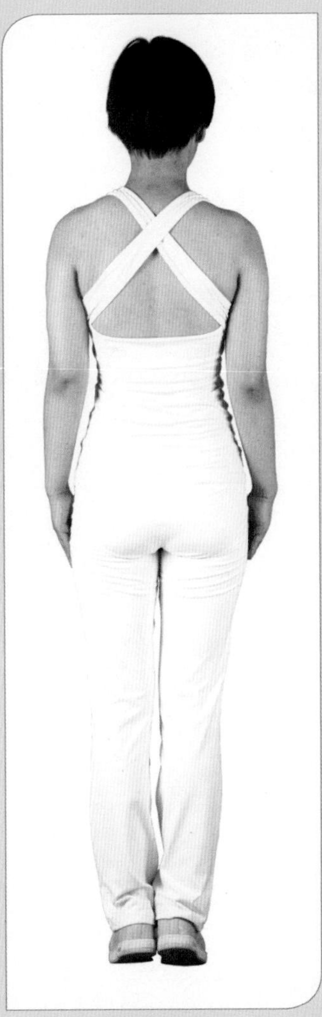

1. 身体先挺直站立，双手自然下垂。
2. 双脚尖点地，抬起足跟。
3. 足跟落下。重复做抬起、落下的动作50次。每天早晚各做1次。

膝伸展，减少尿酸盐沉积

尿酸盐沉积于血液和组织中，主要以关节处为主。膝伸展运动有助于促进关节局部血液循环，避免关节局部血尿酸沉积，在一定程度上可预防急性痛风再次发作。

1. 在椅子上端坐，双手紧挨臀部撑在椅子上，把左腿抬起，绷直，脚尖向上，脚后跟前伸，要始终绷紧腹肌。保持3~5秒。换右脚重复同样的动作。

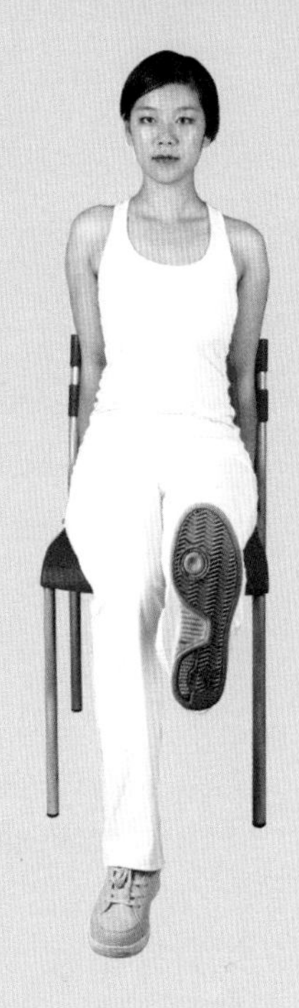

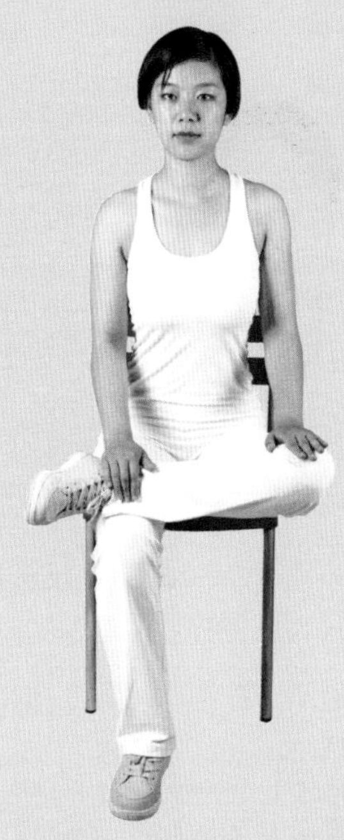

2. 弯曲左腿，将左脚外脚踝放在右膝上，脚面保持与小腿成直角，左手放在左腿膝盖上内侧，右手放在左脚脚后跟上，缓缓用力下压。换右脚重复同样的动作。

PART 3

制订饮食和运动计划的原则

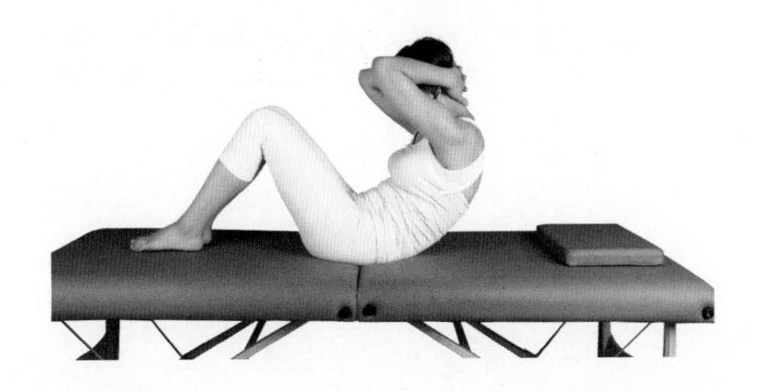

高尿酸血症患者制订饮食和运动计划的原则

高尿酸血症患者制订饮食计划的原则

高尿酸血症，只要注意饮食或找出原因矫正，血尿酸值可能会恢复正常，通常不需要药物治疗。

• 限制热量摄入

控制体重食物热量根据病情而定，一般来说，每日摄入热量应控制在 1500 ~ 1800 千卡。

• 适当摄入蛋白质

蛋白质可根据体重按比例摄取，1 千克体重应摄取 0.8 ~ 1 克的蛋白质，全天 40 ~ 65 克，以植物蛋白质为主。动物蛋白质可选用牛奶、奶酪、脱脂奶粉、鸡蛋；每日 1 杯牛奶加 1 个鸡蛋，或 75 克左右猪瘦肉，即可满足机体对蛋白质的需要，不可过多。

• 多吃蔬果等可以碱化尿液的食物

B 族维生素和维生素 C 主要来源于蔬菜、水果等富含碱性物质的食物。这些食物能提高尿酸盐溶解度，有利于尿酸排出。蔬菜和水果富含维生素 C，能促进组织内尿酸盐溶解。

• 高尿酸血症患者每日饮食参考表

食物类别	可食用
主食类	每天摄入谷薯类食物250～400克，其中薯类（土豆、红薯等）50～100克
肉蛋类	鸡蛋每天1个；每周食用3～5次、每次40～75克低嘌呤的猪瘦肉、鸡肉、牛肉、兔肉等
奶类	200～300毫升脱脂奶
蔬菜类	250克富含胡萝卜素的绿色或黄色蔬菜；250克其他种类的蔬菜
水果类	200克富含维生素C的水果，如橙子、橘子、猕猴桃等；150克其他种类的水果

注：高尿酸血症患者平时宜选用低、中嘌呤类食物，限制高嘌呤类食物

高尿酸血症患者制订运动计划的原则

有氧 锻炼计划	热身：5～10分钟，身体变暖，微微出汗即可 种类：快速走（约100步/分）、慢跑、骑车、游泳、有氧操、广场舞等 频率：每周5次 时间：每次30分钟 强度：心率控制在最大心率的70%（用220减去年龄所得的值为最大心率） 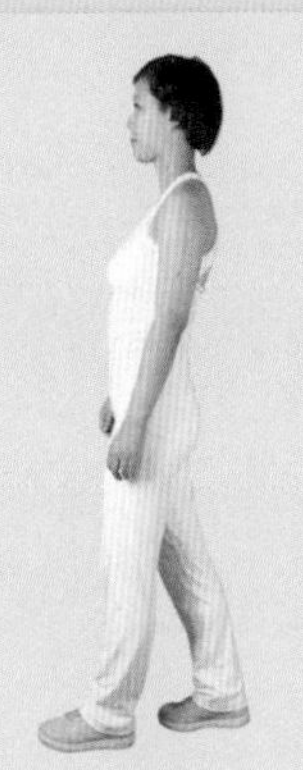
肌肉 锻炼计划	种类：哑铃、运动器械、弹力带等 频率：每周2～3天肌肉锻炼，隔天进行。每天8～10个动作，每个动作做3组，每组重复8～15次。如针对腹部肌肉，可做“仰卧卷腹”：采取平躺姿势，前臂交叉在胸前，膝盖弯曲，利用上腹肌肉力量使肩胛骨稍微离开地面，停留一会儿，再恢复平躺姿势。类似“慢动作”版的仰卧起坐 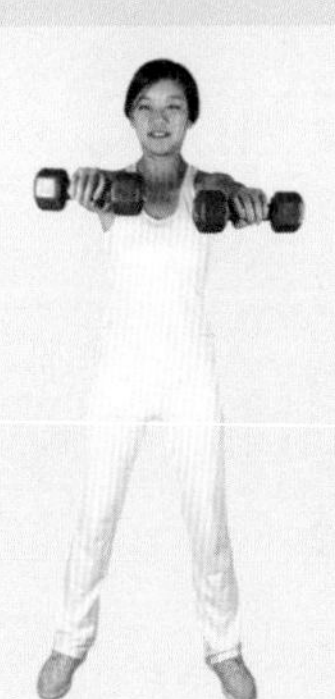
柔韧性 锻炼计划	种类：太极拳、瑜伽、舞蹈等 频率：每周3～5次 时间：每次5～10分钟 强度：打太极时，有膝关节问题的老年人尽量不要深蹲，如果必须下蹲，应注意速度，并尽量用手撑住膝盖。练习瑜伽，应配合正确的呼吸和伸展身体的技巧，顺其自然、慢慢进展

• 制订有效锻炼方案的窍门

1. 要确保所选的锻炼方法安全舒适。根据自己的个性特征选择自己喜欢的锻炼方法。比方说，如果你喜欢散步，可以选择快走、走跑结合等。

2. 想获得最大的健康回报，尽量持续不断地锻炼是很重要的。但锻炼要以自己舒适为度，别忘了穿合脚的鞋和便于运动的衣服；同时锻炼也要时常变换花样，选择多种项目，这样你就不会觉得枯燥无味了。

痛风患者制订饮食和运动计划的原则

痛风患者制订饮食计划的原则

痛风的发生与饮食结构不合理密切相关。因此，调整饮食非常重要。饮食调整好，不仅有利于减轻改善症状，而且还可以减少复发。

• 控制总热量

痛风患者要保持或达到理想体重，最好能使自己的体重低于理想体重 10% ~ 15%。要做到后者重点是控制每日进食的总热量，饮食总量要比正常饮食低 10% 左右，不可过多吃零食，也不可每餐吃得过多、过饱。

• 多食新鲜蔬菜、水果

大多数蔬菜如萝卜、胡萝卜、黄瓜、冬瓜、丝瓜、茄子、番茄、大白菜、芹菜、山药、土豆等嘌呤含量较少，可以多选用。低糖水果基本上都属于低嘌呤食物，可以放心食用。其中冬瓜、西瓜利尿作用明显，可适量多选。

• 痛风患者制订饮食参考表

总热能	休息者热量每日按每千克体重25 ~ 30千卡供应，体力劳动者则为30 ~ 40千卡
碳水化合物	碳水化合物的摄入应加以控制，供给量宜占总热量摄入的50% ~ 60%
蛋白质	蛋白质每日摄入量按每千克体重0.8 ~ 1.0克为宜
脂肪	脂肪宜控制在每日50克以下，以植物油为主
盐	对合并高血压病、心脏病、肾损害者应限制盐摄入，每日控制在2 ~ 5克
蔬果类	大部分蔬菜、水果均属低嘌呤食物，但一些嘌呤含量相对较多的蔬菜需要控制摄入量，如菠菜、韭菜、扁豆、黄豆芽等
调味品	辣椒、胡椒、芥末、生姜等刺激性调味品慎用

痛风患者制订运动计划的原则

有氧锻炼计划	热身：5~10分钟，身体变暖，微微出汗即可 种类：散步、快走（80~100步/分）、骑自行车、游泳、有氧操等 频率：每周5次 时间：每次30分钟或累计60分钟（每次持续时间不少于10分钟） 强度：心率保持在60%的最大心率（用220减去年龄所得的值为最大心率）
肌肉锻炼计划	种类：哑铃、运动器械、弹力带等。可以针对腰腹部、下肢的肌肉分别锻炼，并将腰腹部当成重点对象。可通过仰卧起坐、俯卧撑、平躺卷腹等动作，练习腹肌和腰肌 频率：每周2~3天肌肉锻炼，隔天进行。每天8~10个动作，每个动作做3组，每组重复8~15次 时间：每次10~20分钟
柔韧性锻炼计划	种类：太极拳、瑜伽、舞蹈及静力性拉伸、动力性拉伸等。可针对不同部位的关节进行不同的柔韧性锻炼，如手指伸展操、旋转踝关节等 频率：每周3~5次。有些拉伸可以作为运动前的热身及运动后的放松，随时进行 时间：每次5~10分钟 强度：每一个部位拉伸时间6~15秒，逐步增加到30秒，如耐受性好可增加到90秒，期间要保持正常呼吸，强度为有牵拉感觉同时不感觉疼痛。每个动作重复3~5次

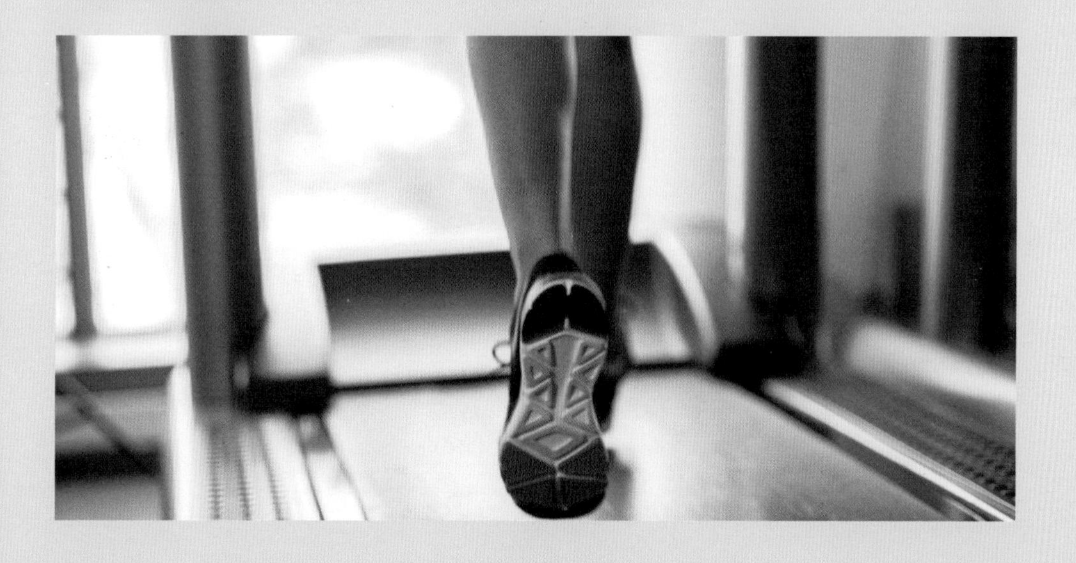

四季饮食运动总攻略

四季	饮食建议			
春	多吃糯米、黑米、大枣、山药等甘润的食物。荠菜、芹菜、空心菜、小白菜、青椒、菜心、茼蒿、草莓等当令蔬果适当食用	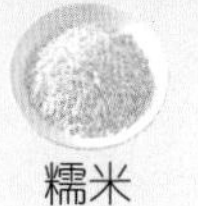 糯米	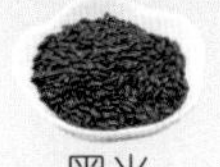 黑米	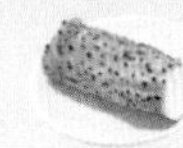 山药
		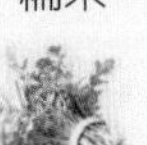 荠菜	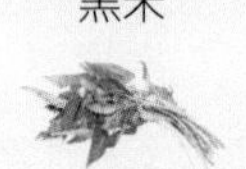 空心菜	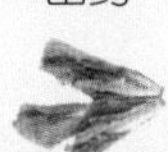 小白菜
夏	多吃富含碱性成分的蔬果，比如冬瓜、黄瓜、苦瓜、番茄、茄子、西瓜、火龙果、桃、樱桃、枇杷、杏等，增加体内碱储量，有助降低尿酸，特别是夏天用玉米须和玉米青皮煮水后饮用，降尿酸效果很好	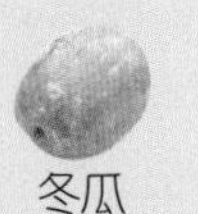 冬瓜	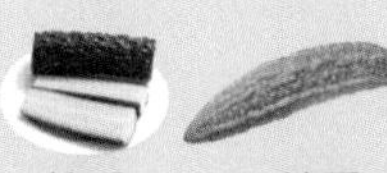 黄瓜	苦瓜
		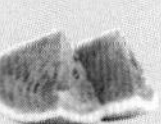 西瓜	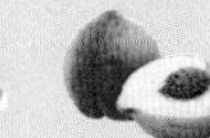 桃	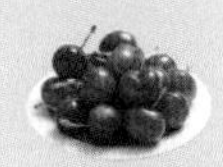 樱桃
秋	宜多吃具有滋阴润肺的食物，如猕猴桃、梨、莲子、百合、核桃等。胡萝卜、苋菜、南瓜、红薯等食物富含β-胡萝卜素，具有保护呼吸道黏膜的功能。秋燥引起肺虚时，可用百合、薏米、蜂蜜等益补肺气；引起肺阴虚证象时，可用雪梨、藕汁及牛奶、海参等滋养	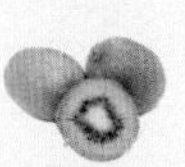 猕猴桃	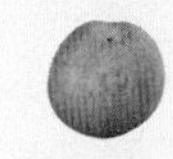 苹果	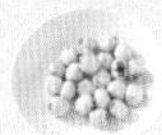 莲子
		百合	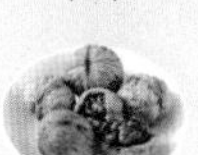 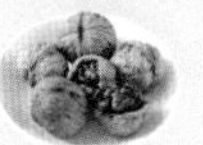 核桃	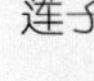 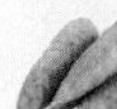 胡萝卜
		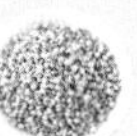 薏米	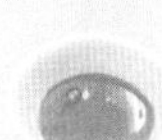 蜂蜜	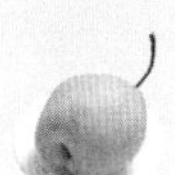 梨
冬	食用一些滋阴潜阳的食物，如甘蔗、桂圆、木耳、山药等。适量吃羊肉、牛肉、白萝卜、土豆、大白菜、苹果、柑橘、梨等，既能温肾，又能养阴。还可吃些坚果，如核桃、板栗、榛子、杏仁等，虽然它们脂肪含量高，但多以不饱和脂肪酸为主，有助于预防心血管疾病	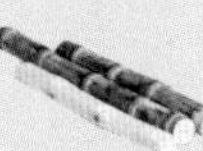 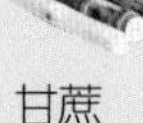 甘蔗	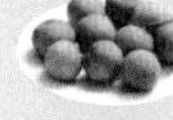 桂圆	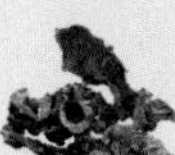 木耳
		羊肉	土豆	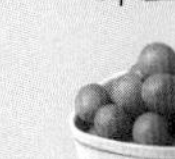 柑橘
		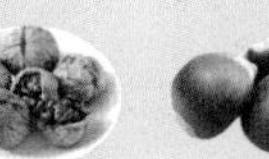 核桃	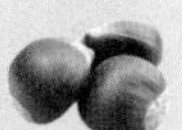 板栗	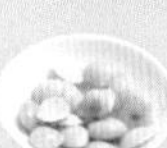 杏仁

运动建议	养生小动作
散步踏青、骑自行车、放风筝、球类等。“春捂”的重点是腿和脚，中老年人应加强打拳、做操等锻炼	练“嘘”字功：两脚开立，采用腹式呼吸，用鼻吸气，用口呼气，吸气时两唇轻合，舌抵上腭，呼气时收腹、提肛，同时发出“嘘”音。有养肝明目之功
游泳、太极拳、散步、钓鱼、非对抗性球类运动，如保龄球、门球等。最好在傍晚进行	用双手拇指相互按压手心劳宫穴，也可以用一只手的手指来揉擦另一只手的手心，如此左右手交换进行，每次5分钟左右，每天2~3次。有强壮心脏的作用
宜选择步行、羽毛球、登山、太极拳、武术、瑜伽、八段锦等	仰卧床上，放松肢体，思想集中，排除杂念；用鼻子深吸气，用力让腹部、肺部充满气，不要停，继续尽力吸气，在吸到不能再吸时屏息4秒左右的时间；再将腹、肺部的气慢慢用口呼出，呼出一条线，而且呼气过程至少要8秒钟，不能中断。对于肺功能的改善大有好处
宜散步、健身走、走跑结合、太极拳（剑）、冬泳（一般是游泳的水温是多少度就游多少分钟）、门球、跳舞等	仰卧，用热水袋垫于腰部，仰卧30~40分钟，使腰部有温热感。此法可温养肾脏，增加肾血流量，每日可做1~2次

饮食、运动、药物的合理搭配原则

1. 痛风在急性期应停止运动，早用抗痛风药，并注意调整饮食，大量饮水。大量饮水可促进尿酸排泄，增强药物疗效。

2. 如果只是属于高尿酸血症阶段，而且患者过去的活动量也不太大，通过加强饮食和运动的治疗，尿酸可以恢复正常，就不需要进一步的药物治疗。临床上强调的积极治疗，是指有痛风发作期，单纯的饮食治疗不可能控制病情，加上运动治疗也不行，要在饮食和运动基础上积极尽早用药。

• 每运动30分钟进行一次热量补充的计算方法

每运动 30 分钟需要摄取热量的计算公式：

体重（千克）× 指数 = 需要摄取的热量（千卡）

上述公式中的指数：普通速度的步行为 0.8，游泳为 1.5，骑自行车为 1.5，快速走为 3.0。

以体重 60 千克的人为例，持续游泳 30 分钟需要的热量为：

60（千克）×1.5（千卡 / 千克）= 90（千卡）

• 运动前的饮食

健身前进食的基本原则，吃低脂、容易消化的食物，作为运动时的热量来源。

痛风患者吃一份含有低蛋白质（番茄酱）、富含抗氧化物质（蔬菜）的沙拉，配上一些含淀粉的食物（如面包片、高纤饼干）就可以为锻炼的时候补充相应的热量了。

• 运动后的饮食

运动之后应多吃些富含碱性成分的食物，如苹果、橘子、番茄、牛奶等，可以尽快消除乳酸带来的疲劳感。

运动后半小时比较容易接受各式饮料或是流质的食物，而且同时可以补充水分。可以用香蕉、牛奶自制运动饮料。牛奶含有优质蛋白质和碳水化合物。香蕉富含健康肌肉中不可缺少的电解质主要成分钾和镁。这种混合饮料可以迅速为人体补充热量。

运动过后大约 1 小时后再吃固体状食物，此时可以吃一些鸡蛋或牛奶，与蒸过的蔬菜和米饭一起吃，可补充碳水化合物和 B 族维生素。

PART 4

饮食和运动计划，适合自己才行

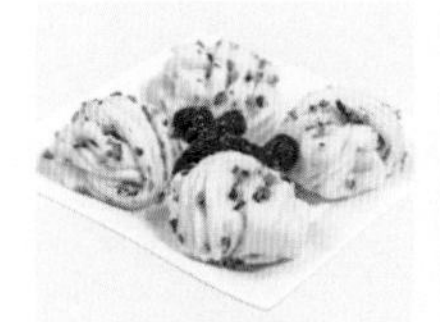
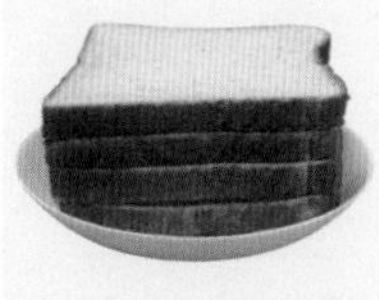
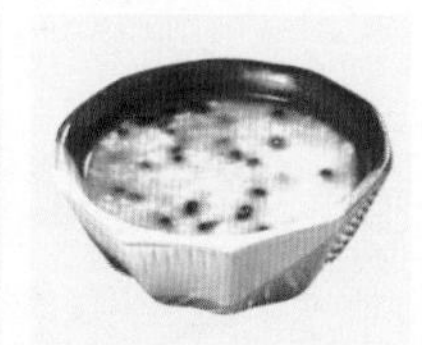

饮食+运动计划实例分析

如何制订饮食和运动计划

已得知痛风患者李先生每天需要约 1600 千卡的热量（见本书第 157 页）。由于李先生有爱吃蔬果、爱喝牛奶的习惯，故将此类食物分配到饮食结构中。考虑到李先生是办公室工作人员，平时缺乏运动，故要多采取散步的运动形式，将零零散散的运动融入到日常生活中。

饮食采取低嘌呤、低热量、低脂肪、低盐及高水分供给的“四低一高”原则，以达到减少外源性尿酸的形成和促进体内尿酸排泄的目的。注意合理的食物选择和烹调方法，少吃肥甘厚味的食物，宜选用蒸、煮、凉拌的烹调方式，做到少油少盐；忌喝或少喝浓汤、老汤。多吃含维生素 C、钾的碱性蔬果：如黄瓜、冬瓜、苦瓜、芹菜、荠菜、番茄、土豆、樱桃、猕猴桃、橙子、西瓜等，对预防心脑血管疾病和降尿酸等都有作用。经常有饭局应酬者应忌喝白酒和啤酒，可少量饮用红酒。

最理想的运动方案是有氧运动和肌肉锻炼结合。只要有信心并坚持不懈地去做，就一定能达到减轻体重，增强肌肉，促进心血管健康、减少痛风复发的目的。为了让自己坚持运动，可以挑选自己最感兴趣的运动项目。如平时很喜欢出去遛弯，可每周进行 2 ~ 3 次散步，每次至少累计 30 分钟，每周做 2 次哑铃举重锻炼，每次 15 分钟。开始时，就将有氧运动和肌肉锻炼结合起来做，可能不太适应，不妨试着逐渐增加。比如，一种方法一种方法地加上去做。要有耐心，不要急于求成。

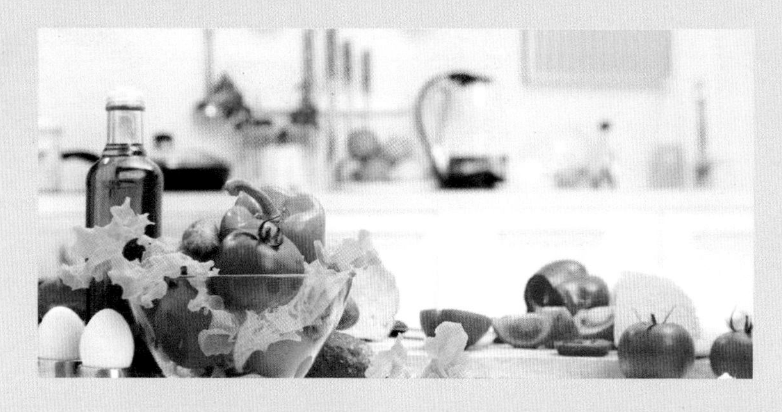

少不了的尿酸自我监测

由于尿酸升高时，没有任何感觉，所以，痛风患者最好定期去监测尿酸水平，然后请医生评定尿酸检测的结果，有针对性地调整用药或饮食、运动方案。

• 尿酸的正常值

在肾功能化验单中，UA 代表血尿酸，这项指标很重要，尤其是在诊断痛风时。

UA 参考值为：男性正常值范围为 149 ~ 416 微摩尔 / 升，女性要略低一点，为 89 ~ 357 微摩尔 / 升。

• 尤其需要做尿酸检测的人群

◎直系亲属有患痛风者。

◎ 60 岁以上的老年人。

◎常常吃肉并有饮酒习惯的中老年人。

◎中年以上单关节发炎的患者。

◎绝经后的女性、身体肥胖的中年男性。

◎ 2 型糖尿病患者。

◎患有高血压、冠心病、动脉硬化、脑血管病（比如脑出血、脑梗死）的人。

◎双侧肾结石和多发性肾结石患者。

• 检查尿酸应注意什么

检查后，如果一次血尿酸测定结果偏高，最好再复查一次，因为尿酸受运动、饮食和药物的影响很大。

1. 应在清晨空腹状态下抽血送检

严格地说，在抽血的前 3 天即应避免吃高嘌呤食物，如海鲜、动物内脏，并禁止饮酒，避免剧烈运动，如奔跑、快速登楼、负重等，因为剧烈运动可使血尿酸升高。

2. 避免可导致尿酸假性增高的药物

如果用一些影响尿酸排泄的药物，应在医生的指导下停药 3 ~ 5 日后再行抽血检查。

6种最好的运动+饮食搭配方案

• 散步，与降低热量摄取相结合

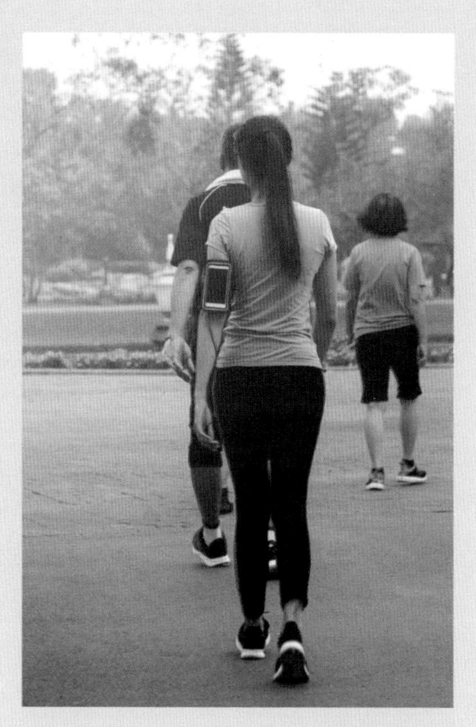

饭后45分钟左右，以80～100步/分钟的速度散步30分钟，热量消耗得较快，这个时间散步有利于减肥。如能在饭后2～3小时再散步一次，时间大约20分钟，那么，减肥的效果会更明显。

特别提醒：难消化的食物应在早饭或午饭时吃，而不应在晚饭时吃，因为“胃安则卧安”，晚上肠胃能得到很好的休息，人们的睡眠质量也跟着提高。

步行中，用矿泉水、苏打水代替可乐、雪碧等，可减少热量摄入。

散步后多食用热量低、水分多的蔬菜，以增加饱腹感。如果菜肴中有肉类，可以配一些绿叶蔬菜，水煮或凉拌，既可以饱腹又能减少热量摄入。

• 游泳，尽量避免食用对胃肠有负担的食品

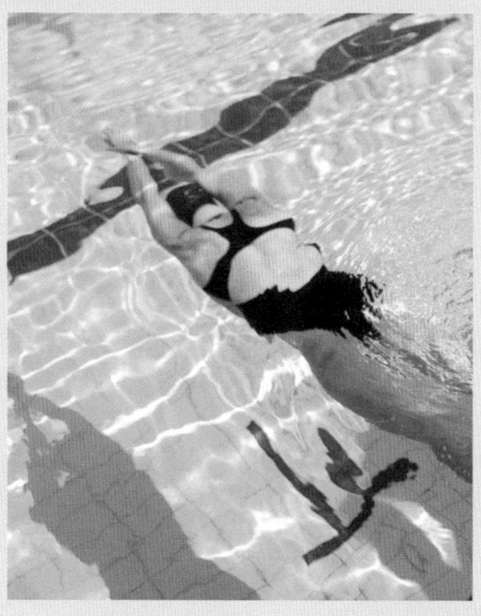

吃饱后下水，由于水压压迫胃部，导致四肢活动不能顺畅，身体有沉重感，但是空腹游泳也不好。因为游泳要消耗较多热量，所以最好的方法是在游泳前1～1.5小时，吃一些体积小、易消化和热量高的食物，这样在游泳时才不会感觉饿或饱。注意尽量不要吃肉或者脂肪类高的食品。

如可以喝一小袋牛奶或者一杯含糖饮料，吃一点巧克力。奶酪、面包、饼干等易消化和热量高的食物，有助于稳定血糖水平，使游泳时保持良好状态。

• 骑自行车，2小时之前吃点东西

骑自行车不需要那么多的热量，所以在运动前2小时吃点东西，补充力量即可。但是，如果骑车超过1小时，为了避免饥饿，应该吃一点苹果、香蕉等水果补充热量。

在做完运动后喝蛋白质和碳水化合物含量高的恢复饮料，如牛奶、番茄汁、樱桃汁可以镇定肌肉，补充水分。

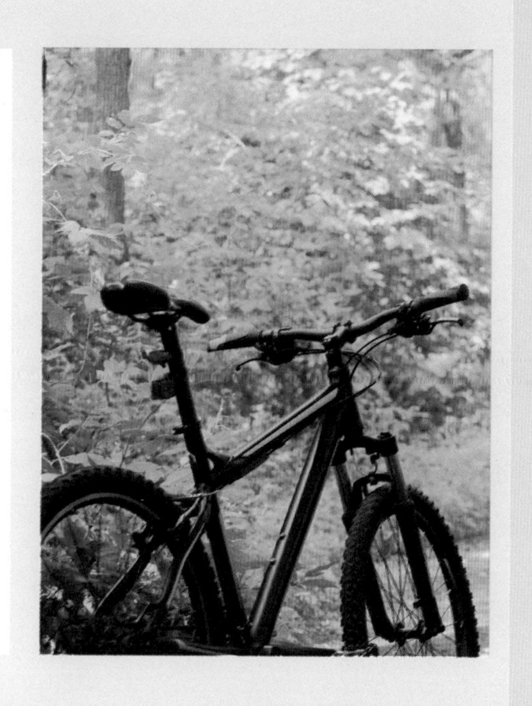

• 瑜伽，运动前吃到没有空腹感

如果肚子很饱，会影响呼吸及练瑜伽的效果，但是肚子饿，则肌肉收紧，很不容易放松，所以运动前吃一根香蕉或者樱桃会比较好。

注意，做瑜伽的过程中喝水也会影响瑜伽的节奏，所以不要喝太多水。如果做热瑜伽，会出很多的汗，需要多喝水。重点是要在感觉渴之前喝水，因为口渴是水分不够的信号。

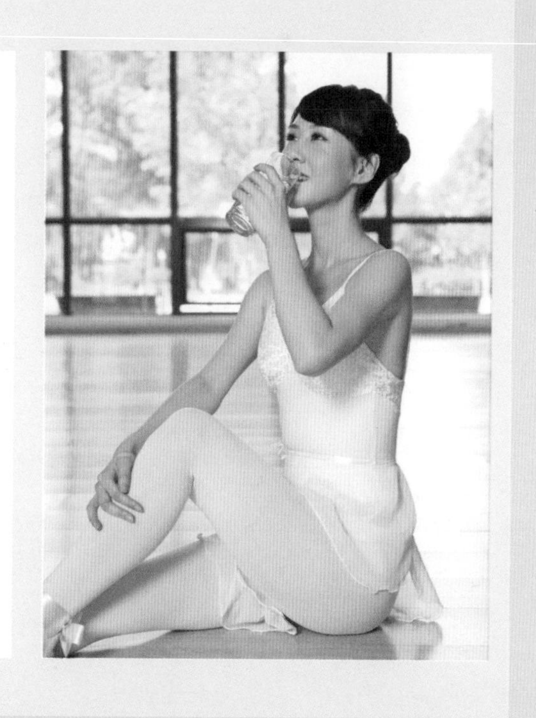

• 跳广场舞，好好摄取碳水化合物

跳广场舞之前应该吃些米饭、面条或者面包等碳水化合物含量高的食物。适量地补充碳水化合物后，运动效果更好，因为这些营养素有助于提高肌肉的功能。

如果跳广场舞后，睡前饿了怎么办？一般不推荐吃几片面包或者吃些面条等食物，因为晚间体力活动较少，选择主食类的食物进行加餐，摄入的大量碳水化合物无法消耗，时间长了会转变成脂肪堆积起来。

晚间加餐应该以蛋白质类加餐为主，所以临睡前的加餐，可吃些鸡蛋等含蛋白质多、饱腹感强的食物，这对修复肌肉、防止低血糖极为有利。

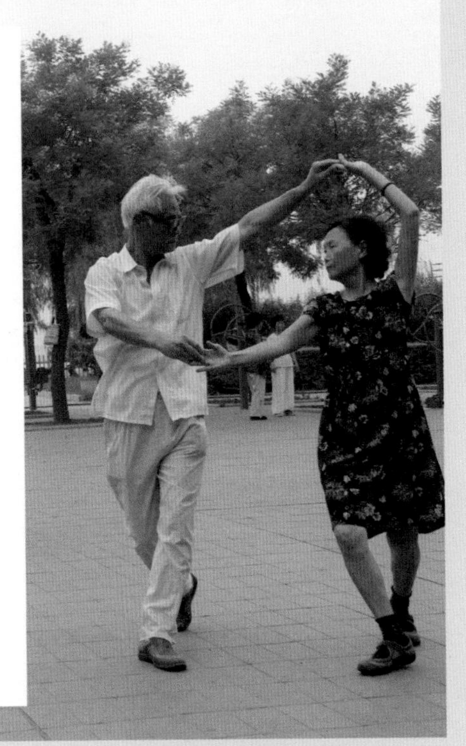

• 举重，与低脂肪饮食结合

每天少食些脂肪，哑铃举重 15 ~ 20 分钟，每周进行 2 次，有助于减肥，增长肌肉。为了减少脂肪的摄入，可以采取以下饮食措施：

1. 若是吃肉，可以先加些调料，如姜片、料酒，煮几分钟，既可以减少饱和脂肪酸，还可以调味。
2. 吃些不易吸油的蔬菜，例如青椒、黄瓜、木耳等。
3. 拌凉菜时，可将菜焯熟凉凉，加入盐拌匀，最后加几滴香油提味，脂肪含量会比炒菜低得多。

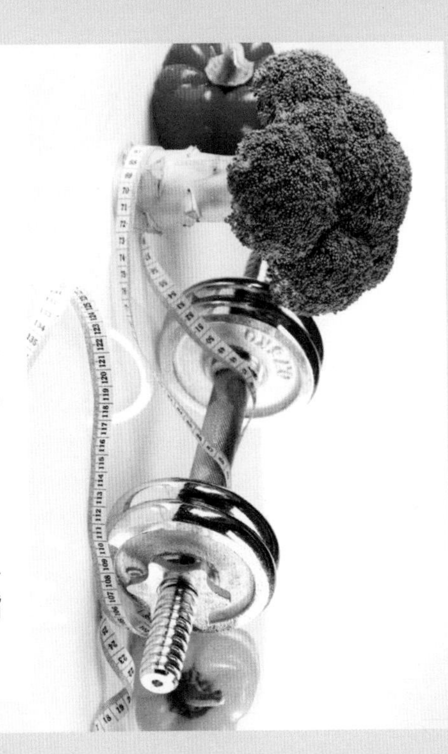

痛风缓解期一周饮食计划

	早餐	午餐	晚餐
周一	花卷（面粉50克），牛奶250毫升，空心菜炒鸡蛋（空心菜100克、鸡蛋1个、植物油4克）	米饭（大米50克），白菜烧虾（大白菜200克、对虾80克、植物油4克）	馒头（面粉50克），苦瓜烧肉（苦瓜200克、瘦肉40克、木耳10克、植物油4克）
周二	烧饼（面粉50克），豆浆250毫升，煮鸡蛋1个，生番茄100克	米饭（大米50克），炒芹菜（芹菜200克、植物油3克），卤鸡腿（鸡腿50克）	绿豆粥（大米30克、绿豆20克），炒双笋（春笋、莴笋各50克、植物油4克），土豆烧牛肉（土豆150克、牛肉50克、植物油3克）
周三	饺子（面粉50克、茴香100克、鸡蛋1个、香油4克），牛奶250毫升	米饭（大米50克），茭白烧肉（茭白200克、瘦肉25克、大蒜5克、植物油4克）	花卷（面粉50克），醋熘圆白菜（圆白菜200克、植物油4克），烧鸭块（鸭肉、胡萝卜各50克，木耳10克，植物油4克）

周四	咸面包（面粉50克），豆浆250毫升，煮鸡蛋1个，拍黄瓜（黄瓜100克、香油3克）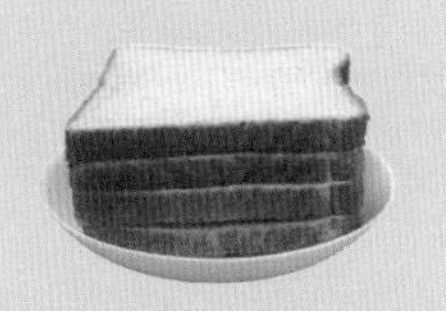	馒头（面粉50克），清炖鲫鱼（鲫鱼100克、植物油4克），炒菜花（菜花150克、胡萝卜100克、洋葱50克、木耳10克、植物油4克）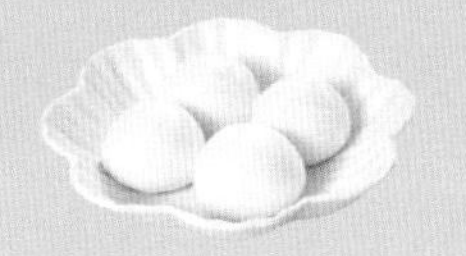	二米饭（大米30克、小米20克），酸辣海带（水发海带200克、香油3克），茄子肉片（茄子250克、瘦肉50克、植物油4克）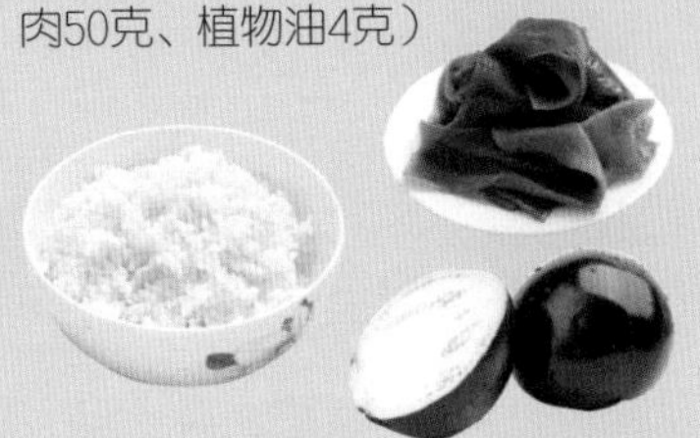
周五	红豆粥（大米50克、红豆10克），牛奶250毫升，炒芹菜（芹菜150克、植物油2克）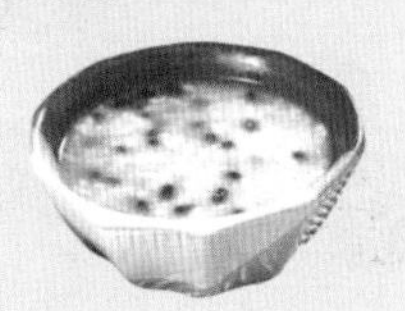	米饭（大米50克），西葫芦烧笋干（西葫芦200克、笋干10克、植物油2克），白萝卜烧肉（白萝卜150克、瘦肉50克、植物油3克）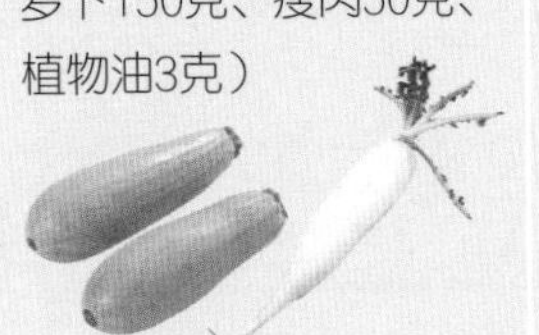	花卷（面粉50克），清炒茼蒿（茼蒿150克、油2克），炒鱼片（鲤鱼40克、青椒50克、植物油3克），鸭血粉丝汤（鸭血30克，粉丝50克，香油2克）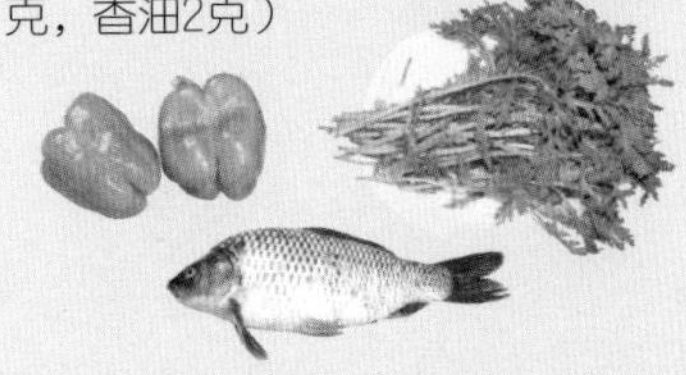
周六	豆浆400毫升，馒头片75克，煮鹌鹑蛋（带壳30克），炒芥蓝（芥蓝100克、油3克）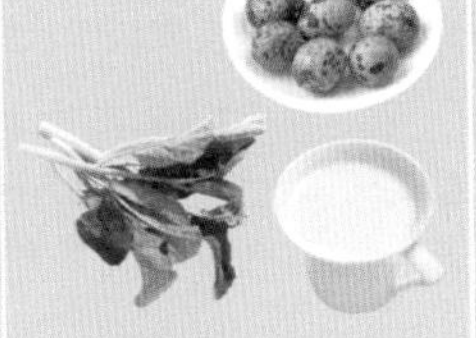	米饭（大米50克），空心菜肉丸汤（空心菜150克、鸡肉丸50克、香油3克），丝瓜烧番茄（丝瓜150克、番茄50克、植物油3克）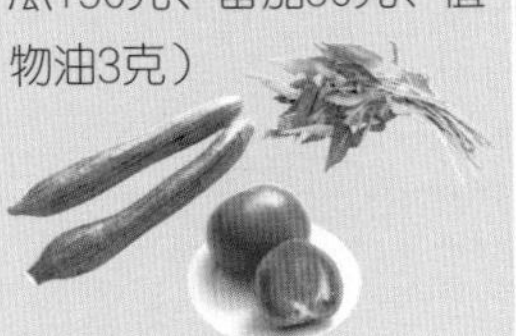	小窝头（玉米面50克），大米粥（大米25克），百合南瓜（南瓜150克、鲜百合30克、植物油4克），烧菜花（菜花90克、植物油4克）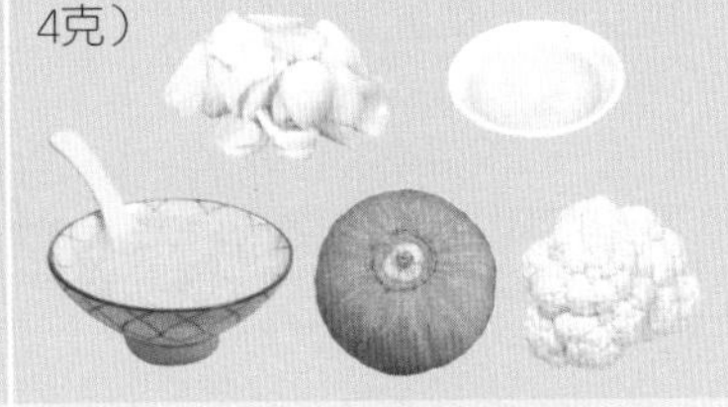
周日	奶香大米粥（牛奶250毫升、大米25克），面包35克，拌豆芽（绿豆芽100克、香油3克）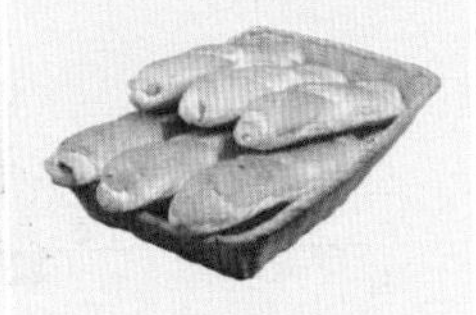	花卷（面粉75克），青椒炒鸡蛋（青椒150克、鸡蛋1个、植物油3克），虾仁油菜（鲜虾仁50克、油菜100克、植物油3克）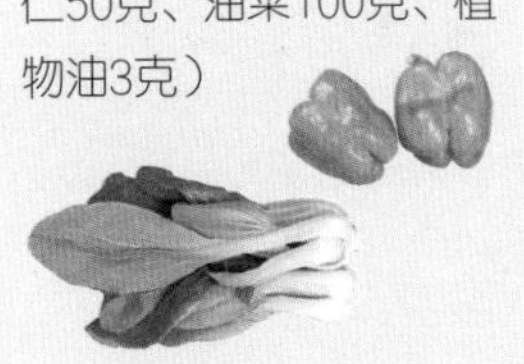	米饭（大米50克），芹菜炒肉（芹菜150克、瘦肉50克、植物油3克），炒素什锦（苦瓜50克、洋葱50克、胡萝卜50克、植物油3克）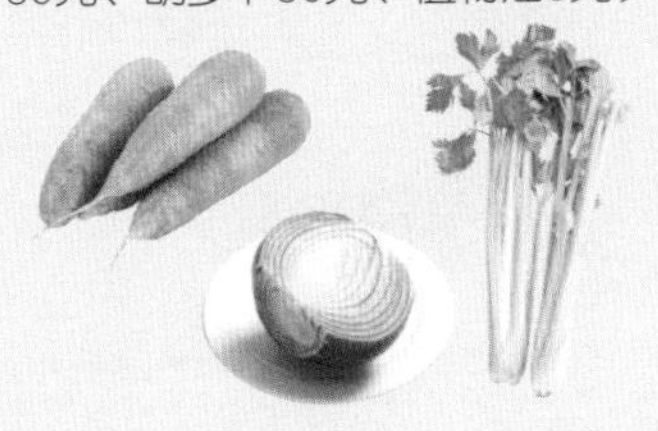

痛风缓解期一周运动计划

通过计算已经知道这名男性痛风患者李先生每天需要1600千卡的热量，其一天运动量应消耗160～320千卡（总热量摄入的10%～20%）。

工作日	
周一	游泳30分钟，包括整理和放松运动
周二	利用上下班走路30分钟（累计），提前1站下车
周三	游泳40分钟，包括整理和放松运动。哑铃锻炼15分钟
周四	利用上下班走路30分钟（累计），提前1站下车；晚上围着小区走15分钟
周五	游泳40分钟，包括整理和放松运动；哑铃锻炼15分钟

休息日	
周六	上街买菜20分钟；遛弯30分钟（连续完成）；拖地15分钟
周日	休息

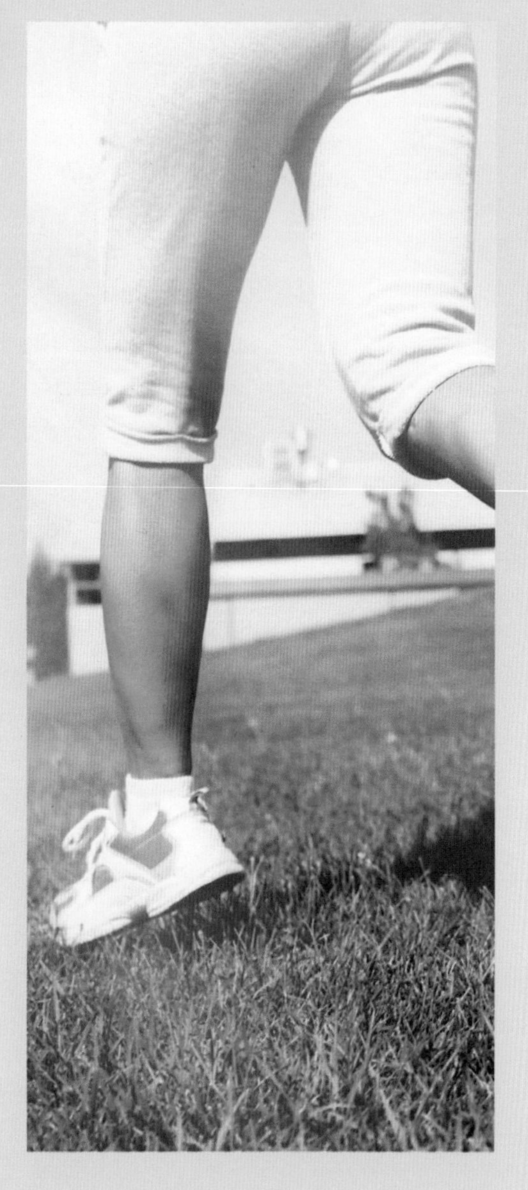

痛风患者的按摩疗法

发作期，用两穴消肿痛

• 拔罐大椎穴退热

症状：痛风发作时出现关节红肿疼痛，局部按之焮热，喜凉而怕热，同时还可能伴有全身发热、尿黄便干等症状，此时可以采用大椎拔罐的方法。

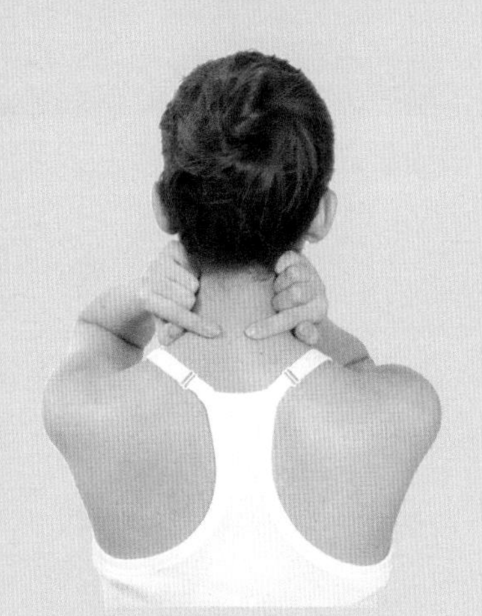

取穴：位于第七颈椎棘突下凹陷中。取穴的时候低头，颈项后正中最突出的棘突下方即是。

方法：找到穴位后，将罐子拔上后迅速地取下，如此反复吸拔多次，至皮肤潮红为度。需要注意的是，所用的罐子不宜过大。

功效：退热，疏散风邪。

• 刮痧膈腧穴活血

症状：若是出现关节疼痛固定不移，呈梭形肿胀活动不灵活，在皮下可以触摸到结节等症状的时候，可以刮痧膈腧穴。

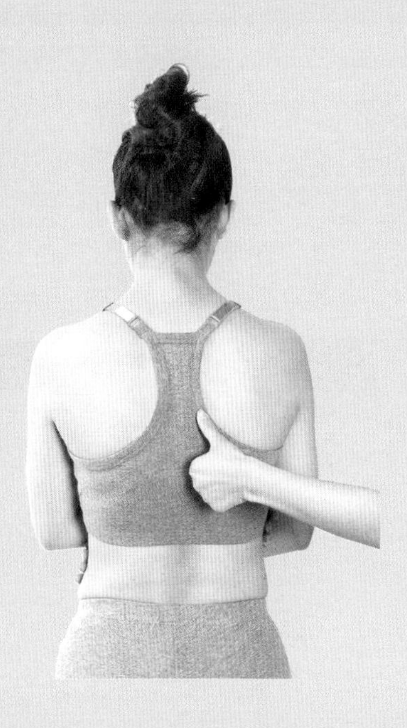

取穴：位于背部，第七胸椎棘突下，旁开1.5寸。取穴时，一般采用俯卧的姿势，膈腧穴位于人体的背部，当第七胸椎棘突下，左右旁开二指宽处。

方法：在皮肤上涂抹刮痧油或者护肤乳，用刮痧板在穴位处刮拭3～5分钟。

功效：可以宽胸活血，理气止痛。

缓解期，泡脚后按摩痛点

痛风不发作的时候，可以在家准备一盆热水，泡脚后按摩痛点。

• 泡脚的方法

1. 泡脚最好选用木盆，先将脚放入37℃左右的水中，开始时水不宜过多，浸过脚板就行，浸泡一会儿后，再逐渐加热水至踝关节以上（中途可加热水1～2次），热水水温一般保持在40～50℃，水温过高（超过55℃）会对皮肤造成刺激，过低（低于30℃）会使人受凉，泡脚时双脚要时常搓动。

2. 泡脚时间不宜过长，以15分钟左右为宜（如果时间太长的话，容易增加心脏负担）。

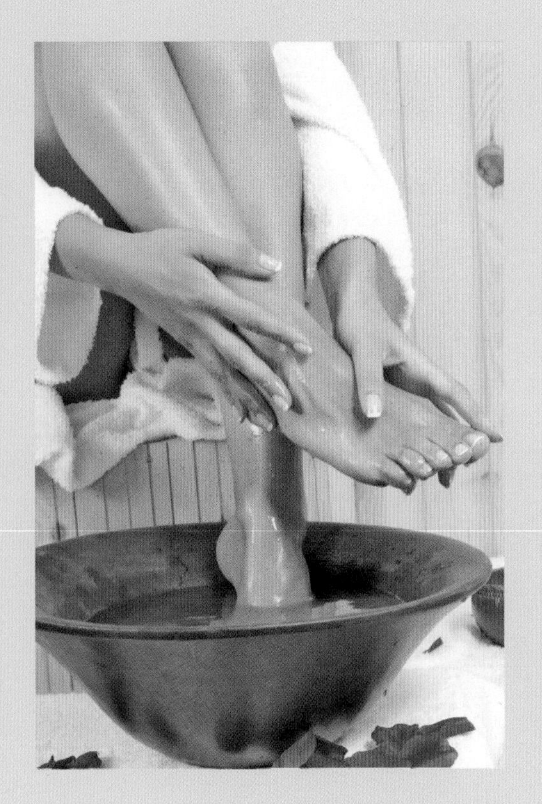

• 摩脚的方法

1. 泡脚后用洁净的干毛巾擦干脚部。坐在床边或椅子上。

2. 稍稍用力按摩脚的前部，对于发作时疼痛明显的部位，可着重按摩1～2分钟。

特别提醒

1.饭前、饭后1小时内不宜泡脚，以免影响肠胃的消化。

2.病情严重而且还在不稳定期时不宜泡脚。

3.按摩结束后30分钟内最好喝一杯温水，以利于气血运行。

逆向按摩腿部，活血消肿

平时人们按摩四肢和身体，习惯从上往下来回拍打和搓捏。其实，适当的反向按摩也有利健康，能达到事半功倍的效果。坚持从下往上捋捋腿部，更能舒筋活血。

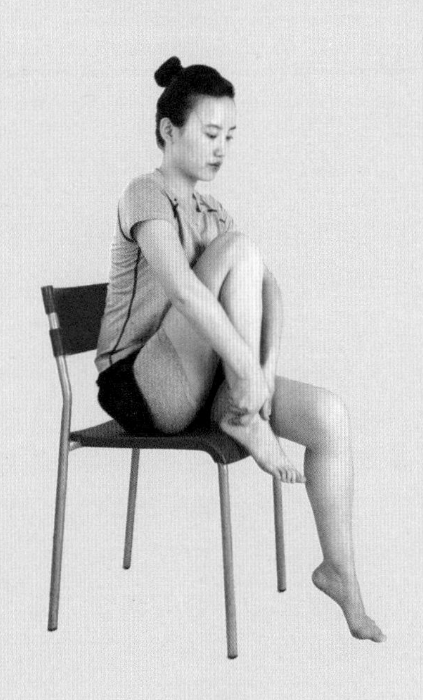

• 逆向按摩的方法

1. 早上起床后，先适当做些保健操，活动一下四肢。

2. 坐在凳子上，用双手握住右脚脚腕，然后同时往上揉搓，按摩20下后，再按摩左腿。

• 逆向按摩的注意事项

1. 按摩前先活动四肢，使机体做好准备。

2. 手掌向下的压力要均匀适中，在擦动时以不使皮肤褶皱为宜。

3. 有骨髓炎、严重心脏病、肝病、肾病及肺病的人都不适合逆向按摩。

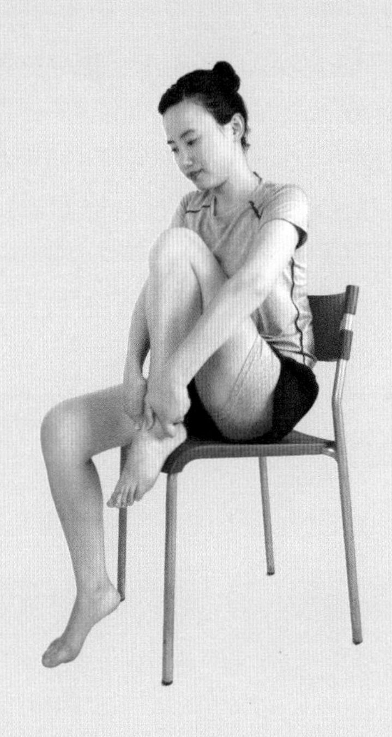

• 逆向按摩的作用

每天逆向按摩腿部，可疏通整个腿脚的经络，促进血液循环，起到活血化瘀的作用，有效增强腿力和关节韧带柔韧性，预防痛风性关节炎的发生。